U0286924

牙科粘接实验技术及实例分析

主 编 陈 晨 谢海峰

科学出版社

北 京

内 容 简 介

本书整合了牙科粘接领域涉及的各交叉学科的基本知识，对各种实验技术在牙科粘接研究领域中的应用进行了归纳及实例解析。全书根据不同被粘物和粘接材料设章，每章分别按照测试的不同用途设节，每节又以各实验技术为基本单元，针对每章的测试对象，按照材料与设备、实验条件、样本制备、参数设置、典型实例分析、常见问题及解析等编写。

本书理论与实践相结合、图文并茂，可供口腔专业医学生或科研工作者参考。

图书在版编目（CIP）数据

牙科粘接实验技术及实例分析/陈晨，谢海峰主编 . —北京：科学出版社，2023.1

ISBN 978-7-03-074008-3

Ⅰ．①牙…　Ⅱ．①陈…　②谢…　Ⅲ．①牙－修复术－粘接－实验　Ⅳ．① R783.3-33

中国版本图书馆 CIP 数据核字（2022）第 224478 号

责任编辑：沈红芬　路　倩 / 责任校对：刘　芳
责任印制：肖　兴 / 封面设计：王宇豪　黄华斌

科学出版社 出版
北京东黄城根北街 16 号
邮政编码：100717
http://www.sciencep.com

北京汇瑞嘉合文化发展有限公司　印刷
科学出版社发行　各地新华书店经销

＊

2023 年 1 月第　一　版　开本：787×1092　1/16
2023 年 1 月第一次印刷　印张：21 1/4
字数：500 000

定价：158.00 元
（如有印装质量问题，我社负责调换）

《牙科粘接实验技术及实例分析》
编 写 人 员

主　编　陈　晨　谢海峰

副主编　牛丽娜　傅柏平

编　委（按姓氏汉语拼音排序）

　　　　　陈　刚　方　明　高忆雪　李蕴聪　麦　穗

　　　　　孟翔峰　裴丹丹　王朝阳　吴大明　杨宏业

　　　　　于金华　张　凌　周　唯　周　洲

编　者（按姓氏汉语拼音排序）

　　　　　陈　晨　南京医科大学附属口腔医院

　　　　　陈　刚　南京医科大学附属口腔医院

　　　　　陈　莹　南京医科大学附属口腔医院

　　　　　陈冰卓　南京医科大学附属口腔医院

　　　　　戴诗琪　空军军医大学口腔医学院

　　　　　邓淞文　浙江大学口腔医学院

　　　　　方　明　空军军医大学口腔医学院

　　　　　傅柏平　浙江大学医学院附属口腔医院

　　　　　高忆雪　南京医科大学附属口腔医院

　　　　　郭　蓉　南京医科大学附属口腔医院

　　　　　韩　菲　南京医科大学附属口腔医院

　　　　　金　昕　南京医科大学附属口腔医院

　　　　　柯　越　南京医科大学附属口腔医院

　　　　　李蕴聪　西安交通大学口腔医学院

　　　　　刘　流　南京医科大学附属口腔医院

　　　　　刘　宁　西安医学院口腔医学院

　　　　　刘恒妍　空军军医大学口腔医学院

刘昱晨　空军军医大学口腔医学院

卢枳岑　福建医科大学附属口腔医院

马昕玥　中山大学光华口腔医学院

麦　穗　中山大学光华口腔医学院

孟翔峰　南京大学医学院附属口腔医院

孟雨晨　西安交通大学口腔医学院

牛丽娜　空军军医大学口腔医学院

裴丹丹　西安交通大学口腔医学院

王　娟　南京医科大学附属口腔医院

王　琦　南京医科大学附属口腔医院

王　莹　南京医科大学附属口腔医院

王朝阳　浙江大学医学院附属口腔医院

王丹杨　西安医学院口腔医学院

王一如　浙江大学口腔医学院

吴大明　南京医科大学附属口腔医院

吴雨旻　南京医科大学附属口腔医院

仵琳悦　西安交通大学口腔医学院

谢海峰　南京医科大学附属口腔医院

徐剑浩　浙江大学口腔医学院

杨宏业　武汉大学口腔医学院

叶　宇　南京医科大学附属口腔医院

游　苒　南京医科大学附属口腔医院

于金华　南京医科大学附属口腔医院

余昊翰　空军军医大学口腔医学院

袁晓君　南京医科大学附属口腔医院

张　凌　空军军医大学口腔医学院

张志欣　浙江大学口腔医学院

赵　青　南京医科大学附属口腔医院

周　唯　空军军医大学口腔医学院

周　洲　南京医科大学附属口腔医院

周齐悦　南京医科大学附属口腔医院

序　一

　　牙科粘接是口腔医学的重要组成部分，广泛应用于口腔医学各分支领域。每次粘接领域的重大创新和变革都推动着口腔医学诊疗技术的飞跃式发展。随着粘接技术的持续发展及相关材料的更新，粘接在口腔医学的应用范围还在不断拓宽，然而现有的粘接技术和粘接材料远未到达"天花板"，在许多性能上仍存在提升空间和提升的必要，这就需要粘接领域的科研人员进行不断的摸索和尝试。

　　牙科粘接领域的研究不仅涉及口腔医学诸多学科，还涉及多个非医学交叉学科。人才的培养是学科发展必须承担的责任，交叉学科的科研人才无疑对推动学科发展是至关重要的。《牙科粘接实验技术及实例分析》从实际需求出发，整合了牙科粘接领域涉及的各交叉学科的基本知识，对各种实验技术在牙科粘接研究领域的应用进行了针对性的归纳及实例解析，并根据粘接的用途划分章节，清晰明了。该书的宗旨在于指导牙科粘接领域的科研人员快速熟悉相关实验思路及操作，掌握必要的实验技能和实验结果解析方法。这对于培养牙科粘接研究专业人才是极有价值的。国内牙科粘接领域的一众杰出学者和知名专家应邀作为该书的编者，突显了强大的编写力量。相信编者深厚的专业知识沉淀和经验积累，以及先进的科研理念能够给读者带来非凡的启迪。

　　该书主编陈晨教授在南京医科大学口腔医学院先后完成了硕士、博士学习并一直留院工作，2014年赴美国乔治亚摄政大学进行了为期一年的访学研究，在从事牙科粘接领域研究的近20年间，带领团队不断潜心探索，在牙科粘接领域取得了一定成就。该书编写时正值新型冠状病毒感染疫情，主编、众编委及其身后的科研团队经受了重重考验，高质量完成了编写工作，这让我们看到了强大的信念和牙科粘接领域进一步发展的希望。祝愿该书能为读者打开牙科粘接研究领域的大门，为我国培养更多牙科粘接领域的优秀人才做出贡献。

王林

中华口腔医学会副会长

中国医师协会口腔医师分会副会长

中华口腔医学会口腔医学教育专业委员会主任委员

教育部高等学校口腔医学类专业教学指导委员会副主任委员

序　二

牙科粘接的重要性

正如粘接在飞机和汽车制造中的作用一样，在牙科修复中粘接也是不可或缺的一部分。新材料的引入或新技术的出现可能导致牙科操作模式的转变。牙科医生临床工作中每天都会使用粘接剂，日新月异的牙科粘接技术在现代牙科治疗的各个领域获得了良好的效果。Michael G. Buonocore 博士在 1955 年首次提出了粘接这种保存牙齿结构的方法。此后，牙科粘接作为口腔医学领域的一门新兴学科不断发展壮大。作为牙科为数不多的真正的无损伤技术之一，牙科粘接支持微创，通过与牙釉质、牙本质甚至牙骨质的可靠粘接实现牙齿的修复。随着粘接剂技术的进步，"牙科美学革命"蓬勃发展。这些进步使得诸如烤瓷、陶瓷和氧化锆等材料能够与牙釉质和牙本质合理且可预测地结合。全球牙科粘接的研究主要集中在树脂材料领域以改善其耐久性。事实上，当代牙科修复的耐久性和可重复性取决于医生对粘接牙齿组织与各种材料的技术的把控。

是谁推动了牙科粘接的发展

粘接剂系统已经从 20 世纪 70 年代和 80 年代早期近乎无效的产品发展至现今常用的相对成功的酸蚀 – 冲洗和自酸蚀系统。这一巨大的跨越归功于该领域研究人员孜孜不倦的研究。正如斯坦福大学的 John Ioannidis 博士所言，牙科粘接发展至今受益于全球 55 000 名牙科研究人员的辛勤投入，他们的研究为牙科粘接的发展做出了巨大的贡献。

牙科粘接是否已经抵达终点

牙科粘接的研究就如同正在攀登珠穆朗玛峰，研究者们继续满怀敬畏地前进，但距离登顶仍有很长的路要走。虽然目前的粘接剂和粘接技术比数十年前更先进、方便、人性化，但在口腔环境中远远不能满足人们对直接和间接修复体能够具有与天然牙相同寿命的期望。临床上，牙本质粘接耐久性面临着众多挑战，仍有许多问题尚待解决。

牙科粘接教育的下一步应该做些什么

中国的口腔医学发展迅速并取得了长足的进步。中国作为一个人口众多、口腔疾病高发的国家，牙科粘接在中国口腔医学中的重要性不言而喻。牙科粘接的应用范围还在不断扩展，仍然需要世界各地研究人员的持续投入。

牙科粘接需要多学科协作，不仅涉及临床医生，还涉及来自物理和化学等不同领域的科学工作者。基础和常用的实验技术是每一个牙科粘接研究者都需要掌握的，尽管学习的初始阶段往往困难重重。初次接触粘接研究的牙科学生和研究者需要经历长时间的文献回顾和课程教学才能确定合适的研究方法。除此之外，我们还面临一个普遍的问题——牙科粘接实验指南的缺乏导致实验标准程序的不确定性，因此不同机构的研究人员在实验方法上存在着巨大的差异。

现代牙科研究得益于全球化合作和发现共享。陈博士和她的研究团队编写了一本具有指导意义的参考书籍。鉴于该书对牙科粘接的潜在贡献，我很荣幸能够受邀为其撰写序言。该书结合了牙科粘接领域涉及的各个跨学科课题的基本概念，并总结了各种实验技术的应用，使研究人员能够迅速熟悉相关的实验概念和程序，掌握必要的实验技巧和分析方法。该书在培养牙科粘接研究人员方面是值得推崇的。

美国奥古斯塔大学乔治亚牙科学院牙髓病学系主任

Journal of Dentistry、*Journal of Endodontics* 副主编

Preface 2

The importance of adhesive dentistry

Similar to the role of adhesives in aircraft and automobile manufacturing, there is a definitive need for adhesives in restorative dentistry. The introduction of a new material or the advent of a new technique may cause a paradigm shift in the manner in which dentistry is practiced. Adhesive dentistry is practiced by restorative dentists on a daily basis. Improvements in adhesive dentistry have extensively influenced almost all types of contemporary restorative dental treatment. This tooth structure-saving approach was first introduced by Dr. Michael G. Buonocore in 1955. Since then, adhesive dentistry has emerged as a new discipline and established milestones after milestones in restorative dentistry. As one of the few truly non-disruptive technologies in dentistry, adhesive dentistry supports minimally invasive restorative techniques, reparative and preventive procedures through reliable bonding to enamel, dentin and even cementum. The so-called "cosmetic dentistry revolution" blossomed because of the advances in adhesive technology. Such advances enable materials such as porcelain, ceramics and zirconia to be bonded to both enamel and dentin in a reasonably predictable manner. Global research in adhesive dentistry is focused primarily in the field of resin materials to improve their durability. Indeed, the longevity and reproducibility of contemporary restorative procedures are predicated upon the dentist's ability to bond various materials to tooth tissues.

What drives the development of adhesive dentistry?

Adhesive systems have progressed from the largely ineffective systems of the 1970s and early 1980s to the relatively successful etch-and-rinse and self-etching systems that are used today. This progress is attributed to the continuous work of researchers in this field. Dr. John Ioannidis (Stanford University) reported that adhesives dentistry has insofar benefited from the dedicated work of 55, 000 dental researchers worldwide. Their research has contributed to the progress of adhesive dentistry.

Has adhesive dentistry reached its ultimate goal?

Research on adhesive dentistry is like climbing Mount Everest. One may proceed with awe but is still far from reaching the summit. Although adhesives and bonding technologies are more advanced, convenient and user friendly than those that were available decades ago, they are still far from meeting the expectation that direct and indirect restorations should have the same lifespan in the oral environment as natural teeth. Bonding to dentin still has many unresolved issues that clinically challenge the longevity of such restorations.

What are the next steps in adhesive dentistry education?

The rapid development of Chinese stomatology has resulted in much progress. China is a country with a huge population and a high incidence of oral diseases. This highlights the importance of adhesive dentistry in Chinese stomatology. The scope of application of adhesive dentistry is still expanding. This requires continuous input from researchers all over the world.

Dental bonding research requires a multi-disciplinary approach that involves not only clinicians, but scientists from arenas as diverse as physics and chemistry. Basic and commonly used experimental techniques need to be mastered, and the initial stages of their learning process may be difficult. Dental students and scholars who are new to adhesive research may need a long time to identify the appropriate method through literature review and teaching channels. A widespread problem is that there is a lack of literature that provides experimental guidelines in adhesive dentistry. This results in chasmic methodological differences among researchers from different institutions, and the lack of standard procedures for performing experiments.

Contemporary dental research benefits from international cooperation and discovery sharing. Dr. Chen and her team have written a good reference book. I am honored to accept the invitation to write a preface for this book, because of its potential contribution to adhesive dentistry. This book combines the basic concepts of various interdisciplinary topics involved in the field of dental bonding and summarizes the applications of various experimental techniques. This enables researchers to rapidly familiarize themselves with the relevant experimental concepts and procedures, as well as to master the necessary experimental skills and analysis methods. This book is highly esteemed for the training of researchers in adhesive dentistry.

Department Chair of Endodontics, Dental College of Georgia,
Augusta University
Associate Editor of *Journal of Dentistry* and *Journal of Endodontics*

前　言

粘接是口腔医学极为重要的研究领域。当今口腔修复和口腔内科门诊中，几乎所有可利用的牙体充填和修复治疗均涉及粘接，口腔正畸和口腔颌面外科门诊的治疗中，也不乏粘接的存在，这背后是前赴后继的研究者对牙科粘接技术及粘接材料性能发展的不断研究。粘接技术和粘接材料的发展也是口腔医学发展的重要组成部分。

相对于其他医学研究领域，牙科粘接研究有相当的特殊性，因为其不仅涉及众多口腔医学专业学科，更交叉涉及物理和化学等非医学学科，需要掌握的基本和常用的实验技术种类繁多，初学阶段学习难度大。然而与之相矛盾的是，无论是本科生还是研究生教学中，相关课程的安排、教材数量、相应内容都与其重要性不相匹配，关于牙科粘接领域内容的介绍也通常只是局限于基本概念和基础知识，实用实验技术的介绍少之又少。

国际牙科粘接联盟（International Academy for Adhesive Dentistry，IAAD）官方杂志 *Journal of Adhesive Dentistry* 主编 Roland Frankenberger 教授和 Bart Van Meerbeek 教授多次刊文指出："几乎所有牙科学校中，牙科粘接都没有得到该有的重视……这源于当前仅重视期刊的影响因子而忽视单篇文章引用次数的现状……但仍可自豪地宣布，根据美国斯坦福大学 John P.A. Ioannidis 教授团队的科学家排名统计，在全球 55 000 名口腔医学科研人员中，牙科粘接领域的科研人员在这个名单中发挥了重要作用……"

尽管不愿承认，但牙科粘接研究领域的教学资料和工具书短缺确实是目前存在的一个普遍现象。此种情况下，初接触牙科粘接领域研究的医学生和学者可能需要大量时间通过文献查阅和课题组传授的渠道去寻找其认为合适的方法，然而其中不可避免地存在一些问题。例如，文献中报道的方法因写作方式、技术保密等原因描述不尽翔实，参照性和可重复性有所欠缺；课题组成员内部传授的方式受个人经验或领悟力影响较大，技术敏感性高，同样导致可重复性低，更有可能因初学者的认知有限而在方法选择、参数设置、结果分析等方面存在未被发现的错误而导致结论的偏差。因此，成长为一名合格的科研工作者可能需要花费更多的精力和时间。鉴于上述原因，编写一部可以作为牙科粘接领域入门的标准实验指导或工具书以帮助该领域研究人员快速了解、熟悉、掌握牙科粘接领域实验技能是极其必要的。

牙科粘接领域研究的实验技术涉及口腔医学、物理、化学等学科，涵盖口腔材料学、口腔解剖生理学、口腔组织病理学、医学影像学、工程力学、分析化学、配位化学、有机合成、表面工程、表界面分析等多个领域。本书针对牙科粘接领域实验的特点，将牙科粘接研究领域涉及的各交叉学科知识进行整合、聚焦、凝练、整理和规范。本书根据不同实验对象，即不同被粘物和粘接材料设章，每章分别按照测试的不同用途设节，每节又以各实验技术为基本单元，针对本章的测试对象，按照材料与设备、实验条件、样本制备、参数设置、典型实例分析、常见问题及解析／常见问题及注意事项等模块编写，以适应口腔专业医学生或科研工作者的专业知识特点和阅读习惯。

作为特色之一，本书分别在每个基本单元模块中提供图文并茂的实验实例，给出结果范图，并配以步骤和结果解析，给出实验中可能出现的问题、错误及应对方法等，提高了本书的实用性。在一些操作步骤烦琐、文字描述抽象的实验环节，本书还设置了在线资源（通过扫描封底二维码获取）以供学习和模拟，避免了单纯阅读文字造成的理解偏差，以帮助读者快速理解和应用纳入本书的实验技术，并可起到提示、参照和实验标准化作用。

本书致力于弥补口腔医学专业人员在物理、化学等交叉学科领域实验知识基础的欠缺，使其快速了解和掌握相关实验技能，明确实验思路，在开展牙科粘接领域实验时做到过程有理可依、有据可循，使实验结果得到正确分析和解释，保证分析结果可信可靠。

本书编写时正值新型冠状病毒感染疫情，各位编者保质保量地完成了编写工作；王林教授、Franklin R. Tay 教授百忙之中为本书作序。对他们的辛劳付出，在此一并表示由衷的感谢！由于编写时间仓促，书中难免存在疏漏或错误之处，希望读者及时反馈，有待再版时改进。

陈　晨　谢海峰

2022 年 6 月

目　　录

一、牙科粘接技术中几个基本术语的辨析

牙科粘接技术是利用牙科粘接材料和界面处理方法进行口腔牙颌疾病预防和治疗的一种技术，目前已几乎渗入到口腔医学的各个分支领域。

牙科粘接技术中经常涉及的几个术语——"黏结""黏接""粘接""粘结"常被混用。在《现代汉语词典》中，"黏"（注音为 nián）仅作形容词，指能使一个物体附着在另一个物体上的性质；"粘"（注音为 zhān）一般作为动词，指用黏性物将物体相互连接。因此，在描述临床操作中的行为时，使用"粘"更为合适。

"粘结"（zhān jié）指两物体中至少一种具有黏性，二者相互结合的动作或状态；"粘接"（zhān jiē）是指两个同种或异种固体物质，通过第三种有黏性的物质作用而产生牢固结合的动作或行为。在口腔临床操作中，牙体组织与修复体或修复材料主要通过口腔粘接材料发生粘合，故使用"粘接"描述这一过程更为准确。近年来，中华口腔医学会推出的《复合树脂直接粘接修复操作规范的专家共识》《瓷贴面粘接技术操作规范》等文件均已统一使用"粘接"一词。

上面谈及的粘接是就广义而言的，实际包含了粘固和狭义的粘接两个概念。在口腔领域中，狭义的粘接（bonding）是指利用牙科粘接系统（dental bonding system）在经处理的牙体组织上形成树脂突而产生微机械嵌合力，使树脂修复材料与牙体组织相结合的操作。现代粘接材料已不仅仅能形成微机械固位，还能产生一定的化学结合力。狭义的粘接主要用于牙体硬组织的直接修复，如复合树脂充填、直接法美学树脂修复。而应用水门汀通过封闭牙体与修复体之间的间隙，将修复体固定在基牙上的过程被称为粘固（luting），主要用于间接修复，其过程涉及水门汀与基牙之间、水门汀与修复体之间两个界面的形成与处理。

粘接所用的牙科粘接系统通常是多组分的，包括用于表面处理的材料（酸蚀剂/预处理剂）和含树脂功能单体的粘接剂。随着粘接技术的不断发展及粘接材料的推陈出新，粘接操作持续简化，牙科粘接系统中目前已出现单瓶装的商品，也可直接称为粘接剂（dental bonding agent），如含有表面处理活性物质的通用型粘接剂。粘固所用的材料被称为粘固剂（luting cement），主要是水门汀类的材料。

本书中所列出的粘接实验既涵盖了有机高分子树脂材料与牙体硬组织的粘接、树脂粘接材料（包括粘接功能单体、牙釉质/牙本质粘接系统、无机类胶黏剂）的测试分析，又

包含了金属、陶瓷、树脂基材料与牙体硬组织粘固过程中及之后各项性能的检测。

二、牙科粘接技术及其材料在口腔医学中的应用

（一）在牙体牙髓病科、预防科、儿童牙科中的应用

1955 年，美国牙医 Michael G. Buonocore 首次将酸蚀技术引入口腔医学，证实酸蚀技术能够显著提高丙烯酸充填材料与牙釉质的粘接强度，自此开创了牙科粘接学（adhesive dentistry）这门新兴学科，也成为口腔医学中的一座里程碑。1967 年，通过酸蚀技术，Buonocore 及其同事又获得了窝沟封闭剂应用的成功，开启了预防保存牙科学的新时代。

由于牙科粘接技术及其材料的不断进步，树脂材料能够与牙体硬组织形成有效的粘接，依靠制备倒凹实现机械固位的龋病治疗的传统备洞理论被逐步摒弃，取而代之的是微创理念——洞形的设计主要依赖于牙体组织病变/缺损的范围，在洞形制备时尽可能保存健康牙体组织，凭借粘接技术实现微机械固位。这一理念的更新给口腔临床诊疗带来了翻天覆地的变革。保存意识、微创观念逐渐深入人心，以往最常用的银汞材料也随之被更加美观、安全的各类树脂材料所代替。树脂材料荧光、乳光、半透性等美学性能的日益提高，以及机械性能、耐磨性的增强使得其不仅仅用于龋病防治充填治疗，还拓展至小范围牙体缺损的直接修复。如今，美容树脂、粘接材料与层塑技术的联合使用已能较好地模拟天然牙，实现美学与功能的有机结合。

对于早期釉质龋、矿化不良或正畸治疗后脱矿形成的白斑，可以利用低黏性树脂材料的流动性，通过毛细虹吸作用将树脂渗入脱矿釉质的多孔隙结构，固化后形成微机械嵌合，封闭酸性物质入侵和矿物质流失的通道，阻断早期龋的进展，改善釉质白斑。基于粘接技术的树脂渗透技术能够降低釉质表面粗糙度，提高显微硬度，并且渗透树脂折光率接近正常釉质的折光率，可以改善病损区域的牙齿颜色和半透性，因此该技术是一种操作简便、效果明显的微创干预治疗方式。

（二）在修复科、种植科中的应用

牙科粘接技术及其材料的发展也大力推动了口腔修复技术的进步。所有的固定修复体都依赖粘固剂固位于基牙上。从 1973 年粘接桥的问世开始，随着粘接材料粘接强度的不断提高，间接修复体对机械固位形的需求逐步降低，粘接力在修复体固位中发挥的作用逐渐凸显，粘接性修复体的应用与日俱增，如贴面、嵌体、高嵌体、粘接桥等。同时，修复治疗的牙体组织保存性日益提高，微创技术随之得到进一步的发展，由主要依靠粘接固位的经典全牙面覆盖式贴面修复体发展出仅覆盖局部的部分贴面，又进一步衍生出殆贴面、全包绕型贴面等形式。

对于严重牙体缺损的患牙，通过粘接性水门汀的应用，预成的纤维桩可以与根管牙本质进行粘接，从而为核结构提供固位，恢复基牙的基本外形。由于具有省时、美观的特点，基于粘接技术的纤维桩核修复技术已成为残根残冠保存修复的基本技术之一。

在种植修复领域，粘接固位的种植体支持式义齿由于使用简单和较好的成本效益被广

泛应用。适当的粘固操作能够确保修复体的固位力，并减少潜在的生物并发症。

（三）在正畸科中的应用

粘接技术用于牙颌畸形矫正的历史可追溯到1971年，东京医科齿科大学的Fujio Miura教授应用树脂充填材料将聚碳酸酯类托槽粘接到经过酸蚀处理的牙釉质表面。现在，无论是常规固定矫治，还是隐形无托槽矫治，托槽、带环、固定扩弓器、隐形矫治的各种正畸附件等均依赖于粘接固位，以确保在矫治过程中发挥其应有的功能。粘接技术已成为正畸矫治中不可或缺的一项技术。粘接材料的不断进步使得正畸部件可与牙釉质、牙本质、银汞合金甚至陶瓷发生粘接，具有释氟性能，操作更便捷，也更美观。

（四）在牙周科、急诊科、颌面外科中的应用

牙外伤折断时，若断牙保存完好，可以尝试利用粘接材料将断牙复位固定，而无须过多的牙体预备。断牙再接这一微创治疗方式可以保存天然牙原有的外形、表面质地、颜色和半透性，达到最为仿真的美学效果，并且部分恢复原牙的抗力。

牙齿外伤或牙周病导致的牙齿松动，若需要进行牙周夹板固定，绝大多数情况下需要利用酸蚀粘接技术。

通过粘接技术在牙列上粘接贴钩，在颌间弹性牵引，还可以使错位愈合的颌骨骨折端复位，恢复咬合关系。这一治疗方式无手术创伤，治疗操作简便，不影响进食，疗程短，咬合关系恢复好。

综上所述，粘接技术已经渗入到口腔医学的各个分支领域，顺应了口腔治疗技术微创的发展趋势，也能够满足患者日益增高的美学需求。伴随着口腔粘接材料的更新换代，牙科粘接技术在口腔医学领域的应用范围还将进一步拓宽。

三、牙科粘接实验技术的发展历程

尽管临床试验是评价牙科粘接材料的金标准，但是临床研究无法确定粘接修复体在复杂口腔内环境中暴露于各种因素下发生粘接失败的真正原因。相比而言，实验室测试可以评估单个变量的影响，同时保持其他变量不变，且检测简单、快速、费用相对低。因此，实验室测试有助于确定在特定测试条件下粘接材料或粘接技术的"有效性"，从而为粘接材料的研发筛选、粘接技术的改进革新提供实验依据，为临床医生选择合适的粘接材料及其合理应用提供建议与指导。

自从1955年Buonocore的开创性工作为牙科粘接学奠定基础开始，牙科粘接实验技术就在不断发展进步。各国研究者在牙科粘接领域的研究主要集中在树脂材料方面，包括新型树脂粘接材料的研制开发、粘接材料与各类粘接底物粘接机制和粘接退变机制的探索，以及提高粘接耐久性策略的研究。其中涉及的实验技术主要包括牙体硬组织和各类材料的物理、化学、生物学表征及其与树脂粘接材料相互作用的测试分析。本部分以牙科粘接领域应用最广泛、最具特色的实验检测技术——粘接强度和边缘封闭性测试为例，展示牙

科粘接实验技术的发展历程。

（一）粘接强度测试

粘接修复体与牙体硬组织的粘接界面需要承担来自复杂口腔内环境的多重应力，包括树脂聚合时的收缩应力、咀嚼功能运动下的机械应力，以及温度、pH变化导致的应力。理论上，粘接材料粘接性能越高，承受这些应力的能力越强，粘接修复体在体内的临床寿命就越长。粘接强度测试正是基于上述原理，是实验室检测粘接性能最常用的方法。

新鲜拔除的人牙是粘接强度测试的最佳粘接底物。然而，早期粘接强度测试粘接试件大，所需离体牙数量多，随着牙科治疗微创及保存意识的日益加强，离体牙收集难度越来越大。20世纪60年代初，有学者将象牙作为人牙的替代品，用于牙本质粘接剂的研究，尽管取得了良好的实验结果，但是这种粘接剂的临床应用并未成功，从而宣告了象牙作为人牙替代品的失败。之后，Nakamichi提出可用牛牙替代人牙进行粘接测试。虽然牛牙的形态结构和力学特性与离体人牙略有不同，但用于探索新型粘接材料或筛选粘接测试方法也未尝不可。

早期的粘接强度测试是通过宏观拉伸或剪切试验实现的，粘接面积通常超过3mm^2。拉伸试验需要特殊的夹具和烦琐的操作，剪切试验相对简单一些，但是会在粘接界面边缘形成不均匀的应力集中，因而测试结果不如拉伸试验准确。推出试验是一种特殊形式的剪切试验，可用于检测根管封闭剂及根管桩与牙本质粘接界面上形成的剪切固位力。尽管它比常规剪切试验更贴近临床实际，粘接断裂处通常与粘接界面相平行，但是这种方法试件制备及操作过程更加复杂费时，而且不适用于牙釉质测试，所以应用并不广泛。

随着粘接材料性能的逐渐提高，粘接强度超过20MPa后，宏观测试中树脂材料及牙体硬组织的内聚破坏十分常见，因而需要一种新的粘接强度测试方法用于粘接材料的筛选，微拉伸测试应运而生。这种方法是1994年由Sano创立的。由于通常粘接面积小于1mm^2，降低了试件局部发生缺陷的概率，粘接界面的应力分布更加均匀，因此测得的粘接强度显著提高，试件断裂模式也多表现为粘接界面的破坏。而且这种方法能够充分利用离体牙，还能够测试临床相关的粘接底物，如龋影响牙本质、硬化牙本质的粘接强度。但是这种方法要求对粘接完成后的试件进行精加工，操作复杂，技术敏感性高。由于试件尺寸小，容易发生脱水，也容易出现测试前失败（pre-testing failure）。

微剪切试验是宏观剪切试验的改良，最早出现在2002年。它与微拉伸试验一样，通常粘接面积小于1mm^2，可以充分地利用离体牙。它与微拉伸试验相比的优势：只在移除模具（用于限定树脂材料的尺寸及粘接面积）时可能会产生预应力，无须在粘接操作后对试件进行精加工，操作更为简便，避免了试件制作过程中可能形成的微裂纹。然而，宏观剪切试验的一些弊端在微剪切试验中仍然存在，如剪切应力加载时试件在弯曲瞬间也形成了一定的拉应力，粘接底物上应力分布高度不均一，并且粘接试件断裂时所承受的真实应力被严重低估。有学者通过三维有限元研究证实，微剪切试验可能由于粘接剂层较厚，在界面施加更大的应力，从而导致测试所得结果反映剪切粘接强度的有效性实际上可能还不如宏观剪切试验。微剪切试验更适用于玻璃离子水门汀或牙釉质粘接强度的测试，这类粘接底物的测试结果容易受到粘接试件制作过程及微拉伸测试条件的影响。微推出试验是推出试验的改良。有研究比较了微推出试验与微拉伸试验用于纤维桩和根管牙本质粘接性能测试的差异，发现微推出试验试件制备过程中不会造成测试前失败，可以评估不同深度根管牙本质粘接强度的区域差异，测试结果比微拉伸试验更为可靠。

（二）边缘封闭性测试

修复体边缘渗漏及随之产生的边缘着色仍然是临床上更换/修补粘接修复体最常见的原因。因此，边缘封闭性测试也是粘接性能评价的一个重要方法。

早期边缘封闭性测试多使用标记物渗漏法，通过视觉确定标记物沿修复边缘的渗漏程度。这是一种定性评价方法，可以通过分级进行半定量。标记物可以是有机染料、化学示踪剂、放射性同位素、细菌等。其中有机染料和化学示踪剂最为常用，其测试结果会受到标记物颗粒大小及与粘接底物亲和力大小的显著影响。放射性同位素标记更加灵敏，但是操作比较复杂，费用高昂，并且有放射性损害，目前较少使用；而细菌标记则需要渗漏至少达到 $0.5 \sim 1.0 \mu m$ 才可使用。随着电镜技术的普及，许多研究通过扫描电镜、透射电镜等观察粘接界面显微结构及微渗漏，图像采集速度快、分辨率高，但是需要对完成粘接修复的离体牙进行切片，根据各类电镜观察要求制备试件。切片及试件干燥的过程中均可能形成新的裂隙，从而影响微渗漏的结果分析。电镜观察可以与染料渗漏结合使用，方便观察截面的微渗漏二维形貌，并进行定量分析。

修复体整体微渗漏的定量研究开始于20世纪70年代，包括电化学法和流体滤过法。电化学法通过建立电化学模型，测试修复前后的电流及阻抗，定量评估粘接界面整体的微渗漏大小。这种方法不破坏试件，可对同一试件反复测量。流体滤过法是在髓腔内注水加压，通过测量充水微量移液管内气泡的移动，计算修复前后牙本质渗透性的变化，定量评价边缘封闭性。这种方法后来进一步改良，可通过计算机驱动的光学系统实现精确测量。尽管其对完成粘接修复的离体牙本身没有破坏性，但是无法排除由于牙体组织自身结构缺陷而非粘接修复后发生的渗漏，而且无法确定微渗漏的部位。目前这种方法多用于检测根管的封闭性。尽管电化学法和流体滤过法都可以实现微渗漏的定量测量，但是无法同时观察其形貌。

随着层析成像技术的不断发展，以及在牙科领域的推广应用，近十几年间微型计算机体层成像（micro-computed tomography，micro-CT；简称微型CT）和光学相干层析成像（optical coherence tomography，OCT）技术也逐步用于粘接修复体的边缘封闭性测试。这两种方法都可以结合三维重建技术对微渗漏程度进行有效的定量分析，测试时可保持试件的完整性，能够立体重现微渗漏的三维整体形貌，定位准确。微型CT观察深度范围广，但是扫描所需时间长；OCT观察深度仅限于 $2 \sim 3mm$，但是可以实时成像，没有电离辐射。这两种方法图像分辨率相当，都低于电镜，可与电镜结合使用，便于细致观察粘接界面的显微结构。

四、牙科粘接学及牙科粘接实验技术的展望

尽管口腔再生医学的飞速发展为实现基于干细胞的个性化牙体组织修复/再生治疗提供了可能，但是即便梦想已成真，我们仍然需要面对一些现实的问题，如将再生治疗涉及的材料用于日常牙科治疗，患者从经济上能否负担得起？在信号分子刺激牙本质和牙釉质缓慢再生期间，如何对病损区进行适当的填充处理？再生牙本质需要多长时间才能达到与天然牙本质相似的力学性能？因此，展望未来，我们可以自信地说，牙科粘接学仍然是牙科领域首屈一指的重大突破，前途一片光明，因为当今的患者更倾向于微创治疗，而牙体微创治疗的实现完全有赖于牙科粘接技术的成功应用。

最近刊登在牙科粘接学权威期刊 *Journal of Adhesive Dentistry*（《牙科粘接学杂志》）上的一封主编信中提到：根据Ioannidis等的数学模型，使用综合指数对研究人员在学科及子学科内排名，统计结果显示，牙科粘接学在全球55 000名牙科研究人员中扮演着重要的角色，而世界范围内排名第一的牙科研究人员是牙科粘接学的教父——美国奥古斯塔大学的David H. Pashley教授。

牙科粘接学在未来至少有以下三个发展方向：一是研发技术敏感性更低的粘接材料，能够在不够理想的隔湿环境下，与粘接结合性（bonding receptive）低的牙体组织形成更强、更持久的粘接力。二是开发具有生物活性且机械性能稳定的粘接材料，赋予粘接材料生物活性[如抗菌、抗酶和（或）再矿化活性]有助于粘接修复治疗更加微创，并防止由粘接衰退引起继发龋而导致粘接修复体的过早更换。三是进一步简化粘接操作，研制真正能实现自粘接且各项性能保持优异的树脂充填材料。

牙科粘接实验技术伴随着人们对粘接机制认识的深入而日益进步，并受限或得益于当时物理、化学、生物学检测手段的发展水平。随着材料学的不断创新及各类检测技术平台的日新月异，在形态观察方面，今后的牙科粘接实验技术会向着高精度、多维度、实时、无创、动态观测的趋势发展；在功能检测方面，相信会出现更加贴近临床、能更好模拟口腔复杂环境、特异性和可重复性更好的标准化检测技术，全方位、动态监测功能状态下粘接材料的各种性能，从分子水平、基因水平评估粘接材料与机体的相互作用，为粘接材料的筛选和合理应用，以及粘接修复体临床寿命的预测提供依据。

（牛丽娜　方　明　刘恒妍　刘昱晨）

参 考 文 献

黄翠，刘英衡，2021. 口腔粘接与粘固的区别和联系. 口腔医学研究，37（5）：381-385.

庞正其，丁春花，潘文亮，2017. "粘结"与"粘接"在文字写作中的用法探讨. 今传媒（学术版），（3）：149，150.

施长溪，1990. 儿童下颌骨错位骨折的粘结固定治疗. 实用口腔医学杂志，6（3）：187-189.

施长溪，陈吉华，李梅，1996. 粘结技术治疗陈旧性颌骨骨折. 实用口腔医学杂志，12（3）：196-198.

谭建国，2020. 牙体缺损美学修复谭建国2020观点. 北京：科学技术文献出版社：58，59，66.

赵铱民，2020. 口腔修复学. 第8版. 北京：人民卫生出版社：89.

中国社会科学院语言研究所词典编辑室，2016. 现代汉语词典. 第7版. 北京：商务印书馆：996，997.

中华口腔医学会口腔修复学专业委员会，2020. 瓷贴面粘接技术操作规范. 中华口腔医学杂志，55（6）：373-377.

中华口腔医学会牙体牙髓病学专业委员会，2019. 复合树脂直接粘接修复操作规范的专家共识. 中华口腔医学杂志，54（9）：618-622.

Alani AH，Toh CG，1997. Detection of microleakage around dental restorations：a review. Oper Dent，22（4）：173-185.

Almehmadi N，Kutkut A，Al-Sabbagh M，2019. What is the best available luting agent for implant prosthesis? Dent Clin North Am，63（3）：531-545.

Armstrong S，2020. Editorial：adhesive dentistry—What's all the fuss? J Adhes Dent，22（6）：551.

Armstrong S，Geraldeli S，Maia R，et al，2010. Adhesion to tooth structure：a critical review of "micro" bond strength test methods. Dent Mater，26（2）：e50-e62.

Bakhsh TA，Sadr A，Shimada Y，et al，2011. Non-invasive quantification of resin-dentin interfacial gaps using optical coherence tomography：validation against confocal microscopy. Dent Mater，27（9）：915-925.

Baranova J，Büchner D，Götz W，et al，2020. Tooth formation：are the hardest tissues of human body hard to regenerate? Int J Mol Sci，21（11）：4031.

Borges AB，Caneppele TMF，Masterson D，et al，2017. Is resin infiltration an effective esthetic treatment for enamel development defects and white spot lesions? A systematic review. J Dent，56：11-18.

Bourguignon C，Cohenca N，Lauridsen E，et al，2020. International Association of Dental Traumatology guidelines for the management of traumatic dental injuries：1. fractures and luxations. Dent Traumatol，36（4）：314-330.

Braga RR，Meira JBC，Boaro LCC，et al，2010. Adhesion to tooth structure：a critical review of "macro" test methods. Dent Mater，26（2）：e38，e49.

Buonocore MG，1955. Simple method of increasing the adhesion of acrylic filling materials to enamel surfaces. J Dent Res，34（6）：849-853.

Castelnuovo J，Tjan AH，Liu P，1996. Microleakage of multi-step and simplified-step bonding systems. Am J Dent，9（6）：245-248.

Cueto EI，Buonocore MG，1967. Sealing of pits and fissures with an adhesive resin：its use in caries prevention. J Am Dent Assoc，75（1）：121-128.

De Sousa APBR，França K，De Lucas Rezende LVM，et al，2018. *In vitro* tooth reattachment techniques：a systematic review. Dent Traumatol，34（5）：297-310.

Derkson GD，Pashley DH，Derkson ME，1986. Microleakage measurement of selected restorative materials：a new *in vitro* method. J Prosthet Dent，56（4）：435-440.

Drummond JL，Sakaguchi RL，Racean DC，et al，1996. Testing mode and surface treatment effects on dentin bonding. J Biomed Mater Res，32（4）：533-541.

EI Mourad AM，2018. Assessment of bonding effectiveness of adhesive materials to tooth structure using bond strength test methods：a review of literature. Open Dent J，12：664-678.

Ferro KJ，2017. The glossary of prosthodontic terms：ninth edition. J Prosthet Dent，117（5S）：e1-e105.

Frankenberger R，Van Meerbeek B，2017. Editorial：adhesive dentistry—No future? We don't think so! J Adhes Dent，19（1）：3.

Frankenberger R，Van Meerbeek B，2021. Editorial：adhesive dentistry in the mirror of excellent research. J Adhes Dent，23（3）：183.

Gange P，2015. The evolution of bonding in orthodontics. Am J Orthod Dentofacial Orthop，147（Suppl 4）：S56-S63.

Gencer MDG，Kirzioğlu Z，2019. A comparison of the effectiveness of resin infiltration and microabrasion treatments applied to developmental enamel defects in color masking. Dent Mater J，38（2）：295-302.

Goracci C，Tavares AU，Fabianelli A，et al，2004. The adhesion between fiber posts and root canal walls：comparison between microtensile and push-out bond strength measurements. Eur J Oral Sci，112（4）：353-361.

Handelman SL，Shey Z，1996. Michael Buonocore and the Eastman Dental Center：a historic perspective on sealants. J Dent Res，75（1）：529-534.

Hikita K，Van Meerbeek B，De Munck J，et al，2007. Bonding effectiveness of adhesive luting agents to enamel and dentin. Dent Mater，23（1）：71-80.

Ikemura K，Endo T，Kadoma Y，2012. A review of the developments of multi-purpose primers and adhesives comprising novel dithiooctanoate monomers and phosphonic acid monomers. Dent Mater J，31（1）：1-25.

Ikemura K，Kadoma Y，Endo T，2011. A review of the developments of self-etching primers and adhesives-effects of acidic adhesive monomers and polymerization initiators on bonding to ground，smear layer-covered teeth. Dent Mater J，30（6）：769-789.

Ioannidis JPA，Boyack KW，Baas J，2020. Updated science-wide author databases of standardized citation indicators. PLoS Biol，18（10）：e3000918.

Jacobsen PH，Von Fraunhofer JA，1975. Assessment of microleakage using a conductimetric technique. J Dent Res，54（1）：41-48.

Miura F，Nakagawa K，Masuhara E，1971. New direct bonding system for plastic brackets. Am J Orthod，59（4）：350-361.

Morsczeck C，Reichert TE，2018. Dental stem cells in tooth regeneration and repair in the future. Expert Opin Biol Ther，18（2）：187-196.

Mosedale RF，2007. Current indications and methods of periodontal splinting. Dent Update，34（3）：168-170，173，174，176-178.

Nakamichi I，Iwaku M，Fusayama T，1983. Bovine teeth as possible substitutes in the adhesion test. J Dent Res，62（10）：1076-1081.

Placido E，Meira JBC，Lima RG，et al，2007. Shear versus micro-shear bond strength test：a finite element stress analysis. Dent Mater，23（9）：1086-1092.

Pradelle-Plasse N，Wenger F，Picard B，et al，2004. Evaluation of microleakage of composite resin restorations by an electrochemical technique：the impedance methodology. Dent Mater，20（5）：425-434.

Rochette AL，1973. Attachment of a splint to enamel of lower anterior teeth. J Prosthet Dent，30（4 Pt 1）：418-423.

Roulet JF，2000. Buonocore Memorial Lecture. Adhesive dentistry in the 21st century. Oper Dent，25（5）：355-366.

Sano H，Chowdhury AFMA，Saikaew P，et al，2020. The microtensile bond strength test：its historical background and application to bond testing. Jpn Dent Sci Rev，56（1）：24-31.

Sano H，Shono T，Sonoda H，et al，1994. Relationship between surface area for adhesion and tensile bond strength-evaluation of a micro-tensile bond test. Dent Mater，10（4）：236-240.

Schreiner RF，Chappell RP，Glaros AG，et al，1998. Microtensile testing of dentin adhesives. Dent Mater，14（3）：194-201.

Shimada Y，Senawongse P，Harnirattisai C，et al，2002. Bond strength of two adhesive systems to primary and permanent enamel. Oper Dent，27（4）：403-409.

Smith DC，1982. Buonocore Memorial Lecture. A milestone in dentistry. Oper Dent，7（1）：14-25.

Sobczak-Zagalska H，Emerich K，2020. Best splinting methods in case of dental injury—A literature review. J

Clin Pediatr Dent，44（2）：71-78.

Soveral M，Machado V，Botelho J，et al，2021. Effect of resin infiltration on enamel：a systematic review and meta-analysis. J Funct Biomater，12（3）：48.

Sun J，Eidelman N，Lin-Gibson S，2009. 3D mapping of polymerization shrinkage using X-ray micro-computed tomography to predict microleakage. Dent Mater，25（3）：314-320.

Tosco V，Vitiello F，Furlani M，et al，2020. Microleakage analysis of different bulk-filling techniques for class Ⅱ restorations：μ-CT，SEM and EDS evaluations. Materials（Basel），14（1）：31.

Turkistani A，Almutairi M，Banakhar N，et al，2018. Optical evaluation of enamel microleakage with one-step self-etch adhesives. Photomed Laser Surg，36（11）：589-594.

Van Meerbeek B，De Munck J，Yoshida Y，et al，2003. Buonocore Memorial Lecture. Adhesion to enamel and dentin：current status and future challenges. Oper Dent，28（3）：215-235.

Van Meerbeek B，Frankenberger R，2017. Editorial：what's next after "universal" adhesives，"bioactive" adhesives? J Adhes Dent，19（6）：459，460.

Van Meerbeek B，Yoshihara K，Van Landuyt K，et al，2020. From Buonocore's pioneering acid-etch technique to self-adhering restoratives. A status perspective of rapidly advancing dental adhesive technology. J Adhes Dent，22（1）：7-34.

Watanabe I，Nakabayashi N，1994. Measurement methods for adhesion to dentine：the current status in Japan. J Dent，22（2）：67-72.

Yassen GH，Platt JA，Hara AT，2011. Bovine teeth as substitute for human teeth in dental research：a review of literature. J Oral Sci，53（3）：273-282.

第二章

牙釉质粘接实验

第一节 概 述

牙釉质是牙冠外层高度矿化的坚硬组织，由96%的无机羟基磷灰石晶体、4%的有机物质和水组成。在牙釉质研究过程中，研究者使用多种技术方法阐明牙釉质的结构特征。早期学者使用光学显微镜观察人牙釉质，发现釉柱结构的存在，明确釉柱是釉质中最大的组织结构单元。随着设备的不断发展，学者利用原子力显微镜（atomic force microscope，AFM）、透射电子显微镜（transmission electron microscope，TEM；简称透射电镜）及扫描电子显微镜（scanning electron microscope，SEM；简称扫描电镜）等显微观察设备对牙釉质从纳米尺度到微米尺度再到宏观尺度的各层次结构进行观测，明确牙釉质的基础组成单位——六方羟基磷灰石晶体（第一层结构）、羟基磷灰石纳米纤维晶体（第二层结构）、羟基磷灰石微纤维（第三层结构）、羟基磷灰石晶体纤维束（第四层结构）、釉柱和釉间质（第五层结构）、外层牙釉质和内层牙釉质（第六层结构）、牙釉质全层（第七层结构）。牙釉质表面的研究正在引起学者广泛的兴趣，更多的实验方法用于表征釉质表面的物理化学性能。本部分将介绍多种牙釉质表征技术，从而更深刻全面地认识牙釉质特性。

牙釉质缺损后无法自行修复或重塑，必须借助修复技术恢复牙釉质的外形与功能。对于大多数牙釉质缺损的修复方案而言，粘接技术必不可少。复合树脂是目前临床上广泛应用于牙釉质缺损直接修复的充填材料之一，依靠粘接系统与牙釉质组织建立牢固和持久的粘接，其中复合树脂-牙釉质的粘接界面是修复成功的关键所在。牙釉质具有矿化程度高、含水量低的特性，有利于粘接剂渗入牙釉质表面，在粘接界面形成稳定粘接。然而，粘接界面仍然存在边缘间隙形成和细菌微渗漏的问题，导致术后敏感、边缘染色和继发龋等各种临床问题。

粘接修复前，需要使用旋转切割或研磨器械对牙体组织进行预备，会在其表面留下玷污层。玷污层是一种由降解胶原蛋白、细菌、牙釉质和牙本质碎片组成的无定形薄层。第一代至第三代粘接剂直接作用于玷污层，无法与釉质基质相互作用，由于玷污层结构薄弱，粘接界面易发生破坏，导致粘接强度低，目前临床上已不再使用。1978年，出现了第一个酸蚀-冲洗粘接系统（Clearfil Bond System-F），在牙釉质涂布粘接剂之前，使用单独的酸蚀剂处理牙釉质表面，去除玷污层，使粘接剂能够直接与表面脱矿基质相互作用，极大提升了粘接强度。

目前，粘接剂系统已经发展至第八代，根据是否包含独立的酸蚀步骤将粘接系统分为酸蚀–冲洗粘接剂（第四代，如Optibond FL；第五代，如One-Step Plus、Optibond Solo Plus、Clearfil Photo Bond、Adper Single Bond Plus、Scotchbond等）、自酸蚀粘接剂（第六代，如Clearfil SE Bond、Clearfil SE Protect、Adper Scotchbond SE、Filtek LS等；第七代，如Adper Easy Bond、Optibond Solo Plus SE、Adper Prompt L-Rop、All-Bond SE、Clearfil S Bond等）和通用型粘接剂（第八代，如Single Bond Universal、All-Bond Universal、Optibond Versa等）。酸蚀–冲洗型粘接剂能够通过磷酸（H_3PO_4）酸蚀完全去除玷污层，提高表面润湿性，增大表面自由能，使釉质表面脱矿形成微孔，增加表面粗糙度。粘接剂通过毛细作用渗入微孔中，形成树脂突，树脂突通过机械嵌合作用增强树脂–牙釉质结合。第四代粘接剂由酸蚀剂、底涂剂和粘接剂组成，采用多瓶装多步骤操作方法，具有较高的微拉伸粘接强度和较好的边缘封闭性，是目前牙釉质粘接的金标准。第五代粘接剂将底涂剂与粘接剂合二为一，操作步骤更为简化。自酸蚀粘接剂采用酸性功能性单体溶解釉质玷污层，并使下层完整健康的牙釉质部分脱矿，同时功能性单体充分渗入，并在原位聚合固化，通过机械嵌合作用形成树脂–牙釉质结合。第六代和第七代粘接系统为自酸蚀粘接系统，不需要独立酸蚀冲洗步骤，操作步骤简便，但牙釉质粘接强度相对较低。为减少粘接过程中涉及的临床步骤，提高临床操作速度和效率，第七代粘接剂将自酸蚀底涂剂、粘接剂树脂、水或有机溶剂简化结合为单瓶装，形成亲水和疏水组分的复杂混合物。然而，粘接剂中含有大量的水分，亲水性较强，粘接界面稳定性较弱，易进一步发生粘接界面的水解、化学分解、纳米渗漏及由此导致的粘接强度下降。近年来，粘接系统研发者在沿用以往粘接系统优良组分的基础上，通过调节pH及添加新的功能性单体，研制出新型通用型粘接系统，即第八代粘接系统。新型通用型粘接剂可应用于酸蚀–冲洗粘接和自酸蚀粘接系统。其功能应用范围广泛、操作步骤简便、术后敏感度低。在使用通用型粘接剂时，建议对牙釉质进行选择性酸蚀。临床研究表明，牙釉质选择性酸蚀可使第八代粘接剂粘接修复体边缘更完整，粘接效果更持久。微拉伸试验表明，通用型粘接剂的粘接强度可达到临床上可接受的粘接强度（17～20MPa），并有良好的粘接耐久性表现。

微拉伸、微剪切粘接强度的测试是评估牙釉质粘接性能的最直观的方法。粘接24h后的粘接强度大小反映即刻的粘接效果。粘接系统与牙体组织之间的长期粘接稳定性是树脂修复临床成功的重要指标。老化试验包括水储存试验、冷热循环试验和𬌗力循环试验，旨在模拟口腔环境，充分了解口腔内环境条件下粘接界面随时间的降解过程。水储存试验条件为粘接样本在37℃蒸馏水或人工唾液中保存3个月、6个月、1年或2年。冷热循环试验将样本置于37℃蒸馏水或人工唾液中，在5～60℃进行3000～30 000次冷热循环，可加速由热应力导致的粘接层附近的降解。𬌗力循环试验对粘接样本加载循环力并通过调整循环频率、载荷和循环次数模拟粘接界面在口腔内的受力情况。老化试验的开展有助于预测修复体体内的长期粘接耐久性。

第二节　粘接表面的物理表征

一、粗糙度测量

（一）表面轮廓仪检测

表面轮廓仪检测采用白光共聚焦色差技术，利用白光点光源发射光线经过透镜后产生不同波长的光，入射至被测样本上，经被测点漫反射后，该点反射的特定波长的光被探测器系统接收，从而得到该点与透镜的垂直距离。通过点扫描方式可得到一条线上的坐标，即 X-Z 坐标，结合路径获得物体每个点的三维 X-Y-Z 坐标数据，三维处理软件可对各种表面参数进行分析，实现对材料表面从毫米到微米量级的粗糙度测试。表面轮廓仪检测具有对被测样本无破坏性、测量精度高、速度快、重复性好的优点，已取代传统的探针式表面形貌仪与干涉式表面形貌仪检测。牙釉质表面粗糙度的增加，有利于提高表面润湿性，进而提升其粘接性能，因此粗糙度是牙釉质相关粘接实验中常见的测量指标。

1. 材料与设备

材料与设备主要包括三维表面轮廓仪、低速切割机、超声波清洗机、新鲜拔除的人离体第三磨牙（需经伦理审查）或新鲜拔除的 2～2.5 岁龄牛下颌中切牙（牙体外形完好，无发育畸形，无龋坏、裂纹、楔状缺损等牙体缺损，用刮匙清理干净牙根表面残留的牙周组织，若有牙结石、色素沉着等外源性异物则一并去除，于超声波清洗机中荡洗 10min，储存于 4℃ 的 0.02% 叠氮化钠溶液中，储存时间不超过 1 个月）、碳化硅砂纸（包括 600 目、800 目、1000 目、1500 目、2000 目）、自凝树脂、人工唾液。

2. 实验条件

实验室等级：一级生物安全防护实验室。

环境要求：环境整齐洁净，温度 20℃ ±5℃，相对湿度一般应保持在 50%～70%，配备危化品储存柜（叠氮化钠具有毒性，若吸入、口服或经皮肤吸收，可致中毒，同时叠氮化钠也具有爆炸性，应在通风橱中进行操作，穿防护服，戴口罩、帽子、手套）。

人数要求：1 人。

3. 样本制备

（1）牙釉质试件的制作：使用低速切割机在水冷却条件下，于釉牙骨质界处垂直于牙体长轴切除离体牙根部，保留冠部。沿近远中方向切割牙冠部，分别切取颊侧与舌侧部分中 1/3 处釉质块。将釉质块以釉质面朝上的方式放置于模具中，包埋于无色透明树脂中。流水冲洗下依次用 600 目、800 目、1000 目、1500 目、2000 目碳化硅砂纸充分抛光釉质表面，直至形成平整的釉质面。超声振荡清洗牙釉质试件 10min 后，放入人工唾液中储存 1 周以获得近似的初始条件，见图 2-1。

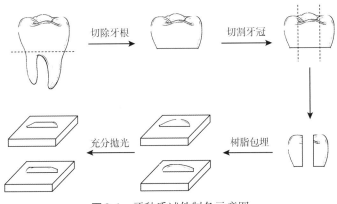

图2-1 牙釉质试件制备示意图

（2）牙釉质试件表面粗糙度测量：使用三维表面轮廓仪测量牙釉质试件的表面粗糙度。安装光学测量探头，打开扫描软件，进行噪声校准。将被测试件待测釉质面朝上放置于测量探头下，将测量探头发射的白光光点对准待测样本的测量点，缓慢调整测量探头的垂直位置直至白光光点最亮，固定探头位置。同时，观察扫描软件中Measurement Tool Panel区域高度与强度，其位于中间，即说明探头已正确聚焦。设置扫描范围与扫描步长。每个待测样本表面均取固定位置的3个位点测量，测量结果取平均值。以上操作由同一操作员完成。

三维表面轮廓仪可测量以下6个面粗糙度参数：轮廓算术平均偏差（S_a）、峰顶最大高度（S_p）、谷底最大深度（S_v）、表面十点高度（S_z）、表面形貌的均方根偏差（S_q）、表面高度分布的偏斜度（S_{sk}）。根据ISO 25178规定的三维表面粗糙度参数，S_a指轮廓表面内的点与中心面距离的算术平均值或几何平均值，反映表面粗糙度高度信息的集中趋势，对粗糙度进行整体评定，是反映表面粗糙度整体性特点的一个重要参数。S_p指在取样区域内测量轮廓曲面相对于基准面上方的最大高度。S_v指在取样区域内测量轮廓曲面相对于基准面下方的最大高度。S_z指在取样区域内实际表面相对于基准面上方最大5个点高度和下方最大5个点高度的算术平均值。S_q指在取样区域内实际表面到基准面的均方根值，表示表面粗糙度的标准偏差。S_{sk}指在取样区域内实际表面的高度相对于基准面的对称性度量。当表面高度对称分布时，$S_{sk}=0$；当表面分布存在较大的"尖峰"时，$S_{sk} \neq 0$。精确度为微米级别。

（3）牙釉质试件表面粗糙度分析

1）打开3D分析软件，导入测量文件。根据实验需求，选择空间滤波器，进行中值降噪，见图2-2。

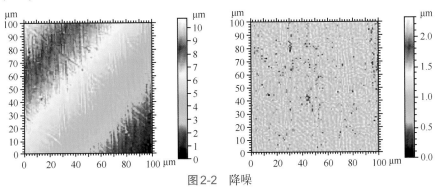

图2-2 降噪

2）当样本底面与待测表面存在轻微不平行的情况时，若能明确待测表面确实为一平面，可采取三点定义平面的方式进行待测表面的校平，以去除底面与表面不平行对粗糙度测量值的影响，见图2-3。

源表面　　　　　　　　　　　　　　已校平的表面

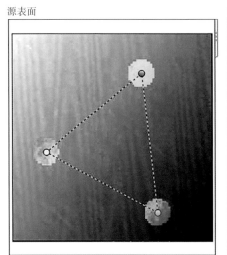

图2-3　校平

3）完成测量文件的降噪与校平后，输出参数表与3D轮廓图。

4. 参数设置

光学测量探头工作距离：垂直向距离为探头发射白光光点最亮时牙釉质被测表面距测量探头的距离；X-Y轴扫描范围：100μm×100μm；X-Y轴扫描步长：0.1μm；扫描速度：0.1mm/s。扫描范围、步长和速度可依实验需求进行调整。

5. 典型实例分析

本实例是使用三维表面轮廓仪（PS50）观察牙釉质表面的2D视图和3D视图（图2-4），测量输出牙釉质表面三维轮廓相关参数及表面粗糙度。牙釉质表面视图可以通过观察颜色云图（2D）和三维结构（3D）大体判断样本的表面粗糙度，本实例中从牙釉质表面可以看出，牙釉质表面三维轮廓表现出均匀形貌，没有明显的凹槽或高峰。三维表面轮廓仪附带分析软件（Professional 3D）可以直接计算出粗糙度各参数值。每个待测样本表面均取固定位置的3个位点测量，测量结果取平均值，其中S_a值（平均值±标准差）为0.175μm±0.058μm。其中一个位点的粗糙度参数值：S_a为0.109μm，S_p为0.715μm，S_v为0.718μm，S_z为1.432μm，S_q为0.143μm，S_{sk}为0.255。

6. 常见问题及解析

（1）样本表面抛光问题导致表面不均质

1）图2-5中牙釉质试件表面可见明显同向平行的划痕（图中箭头所示）。

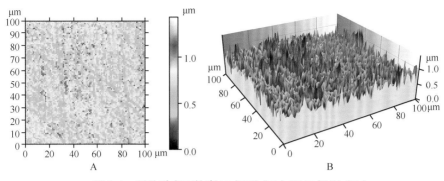

图2-4 牙釉质表面轮廓2D视图（A）和3D视图（B）

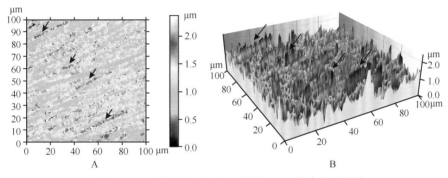

图2-5 2D视图（A）及3D视图（B）样本抛光划痕

原因：牙釉质试件表面同向平行的划痕是由抛光不足所致。

解决方案：为得到平整的高质量牙釉质表面，需使用砂纸在流水下按顺序从低到高依次抛光，去除原始表面较大的划痕。可根据实验需要增加梯度粒径的抛光膏抛光，以消除牙釉质表面剩余的细微划痕。

2）图2-6牙釉质试件表面的粗糙度明显大于正常抛光处理后表面（S_a=0.639μm，S_p=2.805μm，S_v=2.956μm，S_z=5.761μm，S_q=0.814μm，S_{sk}=−0.338）。

原因：试件表面的较大粗糙度和无规律的高低起伏可能是抛光方式不当所致，与未按照砂纸目数从低到高依次抛光有关。

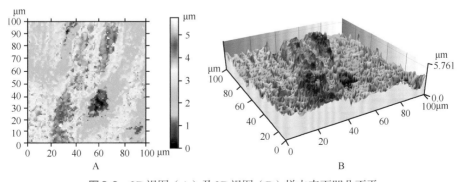

图2-6 2D视图（A）及3D视图（B）样本表面凹凸不平

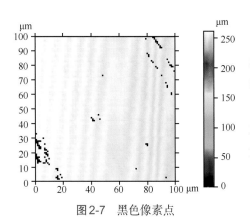

图2-7　黑色像素点

（2）样本质量问题：图2-7牙釉质样本表面有明显深坑，超出Z轴测量范围，测量探头无法接收该处光学信号，表现为表面黑色的像素点，影响测量结果准确性。

原因：可能与离体牙表面固有存在的一些毫米级和微米级的牙体硬组织缺陷无法通过表面抛光去除有关。

（二）原子力显微镜检测

原子力显微镜（atomic force microscope，AFM）通过检测探针与试样表面间微弱的相互作用力来获得试样表面形貌图像。AFM工作原理是将一个微小的针尖通过微悬臂固定，针尖与表面接触，由于针尖尖端原子与样本表面原子间存在极微弱的排斥力，微悬臂发生形变，通过测量这一形变的大小能够获得样本表面的形貌信息。AFM有3种基本成像模式，分别是接触式（contact mode）、非接触式（non-contact mode）和轻敲式（tapping mode）。其中轻敲式通过微悬臂在其共振频率附近受迫振动，使振荡的针尖轻轻敲击表面，和样本间断接触，对样本的损伤小，适用于柔软、黏附性较强的样本，被广泛应用于高分子聚合物和生物样本的结构研究。AFM可以应用于牙釉质表面表征、形貌分析及机械性能测试，具有样本制备量小、图像质量高、表面三维图像可视化、便于高分辨率形态描述等优点。它不仅能够提供三维图像，还可提供定量信息，如粗糙度和机械性能。AFM是在纳米尺度上定量表征釉质表面形貌和机械性能变化的最佳技术。AFM成像无须染色、脱水、薄膜覆盖或真空环境，对于牙釉质样本表面几乎没有损伤，因此可以重复测量以获得准确的表面信息。AFM可以弥补三维表面轮廓仪横向分辨率低的特点，而三维表面轮廓仪测量范围相较于AFM更大，二者相结合可以实现从纳米级到微米级的高精度三维表面形貌探测。

1. 材料与设备

材料与设备主要包括AFM、低速切割机、超声波清洗机、离体牙（获取和储存方法同本节"表面轮廓仪检测"）、碳化硅砂纸（600目、800目、1000目、1500目、2000目）、自凝树脂、人工唾液。

2. 实验条件

实验室等级：一级生物安全防护实验室。
环境要求：环境整齐洁净，温度23℃±5℃，相对湿度60%以下。
人数要求：1～2人。

3. 样本制备

（1）牙釉质试件的制作：样本制备详见本节"表面轮廓仪检测"，将试件包埋于无色透明树脂中，保证牙本质面与包埋树脂底面平行。流水冲洗下依次用碳化硅砂纸逐级抛光釉质表面，超声振荡清洗后备用，人工唾液中保存1周。

（2）AFM测量：在样本表面湿润的状态下，使用AFM对牙釉质试件进行微纳米尺度微结构和组织力学性质检测。打开变压器及计算机，打开测量软件，选择测量模式及对应扫描器。将牙釉质试件固定在样本台中间位置，安装探针，调节光轴，确保探针高度在样本高度以上，设置相应参数，选择轻敲模式，设定探针扫描频率与牙釉质样本扫描范围，随机选取每个牙釉质样本表面的3个位置进行扫描。关闭气氛腔盖板，进针并开始测试，适当调节图像对比度，使轨迹图完整显示。使用处理软件进行数据处理，并生成三维图像，选择指定区域，分析该区域的截面形状及粗糙度相关参数。

AFM粗糙度参数包括以下4个：轮廓算术平均偏差（R_a）、轮廓最大高度（R_z）、微观不平度十点高度（R_{zjis}）、粗糙度均方根（R_q），精确度为纳米级。

以上操作均需由同一操作员完成。

4. 参数设置

观察模式：轻敲模式；频率：1Hz；X-Y轴偏移量：0μm；扫描角度：0°。频率和角度可依实验需求进行调整。

5. 典型实例分析

本实例采用AFM（SPM-9700HT）测量梯度抛光后平整、新鲜暴露的牙釉质样本表面。仪器采用轻敲模式观察，试件扫描范围为10μm×10μm，如图2-8所示，可见牙釉质试件表面整体较为光滑平整，左上部分区域粗糙不平，表面高度差异略大。

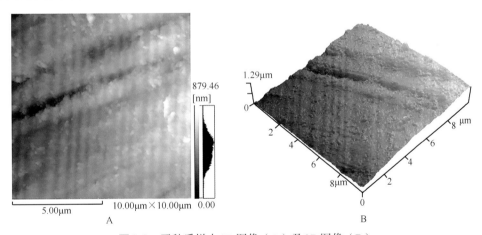

图2-8 牙釉质样本2D图像（A）及3D图像（B）

图2-9A显示该图像数据上指定线AB的粗糙度曲线、频率成分及粗糙度参数。该指定线AB的R_a为62.35nm，R_z为374.37nm，R_{zjis}为181.21nm，R_q为74.92nm。

图2-9B显示该牙釉质样本的面粗糙度参数，R_a为56.181nm，R_z为684.440nm，R_{zjis}为331.704nm，R_q为742.491nm。

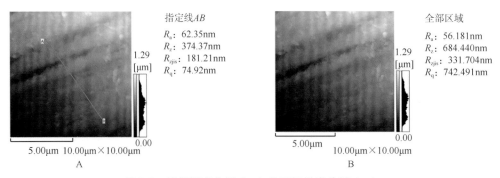

指定线AB
R_a: 62.35nm
R_z: 374.37nm
R_{zjis}: 181.21nm
R_q: 74.92nm

全部区域
R_a: 56.181nm
R_z: 684.440nm
R_{zjis}: 331.704nm
R_q: 742.491nm

图2-9　线粗糙度分析（A）及面粗糙度分析（B）

6. 常见问题及解析

（1）样本表面抛光问题导致表面不均质：图2-10显示试件指定a、b区域粗糙度差异较大。

原因：可能是试件抛光不足导致表面不够平整。为得到平整的牙釉质表面，需使用砂纸在流水下按顺序从低依次到高依次抛光，去除原始表面较大的划痕。可根据实验需要增加梯度粒径的抛光膏抛光，以消除牙釉质表面剩余的细微划痕。

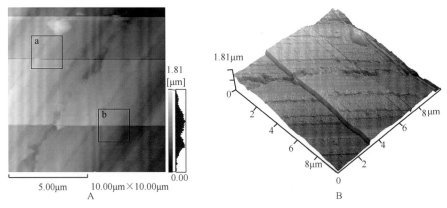

图2-10　2D视图（A）及3D视图（B）下未充分抛光的牙釉质试件表面
a、b为任意选取2个相同大小（2.00μm×2.00μm）扫描区域进行表面粗糙度对比

（2）样本质量问题：图2-11中箭头显示样本表面釉质凹坑。
原因：与釉质表面固有存在的一些毫米级和微米级的牙体硬组织缺陷有关。

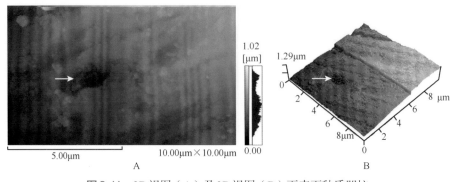

图2-11　2D视图（A）及3D视图（B）下表面釉质凹坑

二、润湿性评价

接触角（contact angle）是指在固体表面上固–液–气三相交点处，气–液界面的切线穿过液体与固–液界面形成的夹角，是固体表面润湿程度的量度。通过两种不同液体的接触角的测量还可以计算出牙釉质表面自由能（surface free energy，SFE），提供有关牙釉质表面的极性或非极性性质，以及牙釉质的亲水或疏水特性的信息。牙釉质表面润湿性的提高可以使粘接剂更好地润湿并渗透到牙釉质中，有利于获得较高的粘接强度。

（一）材料与设备

材料与设备主要包括光学接触角测量仪、液滴形状分析仪、低速切割机、超声波清洗机、离体牙（获取和保存见本节"表面轮廓仪检测"）、碳化硅砂纸（600目、800目、1000目、1500目、2000目）、载玻片、无绒纸巾、超纯水、自凝树脂、人工唾液。

（二）实验条件

实验室等级：一级生物安全防护实验室。
环境要求：环境整齐洁净，温度20℃±5℃，相对湿度50%～70%。
人数要求：1～2人。

（三）样本制备

（1）牙釉质试件的制作：详见本节"表面轮廓仪检测"，将试件包埋于无色透明树脂中，超声振荡清洗后备用，于人工唾液中保存1周。

（2）牙釉质试件静态接触角测量：用光学接触角测量仪测量试件待测面接触角。具体步骤：用微量注射器抽取参考液体，安装注射器于仪器架上。用无绒纸巾蘸干牙釉质试件上多余的水分，保持表面湿润和有光泽，并将其置于载玻片上。打开液滴形状分析软件，选择"Sessile Drop"（座滴），向下移动针头使其出现在图像上方1/5部分，左右移动针头至图像中部。调节样本台使其出现在图像下方1/5处，避免针头和样本直接接触。调整图像大小及光源亮度，保证接触角图像的清晰度。设置滴落液体量，控制液体滴落，当液滴接触到牙釉质表面时开始影像采集，根据实验需求记录相应时长。基线是样本表面与液滴的接触线，分析软件会自动获得基线位置，可根据实际情况进行手动调整。测量液滴边缘三相点（气、液、固三相点）处液面曲线的切线与牙釉质平面的夹角，根据杨–拉普拉斯公式的拟合方法计算静态接触角。每个样本测量3次，取平均值。所有测量过程均需由同一操作者完成。

（四）参数设置

参考液体：超纯水；液滴量：1μl；影像采集时长：40s。上述参数均可依实验需求进行调整。

（五）典型实例分析

本实例使用光学接触角测量仪（DSA100）测量梯度抛光后平整、新鲜暴露的牙釉质样本表面静态水接触角，结果如图2-12所示，水滴在牙釉质上呈半球状，在釉质表面较为稳定，0s、5s、40s釉质接触角分别为53.89°、50.46°、45.14°，均＜90°，提示梯度抛光后平整的牙釉质表面呈亲水性，润湿性良好。

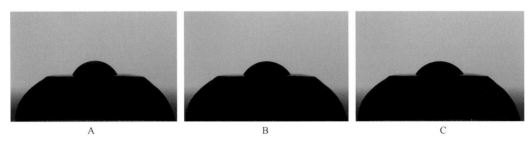

A　　　　　　　　　　B　　　　　　　　　　C

图2-12　液滴接触牙釉质表面0s后（A）、5s后（B）、40s后（C）表现

（六）常见问题及解析

1. 测试液体的液滴散在溅射

问题：图2-13A显示待测样本表面除待测液滴外还存在其他液滴，影响接触角测量。

原因：微量注射器针头距离样本较远，测试液滴滴落时发生溅射，可适当降低微量注射器高度，以避免液体溅射。

2. 待测表面与样本底面不平行

问题：图2-13B显示待测表面与样本底面不平行，待测表面倾斜度较大，测试液滴受重力作用影响，无法准确测量静态接触角。

原因：包埋或抛光时未注意试件表面与样本底面平行。

3. 样本表面污染

问题：图2-13C显示样本表面存在污染物，改变待测表面的表面能，影响接触角测量的准确性。

原因：操作不当或环境中灰尘可能污染样本表面。建议保持实验环境清洁，操作者戴好帽子、口罩、手套等。若出现污染可清洁样本，应使用无绒纸巾擦干，再进行测量。

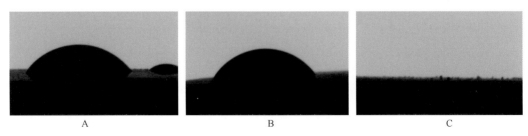

A　　　　　　　　　　B　　　　　　　　　　C

图2-13　牙釉质样本表面静态水接触角常见问题

三、Zeta电位测量

Zeta电位对于牙釉质表面和唾液周围水性介质之间的相互作用具有重要的生理意义。液体中的离子根据所带电荷正性或负性分为阳离子或阴离子。牙釉质颗粒主要成分为羟基磷灰石，当牙釉质颗粒悬浮于液体中时，羟基磷灰石中的钙离子吸引带负电荷的离子至其表面。接近牙釉质颗粒表面的离子将会被牢固地吸附，而较远处的离子结合松散，共同构成该带电粒子的扩散层。在扩散层内，存在一个名为滑动平面的边界，当牙釉质颗粒在液体中运动时，在此边界内的离子将与其一起运动，但此边界外的离子将停留在原处。滑动平面边界上相对无穷远处的电势差为Zeta电位，如图2-14所示。

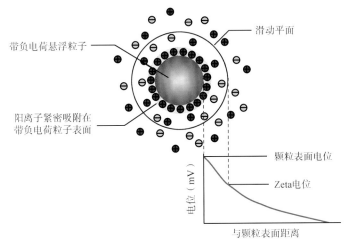

图2-14　Zeta电位模式图

Zeta电位是描述牙釉质表面静电作用的一个重要参数，是影响唾液蛋白与牙釉质，以及牙釉质与粘接材料动态相互作用（吸附、润湿）的主要因素之一。对于静电力稳定的分散体系，通常是Zeta电位越高，体系越稳定。高电位下，颗粒间相互排斥力高，牙釉质样本在分散体系中处于相对稳定的状态；低电位或者零电位下，颗粒间排斥力低，牙釉质样本呈现絮凝、团聚、沉淀等状态。影响牙釉质Zeta电位的因素：分散体系的类型和浓度、pH变化、电导率、样本浓度等。

（一）材料与设备

材料与设备主要包括Zeta电位–纳米粒度仪、样本池、球磨仪、低速切割机、超声波清洗机、移液管、离体牙（获取和保存见本节"表面轮廓仪检测"）、磷酸盐缓冲液（PBS）。

（二）实验条件

实验室等级：一级生物安全防护实验室。
环境要求：环境整齐洁净，温度20℃ ±5℃，相对湿度50%～70%。
人数要求：1人。

（三）样本制备

（1）牙釉质颗粒样本制备：随机选取3个不同的离体第三磨牙，在水冷条件下，用低速切割机分别将离体牙沿近远中方向切开，收集研磨过程中的牙釉质颗粒，用球磨仪研磨为釉质粉末。将釉质粉末分散于6ml 40mmol/L PBS中，在室温下搅拌1h。测试前将悬浮液静置45min，取上层悬浮液测量Zeta电位。

（2）Zeta电位测量：打开Zeta电位–纳米粒度仪，预热10min。用移液管吸取1ml牙釉质上层悬浮液缓慢注入样本池，先将样本池平置，待注入液体后将样本池回正，直至样本没过电极上端，检查并确认样本池内液体无气泡，将样本池装入样本仓。待仪器与主机连接成功后开始测试。选择测试软件中的Zeta电位模式，设置相应参数后开始测试。以上操作均由同一操作员完成。

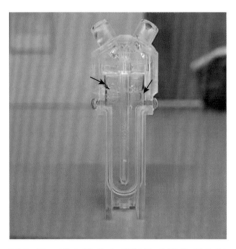

图2-15　样本池中出现气泡（箭头指向气泡位置）

（四）参数设置

分散剂：40mmol/L PBS；测试温度：25℃；平衡时间：120s。上述参数可依实验需求进行调整。

（五）常见问题及解析

1. 操作因素

问题：图2-15显示样本池内出现气泡。

原因：向样本池内加样时液体注入不连续，混入气泡。

2. 测量值接近零电位

问题：表2-1数据显示Zeta电位在0mV附近波动。

表2-1　牙釉质Zeta电位

样本编号	温度（℃）	Zeta电位（mV）	电导率（mS/cm）
样本1	25.0	−0.042	8.11E–03
样本2	25.0	−0.087	2.91E–04
样本3	25.0	−0.028	6.56E–04

结合影响牙釉质Zeta电位测量因素，考虑原因可能如下。

（1）样本颗粒大小不均匀，导致上清液中牙釉质颗粒样本较少，样本带电量太低，稳定性差，团聚严重。

（2）样本未充分沉淀，在分散液中呈现絮凝或团聚。

（3）用移液管移取牙釉质上清液时，上清液与底层沉淀物混合，上清液浑浊，导致牙釉质颗粒分布不均匀，透光性差。

因Zeta电位与体系密切相关，故操作时应注意保持上清液稳定状态，不能改变样本浓度。

3. 相同样本重复测量数值波动较大

问题：表2-2显示相同样本重复测量数值波动较大。

表2-2 牙釉质Zeta电位

样本编号	温度（℃）	Zeta电位（mV）	电导率（mS/cm）
样本1	25.0	−9.19	16.9
样本2	25.0	−12.20	18.1
样本3	25.0	−10.30	17.5

原因：团聚现象，样本颗粒可能发生聚集，牙釉质上清液应即取即测，以保证数据可靠性。

四、表面形态学观察

（一）扫描电镜观察

扫描电镜（scanning electron microscope，SEM）通过二次电子成像原理，利用被加速的高能电子束照射到样本上，入射电子束与牙釉质试件相互作用，通过探测器检测到的信号生成图像获取牙釉质试件表面形貌。SEM界面形态景深大、视野广，立体效果好，能够比较清晰地观察到釉柱结构、晶体排列形态等微观信息，在牙釉质表面形态学研究中有重要作用。

1. 材料与设备

材料与设备主要包括场发射SEM、离子溅射仪、低速切割机、超声波清洗机、离体牙（获取和储存详见本节"表面轮廓仪检测"）、碳化硅砂纸（600目、800目、1000目、1500目、2000目）、导电胶带、自凝树脂、人工唾液。

2. 实验条件

实验室等级：一级生物安全防护实验室。

环境要求：环境整齐洁净，温度20℃±5℃，相对湿度一般应保持在50%～70%。磁场强度小于3×10^{-7}T，噪声强度小于65dB，独立地线的接地电阻小于0.1Ω，配备危化品储存柜。

人数要求：1～2人。

3. 样本制备

（1）牙釉质试件的制作：详见本节"表面轮廓仪检测"，超声荡洗后干燥24h备用。

（2）牙釉质试件表面SEM观察：将试件用导电胶带固定于金属样本台上，根据试件导电性确定离子溅射仪喷金时长，喷金后SEM下观察釉质表面形态。

4. 参数设置

真空环境：真空度＜20Pa；工作电压：10～20kV；拍摄模式：二次电子模式；放大倍数：×500、×1000、×2000、×3000、×5000；探头工作距离：5mm。上述参数均可依实验需求进行适当调整。

5. 典型实例分析

本实例使用SEM（MAIA3）观察梯度抛光的平整牙釉质表面，离子溅射仪（108Auto）喷金120s，如图2-16所示。激发电压为10kV，放大倍数为2000倍、5000倍。根据SEM图像可以观察到玷污层覆盖牙釉质表面，牙釉质表面清晰显现出砂纸抛光所产生的划痕。

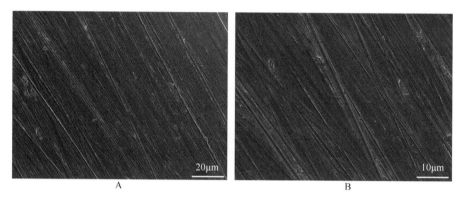

图2-16　牙釉质表面形态

A. ×2000；B. ×5000

6. 常见问题及解析

（1）试件质量问题。

图2-17A显示牙釉质表面出现裂痕。

原因：抽真空过程中常发生牙釉质开裂。

图2-17B显示牙釉质表面出现无规则划痕。

原因：抛光不足或抛光未按照从低到高目数依次抛光。

（2）电镜观察时聚焦不清。

原因：图2-17C、图2-17D显示电镜下聚焦偏离观察面，导致图像不清晰，在高倍视野下聚焦偏倚导致图像更加模糊，影响观察。

（3）试件表面清洁不足：图2-18A显示牙釉质表面污染。

原因：对牙釉质样本超声荡洗不充分或将样本固定于金属样本台等操作过程中污染样本表面。

（4）图像出现异常条带：图2-18B黑色箭头显示电镜观察时图像出现横向白色条带。

原因：样本出现轻微移动，导致样本影像出现白色条带，影响图像观察。

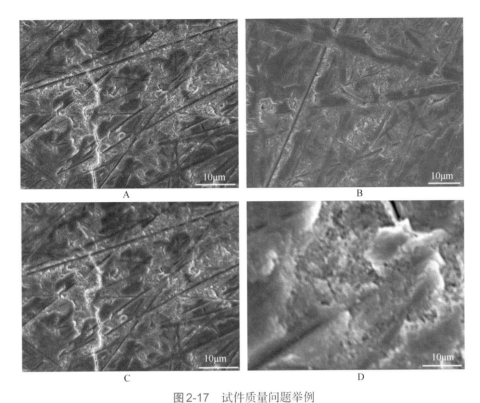

图2-17 试件质量问题举例

A. 牙釉质表面裂痕；B. 试件表面无规则划痕；C. 图像聚焦不清（×5000）；D. 图像聚焦不清（×30 000）

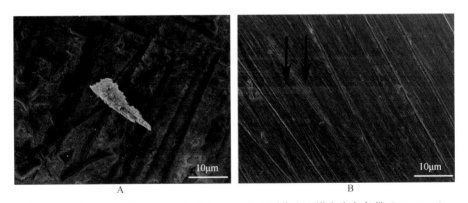

图2-18 电镜下牙釉质表面污物（A×5 000）和图像出现横向白色条带（B×2 000）

（二）原子力显微镜检测

原子力显微镜（AFM）是观察牙釉质脱矿微观结构和评估表面形态变化信息的重要工具，能得到物体表面的高分辨率三维图像。AFM检测对样本无损伤，可以直接观察牙釉质表面结构，也可以在干预前后分别观察牙釉质表面的变化，用于自身对照。AFM的缺点是扫描尺寸有限。

1. 材料与设备

材料与设备主要包括AFM、低速切割机、超声波清洗机、离体牙（获取和储存详见本节"表面轮廓仪检测"）、碳化硅砂纸（600目、800目、1000目、1500目、2000目）、自凝树脂、人工唾液。

2. 实验条件

实验室等级：一级生物安全防护实验室。
环境要求：环境整齐洁净，温度20℃±5℃，相对湿度50%～70%。
人数要求：1～2人。

3. 样本制备

（1）牙釉质试件的制作：样本制备详见本节"表面轮廓仪检测"，试件超声振荡清洗后备用，人工唾液中保存1周。

（2）表面形态观察：使用AFM对牙釉质切片进行微纳米尺度微结构检测。当探针沿着样本扫描时，牙釉质表面的高低起伏使样本–针尖距离发生变化，引起作用力变化，从而获得表面形貌测定。具体操作步骤同本节"粗糙度测量"部分的"原子力显微镜检测"。使用分析软件对获得的数据进行处理，获得牙釉质表面截面形状并生成三维图像，分析指定区域牙釉质的表面形貌结构，测量3次取平均值，以上操作均由同一操作员完成。牙釉质表面形态分析测量参数包括指定区域的面积、表面积、体积。

4. 参数设置

X-Y轴扫描范围：10μm×10μm；频率：1Hz；X-Y轴偏移量：0μm；扫描角度：0°。上述参数可依实验需求进行调整。

5. 典型实例分析

本实例中，用AFM（SPM-9700HT）观察釉质样本表面的微观形貌，如图2-19所示，可见牙釉质排列紧密有序，釉柱晶体结构排列整齐，按一定方向排列成行。本实验样本为抛光后的牙釉质粗糙表面，可见划痕，具有凹凸不平的峰谷结构。

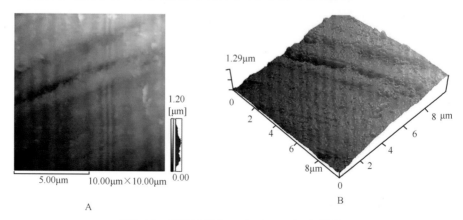

图2-19　牙釉质样本2D（A）、3D（B）图像

通过Offline分析软件重现釉质表面硬组织的细微结构,并对其表面形貌进行分析。

(1)截面形状分析:图2-20A在图像数据上指定线(AB)后,显示该线的截面形状,以及该指定线上像素点所对应的Z轴高度。

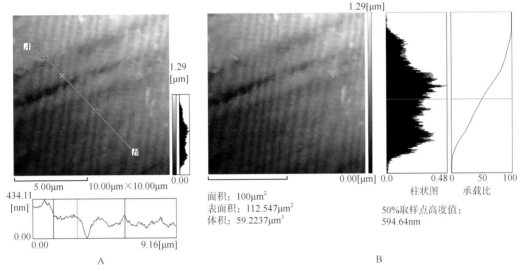

图2-20 截面形状分析(A)和牙釉质样本图像数据表面形态分析(B)

(2)形态分析:图2-20B中间为柱形图显示区,右侧为承载比显示区。柱形图:在图像数据的指定区域内的Z方向最大值、最小值之间分成512级,根据图像中各取样点高度值分入相应的级中,绘制各级百分比的柱形图。承载比:由柱形图各级百分比累计而成。面积:表示向指定区域的X-Y扫描面投影的二维面积。表面积:指定区域的取样点制作3D网格,所有网格面积的总和。体积:指定区域内指定高度方向的范围(上限、下限)中包含的体积总和。图2-20中约50%取样点高度值小于594.64nm,面积为100μm^2,表面积为112.547μm^2,体积为59.2237μm^3。

6. 常见问题及解析

问题:探针不稳定,图2-21显示图像上出现不连续影像。

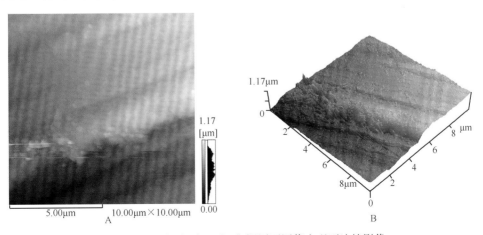

图2-21 2D(A)及3D(B)视图下图像出现不连续影像

原因：扫描器的蠕变现象、探针移动过程中的振动，可能使图像数据发生畸变，影响釉质表面形态观察及分析，畸变的程度取决于对扫描范围设定的偏移量。

（裴丹丹　孟雨晨）

第三节　粘接表面的化学表征

一、傅里叶变换红外光谱分析

傅里叶变换红外光谱（Fourier transform infrared spectroscopy，FTIR）技术是一种基于傅里叶变换的数学处理，将计算机技术与红外光谱相结合的分析鉴定方法。傅里叶变换红外光谱仪主要由光学探测部分和计算机部分组成。当样本放在干涉仪光路中时，分子中的化学键或官能团可发生振动吸收，不同的化学键或官能团吸收频率不同，使所得的干涉图强度曲线相应地产生一些变化，通过傅里叶变换技术，可将干涉图上每个频率转变为相应的光强而得到整个红外光谱图。因此，FTIR技术可以确定化合物中存在基团的特征振动。因为FTIR是特定物质的光谱特征，所以它常用于物质定性研究。除了通过FTIR分析区分纯物质之外，还可以研究额外物质的存在及它们与原始化合物单个基团的相互作用。光谱的变化（存在额外的峰）表明了其他官能团或另一种化合物的存在。

红外图谱的采集方法很多，如透射法（transmission）、漫反射法（diffuse reflection）、镜面反射法（specular reflection）、衰减全反射法（attenuated total reflection，ATR）、光声光谱法（photoacoustic spectrometry，PA）等，这些方法各有优点和适用范围，这里主要介绍前四种采集模式。

透射法：测定时红外光要直接垂直照射在样本上，并且要透过样本。其原理是以特定频率红外光照射样本，若样本中某基团振动频率相同就会产生共振，而基团也吸收了一定频率的红外光能量后产生跃迁。光源会发射出连续且不同频率的红外光，样本对不同频率红外光的吸收能量不同，透过样本的红外光也会因为样本内部的吸收作用而变弱，不被吸收的部分则被记录仪记录，最后通过计算机数据处理而产生出光谱。透射是最基本的采集模式，可用于样本的定性和定量分析，固体样本可通过研磨成粉末制成压片，也可以制备成薄片用于透射检测，这种检测模式灵敏度高、经济成本低，然而在制样过程中会破坏样本的物理性质，对样本的前处理要求高，会花费较多的时间。

漫反射法：是一种对固体样本直接进行测量的光谱法。与透射法相比，漫反射法无须制样，不改变样本形状，不污染样本，对样本的透明度和表面平整度要求低。

镜面反射法：测定时，将红外光以某一角度照射在样本表面，而不是垂直照射。红外光的入射角度应根据样本的厚度设定，样本厚度为微米级时的入射角通常为30°，样本厚度为纳米级时入射角通常为80°～85°。镜面反射模式要求待测样本表面光滑平整，具有较强反射光线的能力，对于一些无法反射光线的样本，可以涂布在铝箔或硅片等强反射材料表面进行分析测试。此种模式制样及操作简单，不破坏样本，但其光信号弱于透射模式，分辨率差，强度较弱的峰位不易获得，且峰位易发生位移。

衰减全反射法：红外光从反射元件入射到样本，当入射角大于临界角时在二者的交界面发生全反射。但部分红外光仍会入射至试样内一定深度再返回表面，红外光在样本内被吸收发生衰减会有一个衰减波区域，检测器根据红外光的变换获得样本的红外谱，因此可用于化学组成的定性及半定量分析。该模式主要用于难以粉碎、溶解的样本或制样过程会破坏其结构的特殊样本，光线对样本的透射深度较浅，可以通过改变内反射晶体的材料和光线的入射角来改变透射深度，可用于分析不同深度的表面结构。优点是不破坏样本，对样本形态无要求，可测含水或潮湿样本，其空间分辨率优于前两种采集模式。

FTIR技术分辨率高，波数准确度高，扫描时间快，灵敏度高。在本部分中主要用于分析牙釉质粘接表面的官能团变化。

（一）材料与设备

材料与设备主要包括傅里叶变换红外光谱仪、低速切割机、超声波清洗机、体视显微镜、电子分析天平、真空干燥机、高速涡轮牙科手机、台式离心机、无水乙醇、待测处理剂或粘接剂、溴化钾、新鲜拔除的2～2.5岁龄牛下颌中切牙或新鲜拔除无龋的人第三磨牙（拔除1个月以内使用，储存于4℃的质量分数为0.1%的百里香酚溶液中）、离心管、烧杯、8000目筛、玛瑙研钵、干燥皿、碳化硅砂纸（600目）、黑色避光湿盒。

（二）实验条件

实验室等级：一级生物安全防护实验室。

环境要求：环境整齐洁净，温度20℃±5℃，相对湿度一般应保持在25%～90%。配备通风换气设备和危化品储存柜。

人数要求：1～2人。

安全注意事项：制备牙釉质颗粒时应戴口罩及防护面罩。

（三）样本制备

（1）牙釉质片制备：适用于漫反射法和衰减全反射法。

使用低速切割机在流水状态下切割人牙釉质，制备出约5mm×5mm×1mm的牙釉质片。使用600目碳化硅砂纸湿抛光1min以获得新鲜暴露的平坦的牙釉质表面。超声清洗10min，彻底干燥，使用处理剂/粘接剂处理牙釉质表面，然后用无水乙醇清洗3次，去除未反应的残留处理剂/粘接剂，风干。

（2）牙釉质粉末制备：适用于透射法、漫反射法和衰减全反射法。

1）牛牙釉质粉末的制备：新鲜拔除的2～2.5岁龄牛下颌中切牙去除牙髓、软组织附着物和牙石，用带有金刚砂车针的高速涡轮牙科手机，在冷却水下切割牛牙冠部釉质，切割足够数量的牛牙，用烧杯收集冷却水，将含颗粒水静置24h或离心，收集沉淀后的牙釉质颗粒。用蒸馏水清洗3次，得到牛牙釉质颗粒。在20℃干燥48h后，在玛瑙研钵中研磨20～30min后过8000目筛，将得到的牛牙釉质粉末保存于–80℃冰箱。

人牙釉质粉末的制备：新鲜拔除无龋人第三磨牙，去除牙髓、软组织附着物和牙石，使用低速切割机在流水状态下垂直于牙体长轴去除牙根，用带有金刚砂车针的高速涡轮牙科手机按照上述同样方式制备人牙釉质粉末，收集的粉末保存于–80℃冰箱中。

2）包含功能单体的实验性粘接剂配制：将功能单体和相应溶剂按照一定比例配制成包含待测功能单体的简易预处理剂。将功能单体与单体基质混合，引入光引发体系，然后用溶剂稀释填充树脂制备实验性粘接剂。

3）包含功能单体的简易预处理剂/实验性粘接剂与釉质粉末的反应物制备：将牙釉质粉末悬浮在包含功能单体的预处理剂/实验性粘接剂中，然后将悬浮液在20℃下避光反应24h。反应结束后，立即向每个悬浮液中加入30ml无水乙醇，以阻止釉质和功能单体的进一步反应。每种悬浮液在3500r/min下离心5min，将上清液丢弃。每种牙釉质反应物分别用30ml乙醇反复超声清洗3次，每次5min，在干燥皿中干燥48h。

（3）FTIR分析：如采用透射法，需将待检测的经处理的牙釉质粉末混合溴化钾（KBr）粉末压片，样本需要10mg以上，用玛瑙研钵研磨KBr粉末，取少量与样本混合（KBr与样本的比例约100∶1），在玛瑙研钵中混合均匀。使用压片装置压片，压制成厚度约1mm的薄片，提交傅里叶变换红外光谱仪分析。

衰减全反射法、漫反射法和镜面反射法则无须样本前处理，可直接将处理后的牙釉质样本提交分析。

（4）图谱分析：使用Origin软件对生成的红外光谱进行绘制和分析。

（四）参数设置

工作电压：220V；图谱默认范围：4000～400cm^{-1}；模式：透射/衰减全反射/漫反射/镜面反射；分辨率：≥2cm^{-1}（一般默认设置为4cm^{-1}）；扫描次数：默认设置为32次。

（五）典型实例分析

以下实例是使用含磷酸酯单体10-甲基丙烯酰氧基癸基磷酸二氢酯（10-MDP）的经典处理剂Clearfil SE Bond Primer处理的牙釉质粉末所获得的FTIR光谱。参数：傅里叶变换红外光谱仪（Nicolet 6700）范围2000～400cm^{-1}，分辨率4cm^{-1}，32次扫描，衰减全反射模式。使用Origin软件对生成的红外光谱进行绘制和分析（FTIR分析流程见封底二维码）。

图2-22结果显示，反应物在1036cm^{-1}出现P—O伸缩振动，在566cm^{-1}处出现P—O弯曲，与对照组一致。而于1718cm^{-1}处新出现的C═O伸缩振动，表示反应物在经无水乙醇严格冲洗后仍保留10-MDP的甲基丙烯氧基羰基峰，而未处理的牙釉质颗粒中未出现此峰。

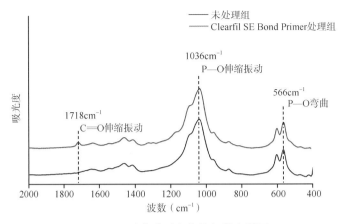

图2-22 牙釉质反应物的红外光谱图

二、X射线衍射分析

X射线衍射（X-ray diffraction，XRD）是一种用于识别具有高度有序微观结构的晶体或材料的原子和分子结构的工具。XRD法通过改变X射线强度和衍射角，使入射X射线与测量材料具有相同的能量，从而分析材料的晶体结构。XRD光谱数据库比较多，可以对许多不同的晶体样本进行快速识别。在本部分中，XRD技术用于获取牙釉质在处理剂/粘接剂处理前后的晶体结构信息。

（一）材料与设备

材料与设备主要包括X射线衍射仪、低速切割机、超声波清洗机、体视显微镜、电子分析天平、真空干燥机、高速涡轮牙科手机、台式离心机、离体牛牙或人牙（获取及储存详见本章第二节"粗糙度测量"）、无水乙醇、烧杯、离心管、玛瑙研钵、碳化硅砂纸（600目）、待测处理剂或粘接剂、350目筛、1250目筛。

（二）实验条件

实验室等级：一级生物安全防护实验室。

环境要求：环境整齐洁净，温度20℃±5℃，相对湿度一般应保持在50%～70%。配备通风换气设备和危化品储存柜。

人数要求：1～2人。

安全注意事项：制备牙釉质粉末时应戴口罩及防护面罩。

（三）样本制备

XRD样本可为粉末、块状、薄膜、液体样本。牙釉质的XRD分析可以使用粉末或片状样本。粉末样本量＞50mg，XRD定性分析时粒度研细应＜44μm（过350目筛），定量分析时10μm（过1250目筛），如果粒度粗大则衍射强度低，峰形不好，分辨率低；块状样本尺寸：长10～300mm，宽10～300mm，高＜100mm。样本无挥发性和腐蚀性。

1. 牙釉质粉末制备

参考本节"傅里叶变换红外光谱分析",注意XRD粉末样本量及粒度不同。

使用处理剂按设计要求处理牙釉质粉末,充分反应后用无水乙醇反复清洗,去除游离未反应状态的成分,随后离心、干燥(具体参考本节"傅里叶变换红外光谱分析")。

2. 牛牙釉质片制备

使用低速切割机在流水状态下切割牛牙釉质,制备出约10mm×10mm×1mm的牙釉质平片。使用600目碳化硅砂纸湿抛光1min以获得新鲜暴露的平坦的牙釉质表面。超声清洗10min,彻底干燥,使用处理剂处理牛牙釉质表面,然后用无水乙醇清洗3次,去除未反应的残留处理剂,风干。

3. X射线衍射分析

将经处理的待测牙釉质粉末或釉质片提交X射线衍射仪检测,通常以连续模式进行扫描,分析牙釉质的物相和晶体结构。

(四)参数设置

工作电压:40kV;工作电流:200mA;扫描速度:0.02°/s;扫描范围:0.6°～40°;入射光束角度:1.0°。

扫描模式包括连续扫描/步进扫描。

连续扫描是指测角仪的连续转动方式,测角仪从起始的2θ到终止的2θ进行匀速扫描。其参数主要有两个,一个是数据点间隔,另一个是扫描速度。扫描速度是指单位时间内测角仪转过的角度,通常取2°/min、4°/min、8°/min、16°/min等。数据点间隔是指每隔多少度取一个数据点。一般来说,两个参数需要组合。若数据点间隔取0.02°,则步长可取(4°～8°)/min。连续扫描一般用于做较大2θ范围内的全谱扫描,适合于定性分析。

步进扫描是将扫描范围按一定的步进宽度(0.01°或0.02°)分成若干步,在每一步停留若干秒(步进时间),并且将这若干秒内记录到的总光强度作为该数据点处的强度。例如,从20°扫描到80°,步进宽度为0.02°,步进时间为1s。那么,扫描完成所需的时间为{[(80−20)/0.02]×1}/60=50min。由于步进扫描可以增加每个数据点的强度(一段时间内的累积强度),因而可以降低计数时的统计误差,提高信噪比。步进扫描一般用于较窄2θ范围内的精细扫描,可用于定量分析、线性分析及精确测定晶格常数、Rietveld全谱拟合等。

(五)典型实例分析

本实例是采用在40kV的加速电压、200mA的电流和0.02°/s的扫描速度下进行$2\theta/\theta$扫描的XRD(D8ADVANCE)检测经过经典牙釉质处理剂(Clearfil SE Bond Primer)处理的人牙釉质粉末所获得的图谱。使用Origin、MDI Jade软件对生成的XRD图谱进行绘制和分析(XRD分析流程见封底二维码)。

图2-23中用含10-MDP的预处理剂处理后的牙釉质反应物中，分别在2θ为2.44°、4.94°、7.40°时出现3个特征性峰，这些特征峰代表了10-MDP-钙盐的形成，而未处理组中未出现这些特征峰。

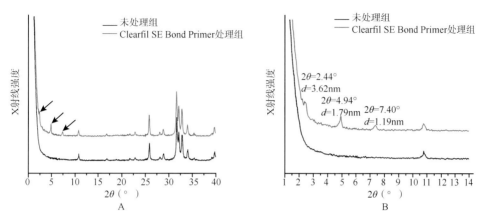

图2-23　牙釉质反应物的XRD图谱

2θ为2.44°、4.94°、7.40°时三个特征峰代表了10-MDP-钙盐的形成，图中标明了具体的晶面间距（d值）和衍射角（2θ）

三、X射线光电子能谱分析

X射线光电子能谱（X-ray photoelectron spectroscopy，XPS）是采用X射线激发样本表面，测量被分析材料上层（1～10nm）发射的电子动能。XPS可以确定材料的超薄层和表层中的元素种类、化学键和检测到的元素数量。在本部分中，XPS用于分析牙釉质表面经处理剂/粘接剂处理前后的表面元素种类、化学成键状态及对元素数量进行半定量。

（一）材料与设备

材料与设备主要包括X射线光电子能谱仪、低速切割机、超声波清洗机、体视显微镜、电子分析天平、真空干燥机、高速涡轮牙科手机、台式离心机、离体牛牙或人牙（获取及储存详见本章第二节"粗糙度测量"）、无水乙醇、待测处理剂或粘接剂、烧杯、玛瑙研钵、320目筛、360目筛、碳化硅砂纸（600目）、小抹刀、离心管。

（二）实验条件

实验室等级：一级生物安全防护实验室。

环境要求：环境整齐洁净，温度25℃±5℃，相对湿度≤70%。循环冷却水温≤25℃，室内空气不含腐蚀性气体、尘埃及盐分。配备通风换气设备和危化品储存柜。

人数要求：1～2人。

安全注意事项：制备牙釉质粉末时应戴口罩及防护面罩。

（三）样本制备

XPS样本可为粉末、块状、薄膜液体样本。牙釉质的XPS分析可以使用粉末或片状样本。XPS粉末样本适宜的晶粒大小应在320目粒度（约40μm）的数量级内，样本量＞10mg。块状样片大小≤5mm（长）×5mm（宽）×3mm（高）。材料必须无放射性、无毒性、无挥发性。

（1）待测的牙釉质粉末、牙釉质片样本制备：同本节"傅里叶变换红外光谱分析"（注意XPS样本要求不同）。

（2）X射线光电子能谱：将经处理的待测牙釉质粉末或牙釉质片提交X射线光电子能谱仪检测，以下为牙釉质粉末的XPS检测方法。

涂片法：把粉末撒在一片大小约25mm×35mm×1mm的显微镜载片上（撒粉的位置相当于制样框窗孔位置），然后加上足够量的丙酮或乙醇溶液（样本在其中不溶解），使粉末成为薄层浆液状，均匀地涂布开，粉末的量只需能够形成一个单颗粒层的厚度即可，待丙酮蒸发后，粉末黏附在玻璃片上，可供衍射仪检测使用，若样本试片需要永久保存，可滴一滴稀的胶黏剂（涂片法采用样本粉末量最少）。

压片法：把样本粉末用360目筛尽可能均匀地筛入制样框的窗口中，再用小抹刀的刀口轻轻剁紧，使粉末在窗孔内摊匀堆好，然后用小抹刀把粉末轻轻压紧，把凸出的多余粉末削去，然后小心地把制样框从玻璃平面上拿起，便能得到一个很平的样本粉末的平面。

（四）参数设置

光能：1486.6eV；能量步长：0.05eV；洛伦兹-高斯比（L/G）：固定在80%；计算方式：最小二乘法。

（五）典型实例分析

以下实例是使用单色Al Kα辐射（1486.6eV光能，能量步长0.05eV）的XPS（Escalab 250xi）检测经过经典牙釉质处理剂（Clearfil SE Bond Primer）处理的牙釉质粉末所获得的图谱（图2-24、表2-3）。使用Origin软件对生成的XPS进行绘制和分析（XPS分析流程见封底二维码）。

经过处理后的牙釉质反应物中，C1s峰的强度较未处理组明显增加，表明预处理剂中成分（碳）黏附于牙釉质表面，在表面形成了化学反应层。

C1s窄谱中，未处理的牙釉质样本在284.4eV处有一个主干峰（C—C、C—H和C≡C），在285.4eV附近有一个C—O峰，在288.1eV处有一个C≡O峰。经过釉质处理剂处理的牙釉质反应物在284.3eV处有一个主干峰（C—C、C—H和C≡C），在285.4eV附近有一个C—O峰，在288.6eV处有一个—COO—峰。

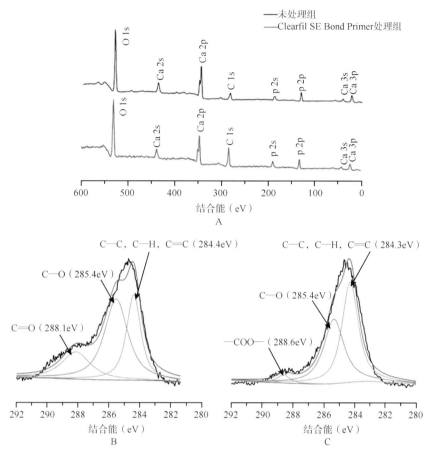

图2-24 牙釉质反应物的XPS图谱

A. 牙釉质反应物的XPS宽谱图；B.未经处理的牙釉质样本的XPS窄谱图；C.经过牙釉质处理剂处理的牙釉质样本的XPS窄谱图

表2-3 XPS分析经过不同处理的牙釉质的原子百分比

样本	原子比		
	Ca/P	C/Ca	O/Ca
未处理组	1.36	0.95	2.68
釉质处理剂处理组	1.31	0.84	2.62

四、固体核磁共振分析

固体核磁共振（solid state nuclear magnetic resonance，SSNMR）分析是一种利用强磁场操纵原子核自旋状态的研究技术，可以提供分子电子结构的详细信息，以更好地了解感兴趣物质的化学环境。SSNMR技术分为静态与魔角旋转。前者分辨率低，应用受限，后者可以通过使样本管快速旋转，达到与液体中分子快速运动类似的结果，从而提高图谱分辨率。SSNMR技术被广泛应用于化学、物理、生物、医药、材料等各方面。在本部分中，SSNMR技术用于鉴定和测试牙釉质在粘接剂处理前后的结构，区分一般技术难以直接测定的中间体，研究牙釉质与处理剂/粘接剂之间的反应机制、分子间的相互作用等。

（一）材料与设备

材料与设备主要包括固体核磁共振波谱仪、低速切割机、超声波清洗机、体视显微镜、电子分析天平、真空干燥机、高速涡轮牙科手机、台式离心机、离心管、离体牛牙或人牙（获取及储存详见本章第二节"粗糙度测量"）、无水乙醇、磷酸二铵、待测处理剂或粘接剂、烧杯、玛瑙研钵、8000目筛。

（二）实验条件

实验室等级：一级生物安全防护实验室。

环境要求：环境整齐洁净，温度17～23℃，相对湿度一般应保持在40%～70%，实验室内电磁干扰的峰值小于5mGs。配备通风换气设备和危化品储存柜。

人数要求：1～2人。

安全注意事项：制备牙釉质粉末时应戴口罩及防护面罩。

（三）样本制备

（1）待测的釉质粉末样本制备：同本节"傅里叶变换红外光谱分析"，样本量＞0.2g，干燥粉末，样本不含磁性杂质，不导电。

（2）固体^{31}P NMR分析：将釉质反应物提交固体^{31}P NMR分析，用直径为3.2mm的氧化锆转子进行^{31}P NMR测量，旋转频率为15kHz。在202.3MHz频率下记录直接极化^{31}P魔角旋转NMR谱，脉冲长度为2.8μs（脉冲角为π/2），循环延迟为90s。以磷酸二铵为外部参照物。

（3）图谱分析：使用Mestrenova软件和Origin软件对生成的SSNMR图谱进行绘制和分析。

（四）参数设置

横坐标设置：ppm；接触时间：2000μs；重复时间：20.05s；累积次数：120次。

（五）典型实例分析

本实例是使用固体核磁共振波谱仪（AVANCE Ⅲ HD 400M）检测经过含磷酸酯单体10-MDP的简易处理剂（EXP自配预处理剂的代称）处理的牙釉质反应物所获得的图谱，接触时间、重复时间和累积次数分别为2000μs、20.05s和120次。

EXP的配制：将6.0g 10-MDP与单体基质混合，单体基质由10.0g氨基甲酸二甲基丙烯酸酯和10.0g三甘醇二甲基丙烯酸酯组成。然后，将质量分数为1%的樟脑醌和二甲氨基苯甲酸乙酯分别溶解在混合单体中。然后用80.5g丙酮水溶液（11.2g水和69.3g丙酮）稀释填充树脂制备实验性粘接剂。

使用Origin软件对生成的SSNMR图谱进行绘制和分析（核磁分析流程见封底二维码）。

图2-25可见牙釉质中的^{31}P核磁共振峰被标记为α。经过EXP处理后的牙釉质反应物中，新合成的标记为1、3、5和6的^{31}P NMR峰分别归属于四种类型的MDP-钙盐，即

MDP单体的双钙盐（DCS-MM）、MDP二聚体的双钙盐（DCS-MD）、MDP单体的单钙盐（MCS-MM）和MDP二聚体的单钙盐（MCS-MD）。

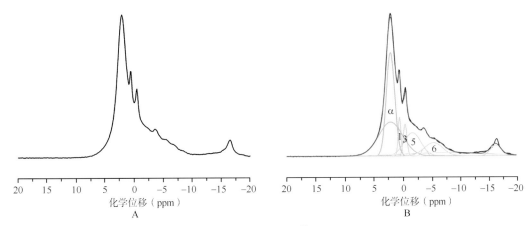

图2-25 牙釉质反应物的^{31}P NMR图谱

A. 经过实验性粘接剂处理的牙釉质反应物的^{31}P NMR图谱；B. 经过分峰拟合的牙釉质反应物的^{31}P NMR图谱

五、电感耦合等离子体质谱分析

电感耦合等离子体质谱（inductively coupled plasma-mass spectrometry，ICP-MS）分析是一种将电感耦合等离子体（ICP）技术与质谱结合在一起的技术。ICP技术将任何分子分解成其组成的原子，原子在等离子体中被电离。结合质谱分析可以定量测定几十种痕量无机元素，是一种可以高效分析物质内元素组成及含量的技术。

该技术可以动态监测样本中微量元素（如Cu、Fe、Mg、Mn、Pb、Sr和Zn等）的含量，通过观察浓度变化分析化学反应产物的水解稳定性。

（一）材料与设备

材料与设备主要包括电感耦合等离子体质谱仪、超声波清洗机、电子分析天平、精密酸度计/pH计、离心机、纯水仪、恒温磁力搅拌器、干燥皿、烧杯、离心管、黑色避光湿盒、离体牛牙或人牙（获取及储存详见本章第二节"粗糙度测量"）、多元素标准溶液、待测处理剂或粘接剂、去离子水、乙醇、超纯水、玛瑙研钵、200目筛。

（二）实验条件

实验室等级：一级生物安全防护实验室。

测试环境要求：环境整齐洁净，仪器工作环境温度15～30℃，湿度＜80%（无冷凝）。配备通风换气设备和危化品储存柜。

人数要求：1～2人。

安全注意事项：离体牙保存的叠氮化钠溶液或百里香酚溶液配制需在通风橱内完成，遵循危化品管理要求。制备牙釉质颗粒时应戴口罩及防护面罩。

（三）样本制备

（1）待测的釉质样本制备同本节"X射线衍射分析"。

（2）测量：将经过处理剂处理后的人牙釉质颗粒、未经任何处理的人牙釉质颗粒在设定的温度下，分别置于一定量储存介质中一段时间。离心后得到的上清液，使用电感耦合等离子体质谱仪测试各个容器浸泡液中钙、磷等元素的含量。为避免非目标物的干扰，一般要求测试前把样本稀释至少50倍，使其含量最高不超过1mg/L。

（四）参数设置

图谱范围：4～290u；模式：标准模式；分辨率：标准分辨率。

（五）典型实例分析

本实例是用ICP-MS检测经过含磷酸酯单体10-MDP的处理剂[10-MDP：无水乙醇：水=15：45：40（质量百分比）]处理的牙釉质反应物所获得的数据。

将0.2g的牙釉质颗粒放入1g处理剂中，然后将混合溶液在室温下避光反应24h。反应结束后，立即向每个混合溶液中加入无水乙醇，以阻止牙釉质和功能单体的进一步反应。每种混合溶液在3500r/min下离心5min，将上清液丢弃。每种牙釉质反应物分别用乙醇反复超声清洗3次，每次5min，在干燥皿中干燥48h。

处理后的人牙釉质粉末以未经任何处理的人牙釉质颗粒为对照，将它们分别置于3ml的37℃去离子水（pH≈7）中1天、7天、14天、30天。离心机离心5min后得到上清液。采用单盲法观察使用电感耦合等离子体质谱仪测量的各个容器浸泡液中钙元素的含量（表2-4）。

表2-4　电感耦合等离子体质谱仪检测到的钙释放量　　（单位：mg/L）

	1天	7天	14天	30天
人牙釉质粉末	65.23	81.56	78.45	85.34
10-MDP处理后的人牙釉质粉末	32.48	54.34	62.45	65.54

由表2-4测试结果可以看出经过含磷酸酯单体10-MDP处理后的人牙釉质粉末在1天、7天、14天和30天的钙释放量均少于未经处理的人牙釉质粉末，这提示人牙釉质粉末在经含磷酸酯单体10-MDP处理后其钙溶出量减少，表明脱矿速度减缓。

六、激光拉曼光谱分析

拉曼光谱（Raman spectroscopy）分析是研究分子振动–转动光谱的一种技术，当代拉曼光谱使用的激发光源均为激光束，激光束由于高亮度、方向性和偏振性等优点，成为拉曼光谱的理想光源，因此又称之为激光拉曼光谱，常用的激发光源有氩离子（Ar+）激光、氪离子（Kr+）激光、He-Ne激光、Nd-YAG激光、二极管激光等。

拉曼光谱分析技术主要包括单道检测的拉曼光谱分析技术、联合采用傅里叶变换技术的 FT-Raman 光谱分析技术、共振拉曼光谱、表面增强拉曼光谱、共焦拉曼显微镜和相干反斯托克斯拉曼光谱等。拉曼光谱提供了许多关于分子几何结构和化学键性质的重要信息。分析晶体样本时，关于结构、晶格排列、弹性、应力和相变性质的信息均可获得。因此，拉曼光谱可以用于定性分析，因为每个化合物都有一个特征拉曼光谱，并且它可根据信号强度的依赖性提供定量信息。

拉曼光谱在牙科材料领域主要用于结构的鉴定。它可以测定生物玻璃、陶瓷的聚合速度，鉴定和检测牙体硬组织、陶瓷、生物玻璃中各种化合物的存在，分析生物玻璃、陶瓷的相组成，评价树脂和陶瓷的转化率等。在本部分中，拉曼光谱分析被用于鉴定牙釉质在处理剂/粘接剂处理前后的表面活性基团的变化、牙釉质表面成分分布及其深度分布变化、研究牙釉质与处理剂/粘接剂之间的反应机制、分子间的相互作用等。

（一）材料与设备

材料与设备主要包括激光拉曼光谱仪、低速切割机、超声波清洗机、体视显微镜、电子分析天平、高速涡轮牙科手机、离体牛牙或人牙（获取及储存详见本章第二节"粗糙度测量"）、无水乙醇、待测处理剂或粘接剂、自凝树脂、碳化硅砂纸（600目、800目、1000目、1500目、2000目）。

（二）实验条件

实验室等级：一级生物安全防护实验室。

环境要求：环境整齐洁净，温度20～28℃，相对湿度一般应小于75%。配备通风换气设备和危化品储存柜。

人数要求：1～2人。

安全注意事项：制备釉质样本时应戴口罩及防护面罩。

（三）样本制备

拉曼样本可为粉末、块状、薄膜、溶液样本。本部分采用牙釉质粉末或牙釉质片。粉末样本量 > 10mg，可用于直接压片；块状样本长、宽 > 0.5mm。

（1）待测的牙釉质样本制备详见本章第二节"粗糙度测量"。

（2）拉曼光谱分析：采用单道检测拉曼光谱技术检测釉质表面成分的变化。该系统与二极管泵浦的785nm激光器耦合。激光通过50倍变焦、0.5数值孔径的长工作距离物镜聚焦在样本上。分光镜与风冷CCD摄像探测器耦合。采用1200mm^{-1}衍射光栅。在每次实验开始时，检查激光与显微镜光轴是否对准。

（3）图谱分析：使用Origin软件对生成的拉曼光谱进行绘制和分析。

（四）参数设置

工作电压：220V；波长：785nm；激光功率：固定在30mW；光谱范围：200～3400cm^{-1}。

（五）典型实例分析

本实例是在自酸蚀和酸蚀-冲洗模式下，用激光拉曼光谱仪（DXRxi）检测经过含磷酸酯单体10-MDP的简易实验性粘接剂（EXP）处理的牙釉质样本所获得的数据，以评价磷酸酸蚀对含10-MDP粘接剂在牙釉质粘接应用中表面活性基团的变化。激光波长785nm，激光功率30mW，光谱范围为200～3400cm^{-1}。

使用Origin软件对生成的拉曼光谱进行绘制和分析，步骤如下。

（1）在Origin软件中新建工作表。

（2）将".csv"文件格式数据导入Origin软件中的工作表，第一列作为X轴，第二列作为Y轴。

（3）将工作簿中的所有数据选中，选择绘制"折线图"，即绘制出结果图谱。

（4）根据要求对图形进行坐标轴、图例、整体图形参数的设置。

（5）标注主要峰。

（6）输出图形，根据要求设置图片保存形式、大小、分辨率等。

粘接剂EXP处理之前使用35%磷酸凝胶酸蚀牙釉质表面15s。图2-26中未处理组、35%磷酸凝胶酸蚀组及EXP自酸蚀模式应用组的拉曼光谱分析只显示磷酸的特征官能团（即PO_4^{3-}）相应条带，分别位于355～488cm^{-1}、508～633cm^{-1}、960～1030～1049cm^{-1}。在EXP酸蚀-冲洗模式应用组的牙釉质表面出现了三个特征区域（1130～1200cm^{-1}、1400～1800cm^{-1}、2800～3100cm^{-1}）。观察到的条带分别归属于CH$_2$（1130cm^{-1}、1441cm^{-1}、2853cm^{-1}和2909cm^{-1}）、C＝C（1641cm^{-1}）和C＝O（1718cm^{-1}）基团。

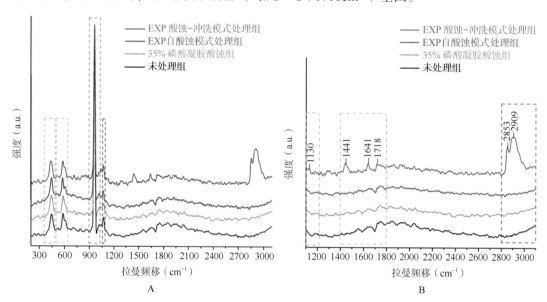

图2-26　经过不同表面处理的牙釉质表面的拉曼图谱

（陈　晨　韩　菲　金　昕）

第四节 粘接界面表征

一、形态学观察

（一）扫描电镜观察

观察牙釉质–树脂粘接界面可以了解形成的树脂突和界面超微结构。这一超微结构通常可通过扫描电镜（SEM）观察，以评价不同粘接策略如不同粘接剂、粘接模式与不同处理方式对釉质粘接的影响。扫描电镜放大倍数在20～200 000倍，连续可调，有很大的景深，视野大，成像富有立体感，并且试样要求宽泛，还可带有多种附件装置，功能多样。能量色散X射线谱仪是一种最常见的附件装置，又名显微电子探针，是一种分析物质元素的仪器，在真空室下用电子束轰击样本表面，根据特征X射线的波长对试样微区内Be～U范围内的元素进行定性定量分析。

1. 材料与设备

材料与设备主要包括扫描电镜/场发射扫描电镜、体视显微镜、自动研磨盘、临界点干燥仪、离子溅射仪、低速切割机、超声波清洗机、气枪、恒温箱/水浴锅、光固化灯、新鲜拔除的无龋人第三磨牙（获取和储存详见本章第二节"粗糙度测量"）、金刚砂刀片、小毛刷、粘接剂、树脂水门汀、复合树脂与充填器、碳化硅砂纸（600目、1200目、1500目、2000目和2500目）、金刚石研磨膏（0.1μm、0.25μm、1μm和3μm）、储存介质、50% H_3PO_4溶液、2.5% NaOCl溶液。

2. 实验条件

实验室等级：一级生物安全防护实验室。

测试环境要求：环境整齐洁净，温度20℃ ±2℃，相对湿度不高于60%，冷却水温度20℃ ±2℃。需配备通风换气设备和危化品储存柜。

人数要求：1～2人。

安全注意事项：离体牙保存的叠氮化钠溶液或百里香酚溶液配制需在通风橱内完成，遵循危化品管理要求。

3. 样本制备

（1）牙釉质粘接试件的制作：试件制备参照本章第二节"粗糙度测量"，制备出3mm×3mm×2mm大小的牙釉质样本，表面使用600目碳化硅砂纸湿抛光1min，模拟玷污层。

按照实验设计的不同粘接策略，如不同处理剂或粘接剂、不同粘接模式处理牙釉质表面，制作牙釉质粘接试件，可参照本章第五节"微拉伸测试"，按实验设计条件储存及老化处理，具体老化方式参照本章第六节。

（2）观察试件的制备：将试件包埋于环氧树脂中，用低速切割机在流水状态下垂直于粘接面获取横截面为1mm×1mm的粘接试件。在体视显微镜下观察，剔除有微裂纹和粘接缺陷的试件。用碳化硅砂纸（600目、1200目、1500目、2000目和2500目）和金刚石研磨膏（3μm、1μm、0.25μm和0.1μm）依次进行打磨。试件表面用50% H_3PO_4 溶液酸蚀5s，用2.5%NaOCl溶液浸泡脱蛋白处理10min。超声清洗试件10min，于37℃干燥2h，常规喷金后采用扫描电镜观察。

（3）电镜观察：将喷金后的釉质粘接试件观察表面朝上，固定在铜板上。

二次电子（secondary electron，SE）和背散射电子（backscattered electron，BSE）是扫描电镜中最基本、最常用的两种信号，前者具有分辨率高、立体感强、景深大的特点，主要用于反映样本表面形貌；而后者具有分辨率低、检测效率低、衬度小的特点，主要用于反映原子序数衬度。

使用二次电子模式在粘接界面的中间、中间偏左0.3mm与中间偏右0.3mm处拍摄照片。

4. 参数设置

真空环境（1～10Pa，大气压为100 000Pa）；工作电压：设置范围通常为5～20kV；探头工作距离：设置范围通常为4～10mm。

建议放大倍数：×500、×1000、×2000、×3000、×5000（视具体情况选择不同倍数，但注意应高倍和低倍视野均进行观察）。

5. 典型实例分析

本实例是用场发射扫描电镜（TESCAN MAIA3）观察牙釉质–树脂水门汀的粘接界面（图2-27）。仪器采用20kV电压激发，工作距离为9.05mm，于二次电子模式下观察，放大倍数分别为2000倍、5000倍和10 000倍。

根据典型图像可以观察到，树脂水门汀层内有大小不一的填料颗粒，牙釉质层与树脂水门汀层中间颜色更暗甚至表现为黑色的区域为粘接剂层。

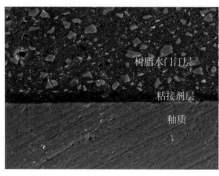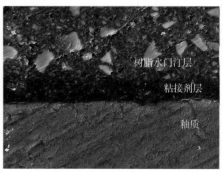

A　　　　　　　　　　　　　　B

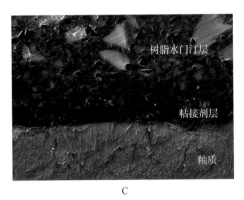

C

图2-27 牙釉质–树脂水门汀的粘接界面

A. ×2000；B. ×5000；C. ×10 000

6. 常见问题及解析

（1）粘接试件缺陷或处理时损坏（图2-28A）。

原因：粘接试件制备不良时有发生，这会影响样本的粘接强度与对粘接样本粘接界面进行高倍观察。

（2）粘接界面抛光不当（图2-28B）。

原因：试件表面的划痕通常是抛光不足或未按照砂纸目数从低到高依次抛光所致。

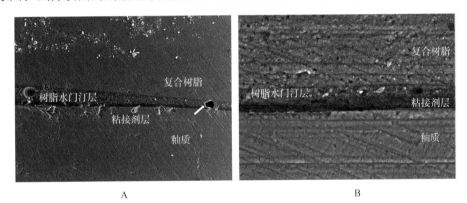

图2-28 粘接试件缺陷和表面划痕

A. 白色箭头所示为粘接样本制备过程中遗留的制备缺陷（×500）；B. 样本表面存在倾斜或者水平方向的划痕（×2000）

（二）透射电镜观察

有研究使用透射电镜观察牙釉质–树脂粘接界面的超微结构、纳米渗漏情况等，但使用较扫描电镜少得多，这是因为透射电镜观察的样本制备要求高，制备流程复杂，所需要的仪器精密度高。釉质的主要成分是无机物羟基磷灰石，超薄切片难以获取。

1. 材料与设备

材料与设备主要包括透射电镜、超薄切片机、体视显微镜、低速切割机、超声波清洗机、恒温箱/水浴锅、光固化灯、气枪、离体牛牙或人牙（获取及储存详见本章第二节"粗糙度测量"）、金刚砂刀片、小毛刷、粘接剂、树脂水门汀、2.5%戊二醛溶液、2%锇酸溶液、梯度浓度乙醇（25%、50%、70%、80%、95%和100%）、复合树脂与充填器、人工唾液、碳化硅砂纸（600目、800目、1000目、1500目和2000目）。

2. 实验条件

实验室等级：一级生物安全防护实验室。

环境要求：环境整齐洁净，温度20℃±5℃，相对湿度一般应保持在50%～70%。配备通风换气设备和危化品储存柜。

人数要求：1～2人。

安全注意事项：离体牙保存的叠氮化钠溶液或百里香酚溶液配制需在通风橱内完成，遵循危化品管理要求。戊二醛溶液、锇酸溶液等有刺激性气味、有毒的液体需在通风橱内使用。

3. 样本制备

（1）牙釉质粘接试件的制作详见本章第五节"微拉伸测试"。

（2）观察试件的制备：粘接试件使用低速切割机在流水状态下切取厚度约0.5mm、宽度约1mm的包含粘接界面的牙釉质-树脂或牙釉质-树脂水门汀-树脂粘接试件，制备透射电镜观察样本。用2.5%戊二醛溶液固定24h，2%锇酸溶液固定1.5h，然后用浓度递增的乙醇溶液（25%、50%、70%、80%、95%和100%）脱水30min。试件用环氧树脂包埋，超薄切片机获取70～90nm厚的超薄切片。

（3）电镜观察：将干燥的牙釉质粘接试件观察表面朝上，固定在观测载台上。

4. 参数设置

真空环境；工作电压：通常设置为75～120kV；建议放大倍数：×20 000、×50 000、×10 000（视具体情况选择不同倍数）。

二、微渗漏实验

微渗漏是发生在牙齿硬组织与修复体/充填材料（如瓷、复合树脂等）之间边缘的微生物、液体或一些化学物质通过微小间隙的现象。这种间隙可能是最初存在的缺陷或由界面老化造成的。与牙釉质边缘相比，牙本质更容易发生微渗漏。通常使用染色剂（如亚甲蓝、碱性品红或硝酸银）对界面进行染色，采用体视显微镜（或光镜）观察，用于评价粘接界面的稳定性。需要注意的是，微渗漏实验因为其观察倍数较低，对粘接界面的细微结构观察不足，组间对比精度低，现在已基本淘汰，本部分只作简要介绍以供读者了解。

（一）材料与设备

材料与设备主要包括体视显微镜、低速切割机、超声波清洗机、电子分析天平、恒温箱/水浴锅、真空干燥机、光固化灯、气枪、离体牛牙或人牙（获取及储存详见本章第二节"粗糙度测量"）、小毛刷、粘接剂、复合树脂与充填器、金刚砂刀片、高速金刚砂车针、快干指甲油、亚甲蓝储存介质、石蜡。

（二）实验条件

实验室等级：一级生物安全防护实验室。

环境要求：环境整齐洁净，温度20℃±5℃，相对湿度一般应保持在50%～70%。配备通风换气设备和危化品储存柜。

人数要求：1～2人。

安全注意事项：离体牙保存的叠氮化钠溶液或百里香酚溶液配制需在通风橱内完成，遵循危化品管理要求。

（三）样本制备

1. 牙釉质粘接试件的制作

收集新鲜拔除无龋的人第三磨牙，保存在4℃的质量分数为0.1%百里香酚溶液中，在拔除后的1个月内使用完毕。使用特定类型的车针按照实验要求制备窝洞。按照实验设计的不同粘接模式或表面处理方式进行粘接。粘接剂涂布于釉质表面后，气吹数秒，光固化。按照实验方案完成粘接过程。粘接完成后进行储存，具体老化方式可以参照本章第六节。

2. 微渗漏试件制备（以亚甲蓝为例）

将样本取出，在流水下冲洗，彻底干燥。用自凝塑料完全封闭根尖孔，在距离粘接界面1mm以外的区域涂布两层指甲油，晾一晚，进行充分干燥。剩下的牙根部分表面用石蜡包埋。将牙齿在恒温37℃的1%亚甲蓝溶液中放置24h，然后在流水下持续冲洗数小时，彻底去除多余的染料，冲洗干净后在4℃蒸馏水中保存直至切片。使用高速金刚砂车针将牙齿的牙根沿着釉牙骨质界下方1mm处截掉。用低速切割机将样本窝沟沿着近远中方向切开，获得数个切片。在体视显微镜下放大40倍观察。采用单盲法，由2位事先经过一致性检验的检查员在体视显微镜下对每个切片放大40倍观察并评定等级。

3. 体视显微镜观察

（1）采用染料渗入评分标准评价：0级，牙釉质和封闭剂之间的界面未见到染料渗入；1级，染料渗入到界面的外1/2；2级，染料渗入到界面的内1/2；3级，染料完全渗入到窝沟底部。

（2）在体视显微镜放大一定倍数的条件下以测微尺测量染料渗入的深度，并取其平均值记录。

（四）参数设置

真空要求：否；建议放大倍数：×40。

三、纳米渗漏实验

扫描电镜观察

纳米渗漏最初用于描述混合层下或混合层内的微孔区域，在没有界面间隙的情况下这些区域示踪剂可以渗入。其通常用于检测界面的渗漏情况，以评价粘接界面的稳定性，间接反映混合层的降解情况。在牙釉质粘接评价实验中，一般采用扫描电镜或透射电镜观察界面的纳米渗漏分布模式。相对于透射电镜，扫描电镜样本制备过程更简单，减少了危险化学品的使用，相对使用较多。纳米渗漏时即使没有边缘间隙，示踪剂仍可以通过20～100nm的空间进入混合层中。纳米渗漏结合电镜可以对粘接界面进行更大倍数、更精细的观察，因此逐渐替代微渗漏。

1. 材料与设备

材料与设备主要包括扫描电镜、体视显微镜、低速切割机、超声波清洗机、电子分析天平、离子溅射仪、荧光灯、恒温磁力搅拌器、精密酸度计/pH计、气枪、恒温箱/水浴锅、真空干燥机、光固化灯、离体牛牙或人牙（获取及储存详见本章第二节"粗糙度测量"）、金刚砂刀片、小毛刷、粘接剂、树脂水门汀、复合树脂与充填器、尼龙模具、碳化硅砂纸（600目、800目、1500目、2000目、3000目和4000目）、快干指甲油、硝酸银、氢氧化铵、浓缩胶片显影剂、烧杯、滴定管、滤纸、封口膜、标准缓冲溶液、储存介质。

2. 实验条件

实验室等级：一级生物安全防护实验室。

环境要求：环境整齐洁净，温度20℃±5℃，相对湿度一般应保持在50%～70%。配备通风换气设备和危化品储存柜。

人数要求：1～2人。

安全注意事项：离体牙保存的叠氮化钠溶液或百里香酚溶液配制需在通风橱内完成，遵循危化品管理要求。

3. 样本制备

（1）牙釉质粘接试件的制作：牙釉质粘接试件制备同本节"形态学观察"部分的"扫描电镜观察"。

（2）50%（质量分数）银氨溶液的配制：用分析天平称取硝酸银25g，溶解于25ml蒸馏水中，用磁力搅拌器搅拌10min，确保硝酸银晶体完全溶解。将28%氨水溶液倒入滴定管中，滴定硝酸银溶液，出现黑色沉淀，继续滴定直至黑色沉淀消失、溶液完全透明后立即停止滴定，得到银氨溶液。将获得的银氨溶液用蒸馏水稀释至50ml，即得到质量分数为50%的银氨溶液，见图2-29。该过程化学方程式：$AgNO_3+NH_3\cdot H_2O=AgOH+NH_4NO_3$；继续滴加氨水，沉淀消失：$AgOH+2NH_3\cdot H_2O=[Ag(NH_3)_2]OH+2H_2O$。

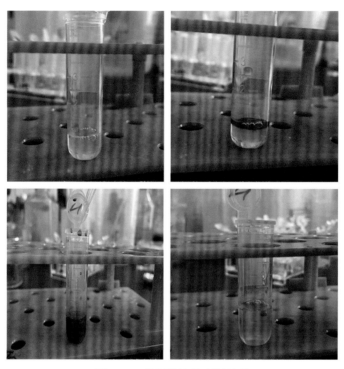

图2-29 银氨溶液的配制过程

（3）银氨溶液的pH测定：校准，将酸度计的电极取出，用蒸馏水冲洗残留的氯化钾溶液，并用滤纸轻轻吸去残留液体，将电极依次浸入标准缓冲溶液中校准。

仪器校准后，将电极浸入溶液中，轻轻摇动烧杯，使电极均匀接触溶液。待仪器数值稳定后读取，pH应为9.5。

（4）显影液的配制（显影剂∶蒸馏水=1∶9）：量取1ml浓缩胶片显影剂置于烧杯中，另量取9ml蒸馏水置于同一个烧杯中，用封口膜封闭，于磁力搅拌器上搅拌10min，确保稀释均匀。

（5）纳米渗漏试件的制备：使用低速切割机在流水状态下垂直于粘接面获取横截面为1mm×1mm的粘接试件。在体视显微镜下观察并剔除有微裂纹的试件。在远离粘接界面1mm以上的牙釉质端和树脂端涂布指甲油两层。将试件置于质量分数为50%的银氨溶液内避光保存24h，使银氨络合离子还原为金属银颗粒。24h后将样本取出，流水彻底冲洗，浸泡于显影液中，使用荧光灯照射8h。结束后，样本用流水冲洗。用碳化硅砂纸（600目、800目、1500目、2000目、3000目和4000目）依次进行打磨，保证湿润的同时进行抛光处理。每使用一种目数的砂纸抛光后，超声清洗10min。抛光结束后，试件常规干燥

24h后喷金处理。

（6）电镜观察：定性观察，扫描电镜使用BSE模式，在牙釉质粘接界面的中间、中间偏左0.3mm与中间偏右0.3mm处拍摄照片。

4.参数设置

环境要求：真空；工作电压：通常设置为10～20kV；探头工作距离：通常设置为4～10mm。

建议放大倍数：×1000、×2000、×3000、×5000、×7000。低倍视野相对于高倍视野更能反映整体粘接界面的封闭情况。

5.典型实例分析

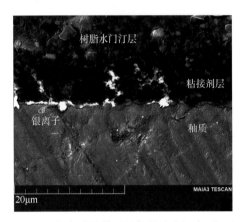

图2-30　断断续续排列的絮状纳米银离子沉积在牙釉质-树脂水门汀粘接界面上（×7000）

以下实例是用场发射扫描电镜（TESCAN MAIA3）观察牙釉质–树脂水门汀粘接界面获取的图片（图2-30）。仪器采用20kV电压激发，于BSE模式下观察，放大倍数为7000倍。粘接界面底部排列白色的银离子，树脂水门汀层内可见大小不一的填料颗粒，以此作为判断，牙釉质层与树脂水门汀层中间颜色存在区别的区域（黑色）为粘接剂层。纳米渗漏的网状模式，特别是垂直于混合层表面的银沉积物，是"水树"（water tree）的形态学表现。在粘接剂层的底部可见断断续续排列、呈"水树"状和絮状的银离子沉积。

6.常见问题及解析

（1）试件抛光不足影响真实情况判断（图2-31A）：可见粘接界面存在间断沉积的银离子，纳米银所在的位置是水扩散的通道。图2-31A可见较厚、随机分布的一层银离子覆盖在粘接剂层表面，沉积的银离子会影响对纳米渗漏程度的判断。

原因：对试件抛光不足。

（2）试件粘接质量问题：见图2-31B。

原因：树脂水门汀层内的微小孔隙，可能是注射水门汀时带入气泡引起的。试件表面残留未被清洗掉的银离子与团聚状的银离子，通常是因为抛光不足，以及试件冲洗、超声荡洗不足。

（3）电镜观察时聚焦不清：图2-32A考虑是聚焦偏离观察面，导致图像不清晰，影响观察。图2-32B为图2-32A聚焦清晰的低倍镜图，可以清晰观察粘接涉及的各部分结构。

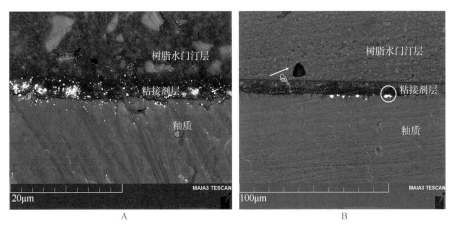

图2-31 抛光不足及试件粘接质量问题

A. ×7000；B. ×2000

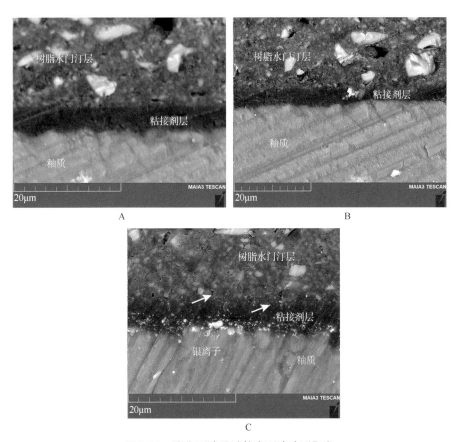

图2-32 聚焦不清及试件表面清洁不彻底

A. 聚焦不清（×7000）；B. 聚焦清晰的低倍镜图（×5000）；C. 未被清洁干净的银离子（×7000）

（4）试件表面清洁处理不彻底：图2-32C的树脂水门汀区域附近可见散在分布的颗粒状银离子。

原因：试件的粘接剂层中残留银离子未被清洁干净，或清洗液中存在其他一些在BSE模式上显示为白色的物质，它们附着在试件的表面。可能是对试件抛光不足、试件荡洗时间或功率不足或操作过程的一些步骤污染了试件表面等。

（陈　晨　袁晓君　游　莳）

第五节　粘接强度测试

一、微拉伸测试

微拉伸测试是表征牙体硬组织粘接强度的有效方法之一。微拉伸测试的优点在于：①更多的粘接层破坏，较少发生内聚破坏，因而测试结果更能反映粘接强度，而很少受材料自身强度的影响，结果相对准确；②可以评估同一牙齿在不同位置粘接强度的变化和平均强度；③粘接试件的尺寸便于扫描电镜低倍视野下观察到粘接面的全貌，适于准确分析断裂模式；④每颗牙齿可获得多个样本，节约牙齿样本，且每个粘接样本的表面积可以由切割的方式决定。

然而微拉伸测试也有不足之处：①试件制作的过程烦琐，切割操作难度较大，工作强度高；②切割中仪器或参数的调整易影响甚至破坏试件的粘接；③如果以万能试验机测量，则需要定制专门的微拉伸试件夹具；③试件体积小，易因牙体硬组织失水变干，从而影响实验结果；⑤当试件粘接强度低于5MPa时，不宜进行。

（一）材料与设备

材料与设备主要包括高速涡轮牙科手机、低速切割机、体视显微镜、Bisco微拉伸测试仪/万能试验机、光固化灯、气枪、新鲜拔除的16～40岁无龋人第二前磨牙（经伦理审查）或2～2.5岁龄牛下颌中切牙（拔除1个月以内）、碳化硅砂纸（400目、600目）、固定粘接试件所用的氰基丙烯酸粘接剂、小毛刷、金刚砂刀片、牙釉质–树脂粘接试件所用粘接系统、复合树脂与充填器。

（二）实验条件

实验室等级：一级生物安全防护实验室。

环境要求：环境整齐洁净，温度23℃±2℃，相对湿度一般应保持在50%±5%。

人数要求：1～2人。

安全注意事项：在使用低速切割机时应注意实验安全。

（三）样本制备

1.制取牙釉质

制备牙釉质试件时，将离体牙固定于石膏模型上，在流水冲洗下用单面金刚砂刀片去除人前磨牙唇面部分釉质或牛切牙唇面部分釉质，形成较平整的釉质表面，使用体视显微镜检查制备的釉质表面以确保不存在牙本质等组织，用400目和600目碳化硅砂纸进行圆周运动打磨牙釉质1min（而不是往一个方向），模拟玷污层。

2.牙釉质-树脂粘接试件的制备

按照实验设计的不同粘接模式或表面处理方式进行粘接。粘接剂涂布于牙釉质表面后，于体视显微镜下观察，待粘接剂表面无气泡后，使用气枪将粘接剂吹成一薄层，光照固化，具体操作应依据使用的粘接产品说明相应调整。随后，分两层各堆塑2mm厚的复合树脂，分别光照固化，固定时间通常可设定为20s或40s。

粘接试件制备完成后储存和人工老化，具体老化方法详见本章第六节。

老化的粘接试件使用低速切割机在流水状态下垂直于粘接面获取0.9mm或1mm厚的片状试件，接着将片状试件垂直于粘接界面进行切割，形成粘接界面横截面为0.9mm×0.9mm或1mm×1mm的柱状粘接试件。因牛切牙较大，可使用低速切割机切取3～4mm厚的牙釉质，然后进行粘接实验。也可将试件切割成横截面为2mm×2mm的试件，然后使用机械或计算机控制的高速涡轮牙科手机对试件进行修剪，从而得到具有限定曲率半径的平滑缺口试件，使实际粘接面积得到统一。文献表明，现阶段最常用的微拉伸试件横截面积一般为1mm^2。

3.微拉伸测试及数据分析

将每个柱状试件用氰基丙烯酸粘接剂粘接到微拉伸装置的夹具上，并以1mm/min的速度施加拉力，直到发生断裂，记录此时的拉力值F（N）。微拉伸粘接强度的数值以MPa为单位，是通过将粘接试件断裂时的拉力值F（N）除以单个样本的粘接面积得出的。具体步骤见图2-33。

需注意固定粘接试件两端的粘接剂如选择不当可能因粘接力不足而在试件发生粘接破坏前出现脱粘，导致测试失败或测试数据偏低。

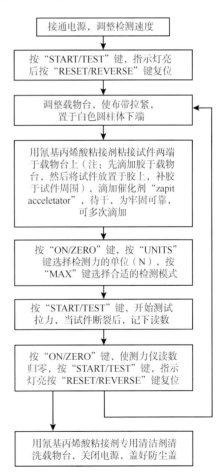

接通电源，调整检测速度

按"START/TEST"键，指示灯亮后按"RESET/REVERSE"键复位

调整载物台，使布带拉紧，置于白色圆柱体下端

用氰基丙烯酸粘接剂粘接试件两端于载物台上（注：先滴加胶于载物台，然后将试件放置于胶上，补胶于试件周围），滴加催化剂"zapit acceletator"，待干，为牢固可靠，可多次滴加

按"ON/ZERO"键，按"UNITS"键选择检测力的单位（N），按"MAX"键选择合适的检测模式

按"START/TEST"键，开始测试拉力，当试件断裂后，记下读数

按"ON/ZERO"键，使测力仪读数归零，按"START/TEST"键，指示灯亮按"RESET/REVERSE"键复位

用氰基丙烯酸粘接剂专用清洁剂清洗载物台，关闭电源，盖好防尘盖

图2-33 微拉伸测试仪具体步骤

每个实验组的微拉伸测试粘接强度值计算汇总后采用统计软件进行统计分析，计算平均值和标准差，分析各组间的差异。

4.断裂模式分析

微拉伸测试中，每个试件断裂时均需及时观察断面并记录断裂模式。具体方法为在体视显微镜或扫描电镜下对试件断裂面形态进行观察。

根据断裂所在位置及断裂面残留被粘物的成分，通常将断裂模式分为4种：①树脂内聚破坏，断裂面在树脂内部；②牙釉质内聚破坏，断裂面在牙釉质内部；③粘接界面破坏，断裂位置在粘接剂与牙釉质或树脂之间的粘接面，牙釉质表面没有树脂成分残留；④混合型破坏，同时存在上述2种及以上断裂模式。

（四）常见问题及注意事项

（1）测量结果偏大：最常见的原因是在进行微拉伸测试时，使用氰基丙烯酸粘接剂覆盖了部分粘接界面。

（2）测量结果偏小或异常值出现：固定粘接试件两端的粘接力不足，率先脱粘；或牙釉质表面有牙本质暴露，从而导致测量结果偏小。

（3）老化失败：在储存或机械老化期间，试件断裂，称为脱粘，常见于老化条件较为强烈，而粘接性能较差的处理不能经受老化而出现自发性的粘接失效。对于此类试件没有统一的处理方法，现在普遍的处理方法有三种：①剔除该试件；②记录此种试件数目，并以同组可测得的最小值取代；③记录此类试件的数目，把粘接强度记为0。

（4）无效断裂：在断裂区域外导致的断裂称为无效断裂，这种数据应删除，在进行微拉伸操作时，应注意氰基丙烯酸粘接剂的使用量。量少或固定不当时试件会在还未拉断的情况下脱离载件台面。涉及固定试件用粘接剂的脱粘导致的断裂或内聚断裂不应包括在平均微拉伸粘接强度计算中，但应明确记录。

（5）方差齐性检验时，如果方差不齐，可以尝试采用对数转换等方式获得方差齐性，或采用非参数检验及Games-Howell检验等方法在方差不齐情况下进行多重比较。

（6）哑铃形试件受到拉力时，在试件最窄处产生的应力集中，此处最易发生界面破坏，且哑铃形试件制作较困难，制作过程会影响最终测量结果。圆形的界面优于矩形，因为应力在圆形界面的分布更均匀。

二、微剪切测试

由于牙釉质相对于牙本质来说质地较脆，因此一些学者认为微剪切测试比微拉伸测试更适用于牙釉质粘接强度的测定。其步骤相对于微拉伸测试来说较为简单，可减少边缘缺陷的可能性，因此老化期间的断裂及无效断裂次数也较少。

（一）材料与设备

材料与设备详见本节"微拉伸测试"，此外还需聚乙烯管（内径0.8mm、高0.5～2mm）、外科缝线或不锈钢细丝（直径0.2mm）、光学显微镜。

（二）实验条件

详见本节"微拉伸测试"。

（三）样本制备

1. 制取牙釉质

具体方法详见本节"微拉伸测试"。

2. 微剪切粘接试件的制备

对于微剪切试验，将内径0.8mm、高度0.5～2mm的聚乙烯管放置在粘接区域。根据制造商的说明，涂布粘接剂，吹薄后，光照固化，将复合树脂材料放入管中并光照固化，则粘接试件制备完成，如需人工老化，方法可参见本章第六节。

3. 微剪切测试及数据分析

老化结束后，取出粘接试件。在微剪切测试之前，在光学显微镜下以20倍的放大倍数检查样本的完整性，检测出粘接界面缺陷的样本应排除。使用万能试验机进行微剪切粘接强度测试。将粘接试件放置在夹具中，使釉质表面与夹具边缘齐平，一根直径为0.2mm的外科缝线或不锈钢细丝绕在树脂圆柱体上，并尽可能靠近树脂–釉质界面。以1.0mm/min的十字头速度施加剪切力，直至粘接失败，以获得每个釉质–复合材料粘接失败时施加的最大载荷（N），将其除以粘接表面积（mm^2）转换为兆帕（MPa），并记录。使用统计软件分析每组的微剪切测试强度值，计算平均粘接强度和标准差。

4. 断裂模式分析

收集断裂后微剪切试件，在体视显微镜或扫描电镜下对断裂面形态进行观察，对断裂模式进行观察并记录结果。

（四）常见问题及注意事项

（1）微剪切试件较微拉伸试件简单且粘接面积较大，因此出现无效断裂及老化失败的次数较少。

（2）与微拉伸强度相似，微拉伸的一些问题同样会出现在微剪切测试中，如测量结果偏小，可能是因为釉质表面有牙本质暴露。

（3）加载力的方向应与粘接界面平行，且加载点应尽量靠近粘接界面。

第六节　人工老化试验

一、水储试验

人工老化试验是用于评估粘接耐久性的基本方法，水储试验是目前最常用的人工老化技术。将粘接试件在37℃的储存介质中储存特定时间，这段时间可以根据预估计的粘接性能设计为从几个月到几年不等，以模拟口腔内的粘接性能下降。储存介质最常用人工唾液和水，也可以是10%次氯酸钠（NaOCl）、10%NaOH溶液等。有研究认为使用NaOH溶液可以以更短的时间替代长时间水储或人工唾液储存的老化效果，但需要注意这并不是一种公认的方法。

（一）材料与设备

材料与设备主要包括水浴锅或恒温箱、储存介质、待测粘接试件。

（二）实验条件

实验室等级：一级生物安全防护实验室。
环境要求：环境整齐洁净，温度20℃±5℃，相对湿度一般应保持在50%～70%。
人数要求：1人。

（三）参数设置

将粘接试件放于37℃的储存介质溶液中几个月至几年，对于短期水储（小于1个月），每周更换储存介质；对于长期水储（大于1个月），每两周更换一次含有抑菌剂（如0.5%氯胺-T）的储存介质，以避免微生物繁殖，产生酸性物质而影响粘接效果，具体时间选择可以参照实验需求。

（四）常见问题及注意事项

（1）部分抑菌剂如氯胺-T属于剧毒、易爆品，使用时需注意安全。
（2）为避免细菌的侵入，应定期更换水储液：对于短期水储（小于1个月），每周更换储存介质；对于长期水储（大于1个月），每两周更换一次含有0.5%氯胺-T的储存介质，否则pH的变化会导致实验产生误差。
（3）在水储过程中，水储液应全面浸没试件以保持水储试验的完整，防止试件脱水干燥导致粘接试件断裂。
（4）在水储过程中，水浴锅内的水分随着时间的推移会慢慢蒸发，液面会随之降低，水浴锅内的水应完全浸没水储试件，因此需要定期加入37℃的储存介质以保证水储对粘接界面的持续作用。
（5）为了节约实验材料，可以将试件放置于充满储存介质的密闭EP管中，再将EP管置于水浴锅中。

（6）一些研究发现，在使用树脂水门汀作为粘接剂时，水储1个月后的粘接强度会大于24h后的水储强度。这是由于树脂的后聚合性，即粘接试件中的树脂水门汀不能在光照条件下完全聚合，在40s的光照下仅达到约59%的转化率，而在随后的7天内，树脂水门汀在不断的聚合过程中，粘接强度不断增加，因此也有学者认为将水储1个月后的粘接强度设置为初始粘接强度更为合理。

二、冷热循环试验

在口腔的进食过程中，会有不同温度的食物对粘接界面进行刺激，由于粘接材料与牙体组织的热膨胀系数不一致，短时间口内的温度剧变会产生内应力，从而出现微渗漏，导致粘接强度下降；而且在温度较高的情况下，不完全聚合的树脂单体析出的速度及水解的速度会加快，冷热循环即通过控制和加快这些因素的出现评估牙釉质-树脂的粘接耐久性。

（一）材料与设备

材料与设备主要包括冷热循环机、待测粘接试件。

（二）实验条件

实验室等级：一级生物安全防护实验室。
环境要求：环境整齐洁净，温度20℃±5℃，相对湿度一般应保持在50%～70%。
人数要求：1人。
安全注意事项：需及时关注冷热循环机及冷热水箱的状态。

（三）参数设置

不同的研究采用的温度、停留时间和循环次数都有所不同。
对于温度，研究中报道的水域温度范围有4～60℃、5～55℃、15～45℃、5～45℃、5～60℃等，其中以5～55℃最为常用。
对于停留时间，ISO标准建议在每个水浴温度中至少停留20s，但以往研究表明15s、30s和60s也可以用于冷热循环中。
对于循环次数，可以检索到的文献表明，最少循环次数为100次，最多循环次数为50 000次，多数研究者认为10 000次的冷热循环是必要的，可以模拟粘接修复体口内行使1年临床功能的状态。

（四）典型实例分析

本实例评价3种不同粘接剂对牙釉质-树脂粘接耐久性的影响。
在此实例中，需要对粘接试件进行冷热循环20 000次，从而评估3种不同粘接剂对牙釉质-树脂粘接耐久性的影响。
在冷热循环过程中，与水储类似，将试件放置于网兜中，在此试验中，采用的是5～55℃冷热循环20 000次，每个水槽设定时间为30s。

数据分析方法参照本章第五节"微拉伸测试"。

（五）常见问题及注意事项

（1）细菌的侵入可能会改变pH而导致实验误差，所以应定期更换储存介质和抑菌剂。

（2）有文献认为至少需要15 000次冷热循环，才可以达到老化效果。

（3）在冷热循环过程中，液面应全面浸没试件，有的研究将试件置于EP管中，但EP管是热的不良导体，会使冷热循环的效果变差。

（4）在冷热循环过程中，随着时间的推移液面会降低，因此需要长期关注冷热循环，在液面下降时应及时补充液体，保证冷热循环的质量。

三、殆力循环试验

殆力循环试验是将粘接试件放入咀嚼模拟器内反复咀嚼，然后测试粘接强度。其主要老化原理：①反复循环的应力加载会使粘接界面发生疲劳和变形，从而产生裂纹，导致机械强度下降；②在应力加载过程中，在粘接界面会产生暂时或永久的微小间隙，增加水的摄入，从而影响粘接强度。有些研究将冷热循环与循环应力加载联合使用，结果显示，与单独使用相比，微拉伸强度明显降低。

（一）材料与设备

材料与设备主要包括口腔咀嚼模拟器、待老化试件。

（二）实验条件

实验室等级：一级生物安全防护实验室。
环境要求：环境整齐洁净，温度20℃±5℃，相对湿度一般应保持在50%～70%。
人数要求：1人。

（三）参数设置

根据研究的内容，设置不同的加载次数，文献中可以检索到的最低循环次数为1000次，最高循环次数为100 000次。不同试验咀嚼频率设置不同，常规设置为0.5Hz，与人咀嚼周期相近，也有试验设置为1Hz或2Hz。加载力值设置最小可为50N，最大可为125N。

（四）常见问题及注意事项

目前机械负荷对牙釉质粘接界面的影响机制尚不明确，有部分研究将冷热循环与循环应力加载联合使用，结果显示，与单独使用相比，全酸蚀粘接剂的粘接强度明显降低，从而推测冷热循环与循环应力加载有协同作用。也有研究提出，如果是单纯的机械负荷，少于100 000次都不足以影响粘接强度。

在循环应力加载过程中，需时刻关注载荷点的位置，不可随意变动。在进行载荷过程中如出现粘接界面破坏，需进行记录。

（陈 晨 王 琦）

参 考 文 献

葛俊，2005. 牙釉质和骨的分级结构和纳米力学性能研究. 北京：清华大学：27-31.

金启予，邓淑丽，胡济安，2020. 仿生生物分子材料在牙体硬组织再矿化中的应用. 口腔医学，40（11）：1037-1040.

金晔丽，潘海华，唐睿康，2020. 仿生矿化与硬组织修复. 无机化学学报，36（6）：1049-1062.

刘伟才，2015. 口腔微创美容的理念及临床技术. 中华口腔医学杂志，50（11）：641-645.

徐祖耀，黄本立，鄢国强，2006. 中国材料工程大典. 第26卷：材料表征与检测技术. 北京：化学工业出版社.

张旭，2021. 釉质仿生再矿化的研究进展与挑战. 口腔材料器械杂志，30（4）：197-200.

Aguiar T，André C，Correr-Sobrinho L，et al，2014. Effect of storage times and mechanical load cycling on dentin bond strength of conventional and self-adhesive resin luting cements. J Prosthet Dent，111（5）：404-410.

Armstrong S，Breschi L，Özcan M，et al，2017. Academy of dental materials guidance on *in vitro* testing of dental composite bonding effectiveness to dentin/enamel using micro-tensile bond strength（μTBS）approach. Dent Mater，33（2）：133-143.

Bakry AS，Marghalani HY，Amin OA，et al，2014. The effect of a bioglass paste on enamel exposed to erosive challenge. J Dent，42（11）：1458-1463.

Bedran-de-Castro AKB，Cardoso PEC，Ambrosano GMB，et al，2004. Thermal and mechanical load cycling on microleakage and shear bond strength to dentin. Oper Dent，29（1）：42-48.

Bedran-de-Castro AKB，Pereira PNR，Pimenta LAF，et al，2004. Effect of thermal and mechanical load cycling on nanoleakage of class Ⅱ restorations. J Adhes Dent，6（3）：221-226.

Beloica M，Goracci C，Carvalho CA，et al，2010. Microtensile vs microshear bond strength of all-in-one adhesives to unground enamel. J Adhes Dent，12（6）：427-433.

Bijle MN，Ekambaram M，Lo EC，et al，2020. The enamel remineralization potential of fluoride varnishes containing arginine. J Dent，99：103411.

Breschi L，Maravic T，Cunha SR，et al，2018. Dentin bonding systems：from dentin collagen structure to bond preservation and clinical applications. Dent Mater，34（1）：78-96.

Calderón-Celis F，Encinar JR，2019. A reflection on the role of ICP-MS in proteomics：update and future perspective. J Proteomics，198：11-17.

Cao Y，Mei ML，Li QL，et al，2014. Enamel prism-like tissue regeneration using enamel matrix derivative. J Dent，42（12）：1535-1542.

Chen C，Chen Y，Lu Z，et al，2017. The effects of water on degradation of the zirconia-resin bond. J Dent，64：23-29.

Cheng ZJ，Wang XM，Cui FZ，et al，2009. The enamel softening and loss during early erosion studied by AFM，SEM and nanoindentation. Biomed Mater，4（1）：015020.

Crim GA，Garcia-Godoy F，1987. Microleakage：the effect of storage and cycling duration. J Prosthet Dent，57（5）：574-576.

Da Rosa WLDO，Piva E，Da Silva AF，2015. Bond strength of universal adhesives：a systematic review and meta-analysis. J Dent，43（7）：765-776.

Eliades G，Vougiouklakis G，Palaghias G，2001. Heterogeneous distribution of single-bottle adhesive monomers in the resin-dentin interdiffusion zone. Dent Mater，17（4）：277-283.

Frankenberger R，Tay FR，2005. Self-etch vs etch-and-rinse adhesives：effect of thermo-mechanical fatigue loading on marginal quality of bonded resin composite restorations. Dent Mater，21（5）：397-412.

Fujiwara S，Takamizawa T，Barkmeier WW，et al，2018. Effect of double-layer application on bond quality of adhesive systems. J Mech Behav Biomed Mater，77：501-509.

Gale MS，Darvell BW，1999. Thermal cycling procedures for laboratory testing of dental restorations. J Dent，27（2）：89-99.

Guentsch A，Fahmy MD，Wehrle C，et al，2019. Effect of biomimetic mineralization on enamel and dentin：a raman and EDX analysis. Dent Mater，35（9）：1300-1307.

Han F，Dai SQ，Yang JX，et al，2020. Glycerol phosphate dimethacrylate：an alternative functional phosphate ester monomer to 10-methacryloyloxydecyl dihydrogen phosphate for enamel bonding. ACS Omega，5（38）：24826-24837.

Han F，Liang RZ，Xie HF，2021. Effects of phosphoric acid pre-etching on chemisorption between enamel and MDP-containing universal adhesives：chemical and morphological characterization，and evaluation of its potential. ACS Omega，6（20）：13182-13191.

Han F，Sun ZD，Xie HF，Chen C，2022. Improved bond performances of self-etch adhesives to enamel through increased MDP-CA salt formation via phosphoric acid pre-etching. Dent Mater，38（1）：133-146.

Hanabusa M，Mine A，Kuboki T，et al，2012. Bonding effectiveness of a new multi-mode adhesive to enamel and dentine. J Dent，40（6）：475-484.

Hariri I，Shimada Y，Sadr A，et al，2012. The effects of aging on shear bond strength and nanoleakage expression of an etch-and-rinse adhesive on human enamel and dentin. J Adhes Dent，14（3）：235-243.

Hong GY，Yang JX，Jin X，et al，2020. Mechanical properties of nanohybrid resin composites containing various mass fractions of modified zirconia particles. Int J Nanomedicine，15：9891-9907.

Hu XL，Ho B，Lim CT，et al，2011. Thermal treatments modulate bacterial adhesion to dental enamel. J Dent Res，90（12）：1451-1456.

Hua LC，Zheng J，Zhou ZR，et al，2018. Water-switchable interfacial bonding on tooth enamel surface. ACS Biomater Sci Eng，4（7）：2364-2369.

Inoue S，Koshiro K，Yoshida Y，et al，2005. Hydrolytic stability of self-etch adhesives bonded to dentin. J Dent Res，84（12）：1160-1164.

Jacquot B，Durand JC，Farge P，et al，2012. Influence of temperature and relative humidity on dentin and enamel bonding：a critical review of the literature. Part 1. Laboratory studies. J Adhes Dent，14（5）：433-446.

Kaczmarek K，Leniart A，Lapinska B，et al，2021. Selected spectroscopic techniques for surface analysis of dental materials：a narrative review. Materials（Basel），14（10）：2624.

Kanca J，1989. Bonding to tooth structure：a rational rationale for a clinical protocol. J Esthet Dent，1（4）：135-138.

Kitasako Y，Burrow MF，Nikaido T，et al，2000. The influence of storage solution on dentin bond durability of resin cement. Dent Mater，16（1）：1-6.

Koibuchi H，Yasuda N，Nakabayashi N，2001. Bonding to dentin with a self-etching primer：the effect of smear layers. Dent Mater，17（2）：122-126.

Li PP，Oh C，Kim H，et al，2020. Nanoscale effects of beverages on enamel surface of human teeth：an atomic force microscopy study. J Mech Behav Biomed Mater，110：103930.

Maia AC，Mangabeira A，Vieira R，et al，2019. Experimental composites containing quaternary ammonium methacrylates reduce demineralization at enamel-restoration margins after cariogenic challenge. Dent Mater，35（8）：e175-e183.

Makishi P，André CB，Ayres A，et al，2016. Effect of storage time on bond strength and nanoleakage expression of universal adhesives bonded to dentin and etched enamel. Oper Dent，41（3）：305-317.

Manno SHC，Manno FAM，Ahmed I，et al，2018. Spectroscopic examination of enamel staining by coffee indicates dentin erosion by sequestration of elements. Talanta，189：550-559.

Mine A，De Munck J，Vivan Cardoso M，et al，2010. Enamel-smear compromises bonding by mild self-etch adhesives. J Dent Res，89（12）：1505-1509.

Moreira AG，Cuevas-Suárez CE，Da Rosa WLO，et al，2018. Piperonyl methacrylate：copolymerizable coinitiator for adhesive compositions. J Dent，79：31-38.

Moszner N，Salz U，Zimmermann J，2005. Chemical aspects of self-etching enamel-dentin adhesives：a systematic review. Dent Mater，21（10）：895-910.

Nakajima KF，Nikaido T，Arita A，et al，2018. Demineralization capacity of commercial 10-methacryloyloxydecyl dihydrogen phosphate-based all-in-one adhesive. Dent Mater，34（10）：1555-1565.

Nishiyama N，Tay FR，Fujita K，et al，2006. Hydrolysis of functional monomers in a single-bottle self-etching primer—correlation of ^{13}C NMR and TEM findings. J Dent Res，85（5）：422-426.

Oilo G，1993. Bond strength testing—what does it mean? Int Dent J，43（5）：492-498.

Pashley DH，Carvalho RM，Sano H，et al，1999. The microtensile bond test：a review. J Adhes Dent，1（4）：299-309.

Rizzante FAP，Locatelli PM，Porto TS，et al，2018. Physico-mechanical properties of resin cement light cured through different ceramic spacers. J Mech Behav Biomed Mater，85：170-174.

Ruschel VC，Shibata S，Stolf SC，et al，2018. Eighteen-month clinical study of universal adhesives in noncarious cervical lesions. Oper Dent，43（3）：241-249.

Sadek FT，Monticelli F，Muench A，et al，2006. A novel method to obtain microtensile specimens minimizing cut flaws. J Biomed Mater Res B Appl Biomater，78（1）：7-14.

Sauro S，Toledano M，Aguilera FS，et al，2011. Resin-dentin bonds to EDTA-treated vs. acid-etched dentin using ethanol wet-bonding. Part Ⅱ：effects of mechanical cycling load on microtensile bond strengths. Dent Mater，27（6）：563-572.

Scholz KJ，Bittner A，Cieplik F，et al，2021. Micromorphology of the adhesive interface of self-adhesive resin cements to enamel and dentin. Materials（Basel），14（3）：492.

Shen JD，Xie HF，Wang Q，et al，2020. Evaluation of the interaction of chlorhexidine and MDP and its effects on the durability of dentin bonding. Dent Mater，36（12）：1624-1634.

Taha AA，Fleming PS，Hill RG，et al，2018. Enamel remineralization with novel bioactive glass air abrasion. J Dent Res，97（13）：1438-1444.

Takeda M，Takamizawa T，Imai A，et al，2019. Immediate enamel bond strength of universal adhesives to unground and ground surfaces in different etching modes. Eur J Oral Sci，127（4）：351-360.

Tay FR，Pashley DH，2003. Have dentin adhesives become too hydrophilic? J Can Dent Assoc，69（11）：

726-731.

Tay FR，Pashley DH，Yoshiyama M，2002. Two modes of nanoleakage expression in single-step adhesives. J Dent Res，81（7）：472-476.

Tian F，Zhou L，Zhang Z，et al，2016. Paucity of nanolayering in resin-dentin interfaces of MDP-based adhesives. J Dent Res，95（4）：380-387.

Tian FC，Wang XY，Huang Q，et al，2016. Effect of nanolayering of calcium salts of phosphoric acid ester monomers on the durability of resin-dentin bonds. Acta Biomater，38：190-200.

Toledano-Osorio M，Osorio E，Aguilera FS，et al，2018. Improved reactive nanoparticles to treat dentin hypersensitivity. Acta Biomater，72：371-380.

Van Meerbeek B，Yoshida Y，Lambrechts P，et al，1998. A TEM study of two water-based adhesive systems bonded to dry and wet dentin. J Dent Res，77（1）：50-59.

Yaguchi T，2017. Layering mechanism of MDP-Ca salt produced in demineralization of enamel and dentin apatite. Dent Mater，33（1）：23-32.

Yang L，Chen BZ，Xie HF，et al，2018. Durability of resin bonding to zirconia using products containing 10-methacryloyloxydecyl dihydrogen phosphate. J Adhes Dent，20（4）：279-287.

Yao CM，Ahmed MH，Yoshihara K，et al，2019. Bonding to enamel using alternative enamel conditioner/etchants. Dent Mater，35（10）：1415-1429.

Yoshihara K，Hayakawa S，Nagaoka N，et al，2018. Etching efficacy of self-etching functional monomers. J Dent Res，97（9）：1010-1016.

Yoshihara K，Nagaoka N，Okihara T，et al，2015. Functional monomer impurity affects adhesive performance. Dent Mater，31（12）：1493-1501.

Yuan XJ，Wang Q，Han F，et al，2021. Chemical interaction between 10-methacryloyloxydecyl dihydrogen phosphate and methacryloxypropyl trimethoxy silane in one-bottle dental primer and its effect on dentine bonding. J Mech Behav Biomed Mater，121：104610.

Zhang YF，Zheng J，Zheng L，et al，2015. Effect of adsorption time on the adhesion strength between salivary pellicle and human tooth enamel. J Mech Behav Biomed Mater，42：257-266.

第一节　概　　述

一、脱矿牙釉质模型的制备

牙釉质主要由羟基磷灰石（HAP）组成。在多种致龋因素作用下，牙釉质脱矿形成白斑，需要进行再矿化治疗。脱矿-再矿化机制的研究对研究龋病的致病性、检测新型防龋方法的效果和开发新型防龋产品具有重要意义。

（一）脱矿模型制备方法

现有多种脱矿-再矿化模型用于口腔龋病的研究。人工脱矿模型可分为两类：微生物模型和化学模型。其中化学脱矿法的可控性高，是目前制备牙釉质脱矿模型中最常用的方法。最近的一项调查发现，在脱矿-再矿化体外研究中，有87%的研究采用化学脱矿模型，23%采用微生物模型。

化学脱矿模型包括脱矿液法、凝胶法、pH循环法及电化学法等。

脱矿液法：将样本浸泡在脱矿液中，可在表面形成脱矿区。脱矿液主要由酸缓冲溶液和钙磷离子组成，而酸缓冲溶液主要选择乳酸和乙酸。在实验中，溶液的pH是最主要的影响因素，大多数研究的pH在4.5～5.0。不同动物的釉质成分不尽相同，对酸的耐受性也不同。因此，在应用化学法构建人工脱矿模型时，应根据实验目的和样本类型确定溶液pH和脱矿时间等参数。有学者提出，在酸性脱矿液建立的人工脱矿模型中，脱矿深度与时间的关系为$d=at+q$。其中d为脱矿深度，t为脱矿时间，a和q是与脱矿液的pH和氟离子浓度等成分有关的常数。脱矿时间为3天到1个月不等，脱矿的时间越长，脱矿深度越大。为了更接近于口腔环境，脱矿常在37℃条件下进行。

凝胶法：将琼脂、纤维素与酸形成的半固体状物，覆盖在实验牙面上，常用羧甲基纤维素乳酸凝胶和乙二胺四乙酸凝胶。

pH循环法：将样本浸泡在pH为4.4～5.0的酸性缓冲液中脱矿，再用pH为7.0的中性溶液使其缓慢再矿化，如此交替循环，缓冲液成分、样本处理时间和pH循环周期根据实验需求而定。

电化学法：将脱矿液置于电解池内，外加6V电压，能使牙釉质脱矿速度加快，并可形成类龋洞。

这些化学模型通过使用酸或酸性缓冲液来模拟脱矿和再矿化过程。当pH降到临界pH以下时，唾液和菌斑液就不再是钙和磷酸盐的饱和溶液。牙釉质中的羟基磷灰石溶解，牙釉质发生脱矿。这可以用一个简化的化学反应方程式表示：

$$Ca_{10}(PO_4)_6(OH)_2 + 8H^+ \rightleftharpoons 10Ca^{2+} + 6HPO_4^{2-} + 2H_2O$$

从左向右是脱矿。当钙、磷和羟基离子积累时，脱矿速度会减慢直到溶液达到饱和。当pH升高时，矿物质将重新沉积（再矿化），反应从右向左转移。

微生物模型是用口腔微生物构建牙菌斑，从而使釉质脱矿。考虑到细菌在人体对釉质脱矿的重要作用，这种方法更符合体内过程。按生物膜组成不同，微生物模型可分为单一菌种模型、多菌种模型和全菌生物膜模型。

单一菌种模型：使用单一菌株的细菌引发脱矿。在纯培养体系中，变形链球菌通常作为单一菌种使用。单一菌种生物膜的结构和组成是一致的。单一菌种模型可用于准确研究细菌细胞的生长和积累速度，以及生物膜的生理特性，还可用于分析不同口腔致龋菌之间的差异。并且这种培养方法简单、条件固定，因此实验重复性较好。

多菌种模型：将变形链球菌和乳酸菌、双歧杆菌或放线菌共同培养，从而引发脱矿。多菌种模型可以提供关于细菌黏附、堆积和竞争的信息。该方法简化了致龋菌的组合，降低了生态现象观测的复杂性和难度。另外，有一些研究使用了从牙菌斑或唾液中提取的生物膜。它们能模拟口腔中牙菌斑的生理和微生物特性，使自然致龋生物膜的复杂性、多样性和异质性得到良好的保存。多菌种生物膜的致龋能力高于单一菌种生物膜，其脱矿深度取决于细菌间的相互作用和脱矿时间。

全菌生物膜模型：将菌斑样本或唾液作为接种物，在体外培养形成复杂生物膜用于釉质脱矿。这种模型更好地显示了口腔中存在的各种微生物。

（二）常见脱矿模型

1. 牙釉质白斑体外模型

（1）使用双层酸性凝胶系统进行脱矿，该系统含有质量分数为8%的甲基纤维素凝胶和0.1mol/L的乳酸。将煮沸的去离子水加入甲基纤维素粉末中制备凝胶，用1mol/L NaOH将乳酸溶液的pH调节至4.60。将指甲油包埋开窗的牙釉质样本置于酸性凝胶脱矿体系中37℃孵育数天，每周换液一次，获得牙釉质白斑模型。待病变形成后，使用去离子水冲洗，去除样本表面的酸性凝胶。

（2）使用pH循环模型进行脱矿，预先配制脱矿溶液（2.0mmol/L氯化钙、2.0mmol/L磷酸二氢钾、50mmol/L乙酸，pH=4.80）、再矿化溶液（2.0mmol/L氯化钙、2.0mmol/L磷酸二氢钾、$2×10^{-5}$% 氟化钠，pH=6.85）。每天将牙釉质样本置于脱矿溶液中浸泡16h，然后置于再矿化溶液中浸泡8h，循环数天制备牙釉质病变模型。脱矿液与再矿化液现配现用，每天更换。此实验过程在37℃恒温水浴箱中完成。

2. 牙釉质早期龋模型

将牙釉质样本置于pH=4.5的乙酸缓冲溶液（含2.2mmol/L氯化钙、2.2mmol/L磷酸二氢钾、2×10⁻⁵%氟化钠、0.02%叠氮化钠、50mmol/L乙酸）中，在25℃环境下孵育6天，获得牙釉质早期龋样本。乙酸缓冲溶液每天更换。

二、常用再矿化液的基础配方及注意事项

氟化物仍然是釉质抗龋再矿化的金标准，多项系统评价证实了氟化物产品在预防龋齿中的作用。近年来，随着对生物矿化过程认识的不断提高，牙釉质的损伤修复正逐渐从修复性生物矿化疗法转向再生性生物矿化疗法。

（一）含氟再矿化液

常用含氟再矿化液主要含有不同比例的钙、磷、氟。加入氟离子可以明显促进釉质再矿化。再矿化液需调节pH至7。使用时清洁并干燥牙面，将浸有再矿化液的棉球放置于处理表面。需要注意的是，pH过低的酸性条件会降低其再矿化作用。

（二）仿生再矿化系统

新型牙釉质再矿化系统的开发已取得显著进展，基于磷酸钙、肽、釉质基质分子及其类似物的仿生矿化系统在牙釉质损伤修复中的研究得到广泛关注。

1. 磷酸钙仿生矿化系统

由于氟化物和传统的再矿化剂在防龋方面的效果仅限于牙釉质表面30μm的深度，因此更有效的治疗模型亟待研究。近年来，应用磷酸钙（CaP）材料对龋病进行仿生治疗受到了广泛关注。含有无定形磷酸钙（ACP）或羟基磷灰石（HAP）纳米颗粒的各种仿生系统已被开发用于牙釉质再生。在酸性口腔环境中，可利用亚稳态ACP释放钙离子和正磷酸盐离子的能力，诱导牙釉质再矿化。虽然ACP纳米复合材料具有促进牙体硬组织再矿化的能力，但是亚稳态ACP的热力学不稳定，除非储存在干燥条件下或加入稳定剂，否则极易自发转化为结晶态的羟基磷灰石，极大地限制了其临床应用。受釉原蛋白稳定能力的启发，一些有机大分子如聚天冬氨酸（PASP）、聚丙烯酸（PAA）、酪蛋白磷酸肽（CPP）和羧甲基壳聚糖（CMC），由于富含羧基螯合基因，已被广泛用于稳定溶液中的ACP纳米粒子。目前，有大量的研究表明，使用CPP可稳定口腔环境中过饱和的钙离子和磷离子，促进早期龋再矿化。磷酸化壳聚糖被用来稳定钙化溶液中的ACP，促使牙釉质表面下的病变再矿化。虽然在这些研究中，牙釉质病变出现了再矿化，但并没有生成类釉质结构，而仅是球形颗粒的无序沉积。

2. 基于牙釉质基质分子启发的仿生矿化系统

非胶原蛋白，如釉原蛋白、牙本质基质蛋白1（DMP1）和牙本质磷蛋白（DPP），具

有高度磷酸化丝氨酸和苏氨酸的功能域，可螯合钙离子作为成核抑制剂，介导牙体硬组织的生物矿化。釉原蛋白及蛋白水解酶组成的仿生系统已被用于牙釉质原位修复。但是，釉原蛋白介导的釉质再生的缺点是，不仅蛋白质难以提取和储存，而且修复的釉质层的生长也需要较长的时间，并不适合临床使用。

利用牙釉质基质类似物引导牙釉质病变部位再矿化，是另一种理想的牙釉质再生手段。自组装肽P11-4对钙离子有很高的亲和力，可模仿牙釉质生物矿化的方式，作为纳米HAP晶体成核和生长的支架促进病变部位的再矿化。然而，由于P11-4依赖于唾液驱动的自然再矿化，其有效性取决于个人唾液的质量，尤其是其矿物质含量、pH和流速。因而，基于P11-4的治疗仍需进一步研究和探索。超支化聚合物，如聚酰胺胺（PAMAM），具有可控的三维纳米结构和丰富的官能团，可以模拟有机基质在调节牙釉质生物矿化中的功能。几项体外研究表明，两亲性、端羧基和磷酸化PAMAM树状大分子表现出强烈的自组装特性，能够作为HAP矿化的模板并引导釉质晶体生长。这些树状大分子组装体在控制HAP定向生长方面表现出类似于釉原蛋白的功能，以PAMAM有机模板产生的矿物晶体具有与牙釉质相似的结构、取向和矿物相，并可促进酸蚀后牙釉质的再矿化。然而，与釉原蛋白一样，PAMAM介导的牙釉质再矿化也是一个耗时的过程，使其临床应用受到极大限制。

（王朝阳　徐剑浩　傅柏平）

第二节　再矿化表面的物理表征

一、粗糙度测量

（一）表面轮廓仪检测

表面轮廓仪检测可实现对再矿化材料表面非破坏性、多尺度的粗糙度测试。

1. 材料与设备

材料与设备主要包括光学表面轮廓仪（3D分析软件）、低速切割机、超声波清洗机、研磨抛光机、恒温水浴箱、新鲜拔除的人离体牙（需经伦理审查，离体牙的收集及保存详见第二章第二节"粗糙度测量"）、碳化硅砂纸（600目、1200目、2500目）、耐酸指甲油、去离子水、聚甲基丙烯酸甲酯、人工唾液、脱矿溶液、再矿化溶液。

2. 实验条件

实验条件详见第二章第二节"粗糙度测量"。

3. 样本处理

（1）牙釉质试件的制作：使用低速切割机在水冷条件下制备釉质块（4mm×4mm×1.5mm）。将牙釉质块包埋在聚甲基丙烯酸甲酯材料中，然后将釉质表面用碳化硅砂纸研磨平整（依次为600目、1200目各20s，2500目30s，水磨机转速为60r/min）。在暴露窗口（3mm×3mm）外釉质表面涂指甲油，指甲油覆盖区域用作健康釉质和再矿化釉质之间比较参考。在实验之前，将样本置于氯胺-T溶液（质量浓度为0.616%）中4℃储存。

将样本分为对照组和实验组，对照组仅行脱矿处理，储存在人工唾液中。实验组在随后的4周中进行改良pH循环处理，采用8h再矿化处理和16h脱矿化处理。所有操作均在37℃进行。人工唾液及脱矿溶液每日更新。去矿化和再矿化阶段之间每个样本均用去离子水彻底清洗干燥。

（2）表面轮廓仪检测粗糙度：在实验开始阶段和4周pH循环之后，采用表面轮廓仪对牙釉质样本进行测量。操作步骤详见第二章第二节"表面轮廓仪检测"。

4. 参数设置

光学测量探头工作距离：垂直向距离为探头发射白光光点最亮时牙釉质被测表面距测量探头的距离。扫描范围：100μm×100μm；X轴与Y轴的扫描步长：0.1μm；扫描速度：0.1mm/s。上述参数设置可依实验需求进行调整。

5. 典型实例分析

图3-1为早期牙釉质龋经过不同方式处理后的表面轮廓图。结果显示，对照组和实验组样本表面的轮廓算术平均偏差（R_a）分别为0.316μm和0.310μm，二者间无明显差异。然而，对照组的最大差别值（peak value，PV）小于实验组，并且其表面粗糙度随X轴变化明显，由此推测实验组样本表面存在新生矿物质沉积且较为均匀。

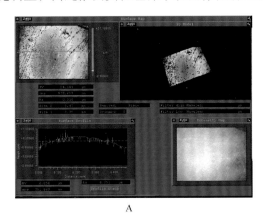 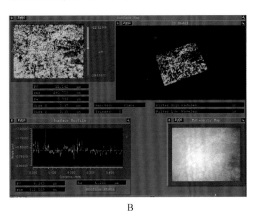

图3-1 光学表面轮廓仪典型图

A. 对照组；B. 实验组

（二）原子力显微镜检测

原子力显微镜常被用作牙釉质早期侵蚀的诊断方法，在诊断牙釉质表面侵蚀的准确率可以达到95%。

1. 材料与设备

材料与设备主要包括原子力显微镜（处理软件NanoScope analysis），其余详见本节

"表面轮廓仪检测"。

2. 实验条件

详见第二章第二节"原子力显微镜检测"。

3. 样本处理

（1）牙釉质试件的制作：详见本节"表面轮廓仪检测"。注意抛光后的釉质表面高度差不应大于3.5μm。

（2）原子力显微镜检测：在实验起始阶段和4周pH循环后，采用原子力显微镜（Veeco NanoScope Ⅳa）对牙釉质切片在样本表面湿润的状态下进行微纳米尺度微结构检测。操作步骤详见第二章第二节"原子力显微镜检测"。

4. 参数设置

模式：轻敲模式；扫描范围：10μm×10μm；微悬臂的弹簧常数：7.4N/m；扫描速度：6nm/s；X、Y轴偏移量：0μm；角度：0°。

5. 典型实例分析

原子力显微镜测量获得的每组样本表面图像见图3-2，可见再矿化处理后的牙釉质样本表面部分区域粗糙不平，高度变化较大。

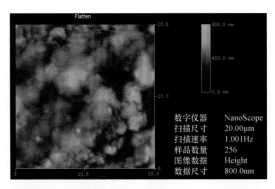

图3-2　牙釉质再矿化处理后原子力显微镜图

（三）常见问题及解析

1. 探针不稳定

问题：图3-3A显示图像不连续。

原因：当样本的高度差过大，接近显微镜探针测试的极限时，探针会发生蠕变现象，使输入信号与输出位移间出现明显的非线性关系，导致扫描所得图像失真。

2. 样本表面污染

问题：图3-3B显示表面颗粒状物。

原因：可能与样本表面存在污染物有关。

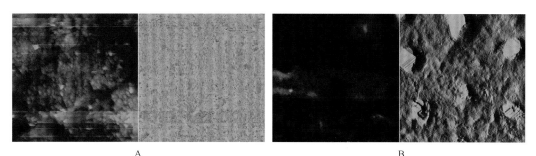

A
B

图3-3 牙釉质再矿化处理后不理想的原子力显微镜图

二、纳米压痕检测

纳米压痕仪（nanoindenter）是一种用于材料科学领域的物理性能测试仪器，纳米压痕技术是一种先进的微尺度力学测量技术。它是通过测量作用在压针上的载荷和压入样本表面的深度，获得材料的载荷–位移曲线。压入深度在微纳米尺度，是一种无损测试方法。通过纳米压痕检测可获得材料的弹性模量、硬度、刚度等。测量的材料力学性能包括弹性模量、硬度、屈服强度、断裂韧度、应变硬化效应、黏弹性等。

（一）材料与设备

材料与设备主要包括纳米压痕仪及配套设备，其余详见本节"粗糙度测量"。

（二）实验条件

详见第二章第二节"粗糙度测量"。

（三）样本制备

纳米压痕检测一般对试样表面粗糙度有特殊要求，表面不能太粗糙。样本尺寸小于20mm×20mm，厚度小于9mm。建议测试次数不低于10次。牙釉质的样本制备详见本节"粗糙度测量"。

（四）参数设置

无压痕分辨率：0.01nm；最大压入深度：500μm；最大载荷：500mN；载荷分辨率：50nN。

（五）典型实例分析

脱矿牙釉质样本经过再矿化处理后纳米压痕检测所得的载荷–位移见图3-4、表3-1。
结果显示：与对照组相比，再矿化处理后的牙釉质样本的弹性模量和硬度均有所提高。

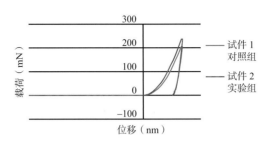

图3-4　纳米压痕载荷-位移图

表3-1　实验组和对照组压痕测试结果

测试组	平均弹性模量 （100～200nm，GPa）	平均硬度 （100～200nm，GPa）	漂移校正 （nm/s）	温度 （℃）
实验组	70.3	2.44	0.158	27.8
对照组	101.1	4.2	0.082	27.8
平均值	85.7	3.32	0.12	27.8
标准差	21.8	1.25	0.053	0
协方差	25.46	37.59	44.28	0.01

三、表面硬度

硬度是材料抵抗另一更硬物体压入其表面的能力，其实质是材料表面在接触应力作用下对局部塑性形变的抗力。表面硬度计用于测试普通洛氏硬度计无法测试的细、小、薄试样。

（一）材料与设备

材料与设备主要包括显微硬度计、烧杯、无水乙醇，其余详见本节"粗糙度测量"。

（二）实验条件

详见第二章第二节"粗糙度测量"。

（三）样本制备

将新近因正畸治疗拔除的牙体用低速切割机切割为0.5cm×0.5cm×0.3cm大小的牙釉质片。实验前将釉质表面用碳化硅砂纸研磨平整（依次为600目、1200目各20s，2500目30s，4000目1min，水磨机转速为60r/min）。将牙片放入烧杯，并倒入无水乙醇，晃动烧杯使牙片与乙醇充分接触，放入超声波清洗机中清洗10min，再用去离子水反复冲洗。自然干燥后，釉质块表面开窗3mm×3mm，其余部位涂布耐酸指甲油。

按下显微硬度计背面电源开关，控制面板全部数字电量，塔台自动旋转至40×物镜位置。观察显示面板上的计数显示（COUNT）是否为"00"，若不是则按下清除键（CLR）使其为"00"。将牙釉质样本放置在载物台中央，调节载物台升降轮，使被测样本表面处于显微镜成像面，即目镜中可清晰观察到样本表面。调节操作面板上照明灯调节键使照明亮度合适。调节操作面板上保载时间。在操作面板HV/HK键上选择HV进行测量。调节目镜至能清晰观察到目镜中的两根测量线。调节测量线调节轮，使两根测量线内侧面相遇，按下控制面板上的清零键（ZERO）。再次将两测量线分开即可测量两对角线长度d_1、d_2。用载物台X、Y手轮将牙釉质样本开窗区移动到所需测量位置。按下操作面板上的开始键（START），载物台自动旋转到压头，开始自动打压痕→卸载→转回到40×物镜。如需照相，拉出推拉杆，使成像光路进入照相口。

如上述操作，每个样本测量5个点，每两点间距为100μm，代入公式即可计算出样本的维氏硬度。公式如下：

$$HV=0.1891F/d^2, \quad d=1/2(d_1+d_2)$$

其中，HV为维氏硬度值，F为加载压力，d为两对角线长度d_1、d_2的平均值。

（四）参数设置

加载时间：10～15s；加载压力：49N（可根据实验需求调整）。

（五）典型实例分析

显微测试前每个样本均用去离子水彻底清洗干燥。结果显示，在2周的再矿化过程中，与对照组相比，早期牙釉质龋经过再矿化剂处理后的机械性能得到显著增强（表3-2）。

表3-2 早期牙釉质龋再矿化处理后的显微硬度检测结果

测试点	对照组（HV0.1）	实验组（HV0.1）
1	1.92	86.55
2	2.08	88.34
3	2.56	81.52
4	2.12	78.72
5	2.20	76.87

图3-5为相同载荷下牙釉质样本的压痕点情况，显示对照组样本的压痕比实验组深。

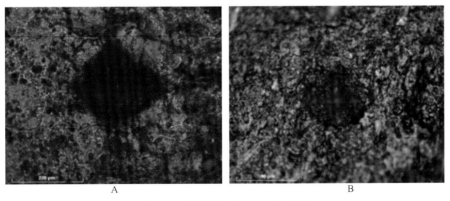

A   B

图3-5 牙釉质样本的压痕点情况

A. 对照组；B. 实验组

四、表面形态学观察

扫描电镜和能量色散X射线谱仪相结合，可以在观察微观形貌的同时进行物质微区成分分析。扫描电镜是一种介于透射电镜和光学显微镜之间的观察仪器。能量色散X射线谱仪配合扫描电镜与透射电镜，用于分析材料微区成分元素种类与含量。各种元素具有自身的X射线特征波长，特征波长的大小取决于能级跃迁过程中释放出的特征能量 ΔE，能谱仪就是利用不同元素X射线光子特征能量不同这一特点进行成分分析的。

（一）材料与设备

材料与设备主要包括扫描电镜、能量色散X射线能谱仪、离子溅射仪、梯度浓度乙醇（25%、50%、75%、100%），其他详见本节"粗糙度测量"。

（二）实验条件

详见第二章第二节"粗糙度测量"。

（三）样本制备

1. 牙釉质试件的制作

釉质的样本制备详见本节"粗糙度测量"。在扫描电镜观察前进行乙醇梯度脱水（25%、50%、75%、100%，各20min），自然干燥。釉质表面喷铂金（5～6nm厚）。

2. 扫描电镜观察

操作步骤详见第二章第二节"扫描电镜观察"。

（四）参数设置

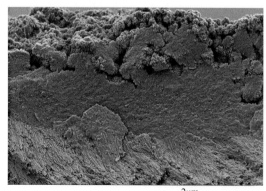

2μm

图3-6　脱矿牙釉质经过再矿化制剂处理后的扫描电镜图

模式：二次电子模式；工作距离：5～8.5mm；电压：2～5kV。

（五）典型实例分析

扫描电镜观察前，将样本用乙醇梯度脱水，然后在空气中干燥并喷金。如图3-6所示，在3kV加速电压下，通过扫描电镜观察发现牙釉质样本表面出现了明显的再矿化层；在15kV加速电压下，用能量色散X射线谱仪评估牙釉质表面的化学组成（图3-7）。

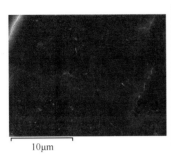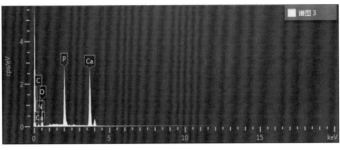

图3-7 脱矿牙釉质经过再矿化制剂处理后的能量色散X射线谱图

（张志欣 王一如 傅柏平）

第三节 再矿化表面的化学表征

一、傅里叶变换红外光谱分析

（一）材料与设备

材料与设备主要包括傅里叶变换红外光谱仪，其余详见本章第二节"粗糙度测量"。

（二）实验条件

（1）红外光谱的试样不应含有游离水。水本身有红外吸收，会严重干扰样本谱，而且会侵蚀吸收池的盐窗。

（2）试样的浓度和测试厚度应选择适当，以使光谱图中的大多数吸收峰的透射比为10%～80%。

（3）衰减全反射附件：可用于牙釉质表面的研究，测量表面厚度需在0.1mm以上。

（三）样本制备

牙釉质的样本制备详见本章第二节"粗糙度测量"。

将牙釉质片样本置于脱矿溶液中制备早期牙釉质龋模型。之后，根据不同处理方式将釉质龋样本分为对照组和实验组。对照组釉质表面不做处理，实验组釉质表面涂覆GC Tooth Mousse Plus。表面处理后，将各组样本置于人工唾液中孵育8h，随后放到酸性脱矿溶液中孵育1h，接着再将样本置于人工唾液中孵育15h。人工唾液及脱矿溶液的制备方式如前。在2周的脱矿-再矿化过程中，每天重复上述操作，浸泡溶液每天更换。

（1）压片法：将待测试样与纯KBr按照质量比1:（10～20）均匀研细，置于模具中，压制成透明薄片，即可用于测定。试样和KBr都应经干燥处理，研磨到粒度小于2μm，以避免散射光的影响。

（2）采用衰减全反射法（ATR）进行傅里叶变换红外光谱测量：几乎不需要进行样本制备，被认为是一种非破坏性方法。ATR的穿透深度较小且控制良好，这意味着它测量的是与ATR元件表面接触的相对较薄的样本层。由于穿透深度较小，需要对样本施加一定的接触压力，以获得高质量的光谱。

（四）参数设置

扫描次数：40次；扫描范围：400～4000cm^{-1}。

（五）典型实例分析

分析脱矿牙釉质样本经过不同方式处理后，其表面物质的化学性质变化（图3-8）。在实验组，磷酸基团显示在1011cm^{-1}和957cm^{-1}处的吸收带，分别对应于PO_4^{3-}的非对称（v_3）和对称（v_1）性伸缩振动；在560cm^{-1}和600cm^{-1}处的劈裂峰，可归因于v_4 PO_4^{3-}振动；位于870cm^{-1}的吸收峰可归因于v_2 CO_3^{2-}振动。并且相对于对照组，在1650cm^{-1}处发现明显的酰胺 I 带。

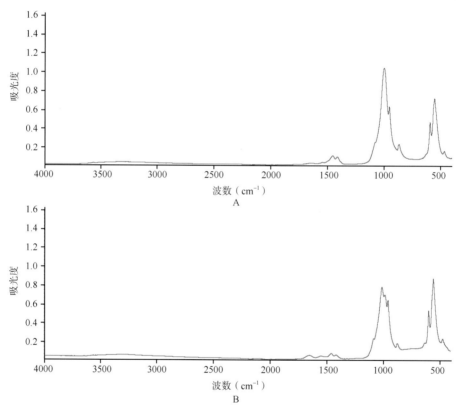

图3-8　阴性对照组（A）及实验组（B）牙釉质表面的ATR-FTIR图谱

二、X射线光电子能谱分析

（一）材料与设备

材料与设备主要包括X射线光电子能谱仪、梯度浓度乙醇（25%、50%、75%、95%），其他详见本章第二节"粗糙度测量"。

（二）实验条件

实验条件详见第二章第三节"X射线光电子能谱分析"。

（三）样本制备

牙釉质的样本制备详见本章第二节"粗糙度测量"。超声振荡清洗牙釉质样本3～5min后，放入人工唾液中储存1周以获得近似的初始条件。釉质样本尺寸要求最小2mm×2mm，最大不超过5cm×5cm。样本分组及再矿化的要求详见本章第二节"粗糙度测量"。

（四）参数设置

将牙釉质样本用梯度浓度乙醇脱水，然后置于高真空环境中，在发射电流为8mA、加速电压为15kV的条件下，使用单色Al Kα X射线源进行XPS检测。操作步骤详见第二章第三节"X射线光电子能谱分析"。

（五）典型实例分析

图3-9为阴性对照组和实验组早期牙釉质龋样本再矿化后的表面XPS图谱。在再矿化剂的治疗下，XPS谱在F1s结合能区有一个处于684.5eV的峰值对应于氟羟磷灰石（FHAP），而与CaF_2在686.7eV处的峰不一致。根据样本表面相对原子百分含量计算（表3-3），实验组Ca/F摩尔比为5.72，暗示着F部分结合到羟基磷灰石（HAP）晶格结构。

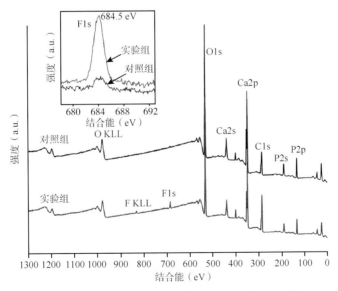

图3-9 阴性对照组和实验组样本釉质表面的XPS图谱

左上插图表示F1s区域的窄谱扫描

KLL，俄歇电子谱线。俄歇电子谱线：电子电离后，芯能级出现空位，弛豫过程中若使另一电子激发成为自由电子，该电子即为俄歇电子。俄歇电子谱线总是伴随着XPS，但具有比XPS更宽、更复杂的结构，多以谱线群的方式出现。特征：其动能与入射光无关

表3-3　对照组和实验组样本表面的相对原子百分含量（%）

名称	对照组	实验组
C1s	25.7	35.15
Ca2p	14.46	12.75
F1s	0.68	2.23
Mg1s	0.23	0.1
Na1s	0.28	0.24
O1s	47.91	41.19
P2p	10.73	8.34

三、激光拉曼光谱分析

通过比较不同再矿化处理牙釉质拉曼光谱间的差异，并以差异谱峰的对应波数绘制激光拉曼光谱图像，可分析釉质再矿化程度及其分子结构。

（一）材料与设备

材料与设备主要包括激光拉曼光谱分析仪（LabSpec分析软件），其余详见本章第二节"粗糙度测量"。

（二）实验条件

实验条件详见第二章第三节"激光拉曼光谱分析"。

（三）样本制备及实验采集

1. 牙釉质试件的制作

牙釉质的样本制备详见本章第二节"粗糙度测量"。用去离子水超声清洗牙釉质样本3～5min，自然干燥后，采用耐酸指甲油对牙釉质表面进行涂覆，余留3mm×3mm的开窗面。将牙釉质片置于乙酸缓冲溶液中脱矿6天，获得早期牙釉质龋样本。

根据不同的处理方式将早期牙釉质龋样本分为对照组和实验组。对照组不做预处理，直接置于人工唾液中孵育；实验组采用再矿化剂预处理后置于人工唾液中孵育。人工唾液每日更新，所有操作均在37℃进行。2周后，取样进行激光拉曼光谱分析。

2. 激光拉曼光谱分析仪

使用激光拉曼光谱分析仪采集牙釉质样本表面的激光拉曼光谱。打开计算机后，打开所要使用的激光器电源，等待2min，打开LabSpec 6软件，使用标准硅片进行单窗口的峰位校正，被测样本釉质面朝上放置于测量探头下，依次使用10×、50×长焦、100×物镜通过录像模式找到样本，对样本完成聚焦后，调节光谱，设置实验参数，点击测试按钮正式进行测试。随机选择每个待测样本表面的三个不同位置进行测量，以上操作由同一操作员完成。测试完成后，将物镜依次转回10×物镜处，取出试样。

3. 激光拉曼光谱分析

（1）LabSpec分析软件可完成峰位标记、峰形拟合、去除噪声、扣除基线等一系列处理过程。打开LabSpec分析软件，导入拉曼光谱测量文件。

（2）单击左侧列工具栏去除尖峰按钮去除宇宙峰值等不必要数据，使用修正峰形按钮调节正常至特征峰的峰形。

（3）调节纵坐标"Intensity"的坐标轴位置及大小。

（4）标记寻峰及标定峰，可选择性进行峰位拟合。

（四）参数设置

硅峰应该在拉曼位移520cm^{-1}处，若拟合数据中的峰位（peak position）偏离520cm^{-1}，需执行主菜单工具中"offset"命令。

（五）典型实例分析

图3-10为激光拉曼光谱分析前样本在光学显微镜下的图像。表面激光拉曼光谱如图3-11所示。对照组和实验组均可观察到磷酸根的特征峰，峰值在430～450cm^{-1}、579～608cm^{-1}、960cm^{-1}、1030～1045cm^{-1}处分别归因于PO_4^{3-}的v_2对称弯曲振动、v_4不对称伸缩振动、v_1不对称弯曲振动和v_3不对称完全振动。峰值在1070cm^{-1}位置共同归因于v_3 PO_4^{3-}振动和v_1 CO_3^{2-}振动。与对照组相比，实验组代表磷酸根的960cm^{-1}波数处谱峰强度较高，表示牙釉质表面磷酸钙盐增加。峰值在1070～1045cm^{-1}的强度增加，表明新形成的矿物质包括B型碳酸化羟基磷灰石。因此，激光拉曼光谱分析可用于鉴定不同再矿化程度的牙釉质表面，具有良好的科研及临床应用潜能。

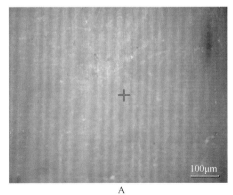
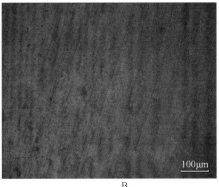

图3-10　激光拉曼光谱分析前样本在光学显微镜下的图像
A. 对照组样本；B. 实验组样本

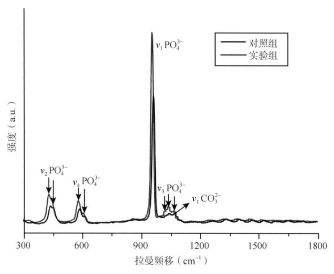

图3-11　激光拉曼光谱图

第四节　再矿化程度的评估

微型CT是一种新兴的3D成像技术，相对于普通CT，其分辨率极高，可以在不破坏样本的情况下观察再矿化的程度及脱矿的深度。

（一）材料与设备

材料与设备主要包括台式微型CT扫描仪，其余详见本章第二节"粗糙度测量"。软件要求：Milabs 3D重建软件、Imalytics Preclinical 2.1、图像分析软件ImageJ。

（二）实验条件

实验条件详见第二章第三节"傅里叶变换红外光谱分析"。

（三）样本制备

牙釉质的样本制备详见本章第二节"粗糙度测量"。超声振荡清洗牙釉质样本3～5min后，放入人工唾液中储存1周以获得近似的初始条件。为适应扫描仪尺寸，釉质样本尺寸要求最小2mm×2mm，最大不超过5cm×5cm。样本分组及再矿化要求详见本章第二节"粗糙度测量"。

使用台式微型CT扫描仪（Milabs）评估牙釉质表面的矿物质损失和病变深度。每个牙釉质样本扫描2次，分别在起始阶段和pH循环4周后。为确保精确定位和再现性，将样本放置在由紫外线固化树脂和聚乙烯硅氧烷印模材料制成的定制样本架中。在超聚焦放大的精确扫描模式下，使用以下参数进行扫描：X射线管电压50kV、电流210mA、曝光时间75ms、角旋转360°和角增量0.25°。

使用Milabs 3D重建软件对获得的数据以10μm的各向同性体积像素（体素）进行3D

重建。使用Imalytics Preclinical 2.1（版本2.1.8.9）查看和处理重建的3D图像数据。对于每个样本，保存起始阶段和pH循环4周后相同区域的典型横断面灰度图像，以进行图像分析。所有图像首先转换为8位灰度图像，然后通过图像分析软件ImageJ分析图像的灰度值。选择牙釉质样本横截面上1000μm×250μm的感兴趣区域（ROI）进行灰度值测量。

（四）参数设置

X射线源电源电压：50kV；电流：200mA；像素：6～10μm（按实际需求选择）；曝光时间：75ms；角旋转：360°；角增量：0.25°。

（五）典型实例分析

通过分析可见阴性对照组在pH循环后出现明显的灰度值降低和病变深度进展（图3-12A和C），而采用含AFCP纳米颗粒的再矿化剂处理的牙釉质，在pH循环后未出现明显病变和灰度值降低（图3-12B和D）。

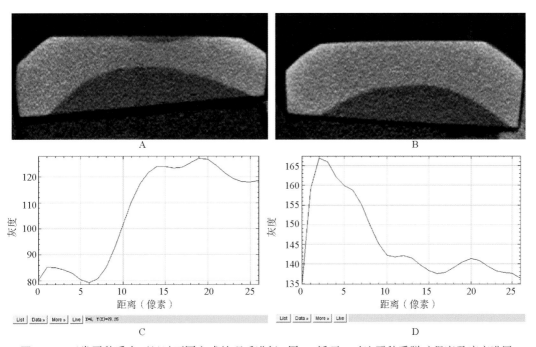

图3-12 正常牙釉质表面经过不同方式处理后进行4周pH循环，对比牙釉质脱矿程度及病变进展
A. 阴性对照组；B. 含AFCP纳米颗粒的再矿化剂；C. A图ROI的灰度值曲线；D. B图ROI的灰度值曲线

（王朝阳 张志欣 邓淞文 傅柏平）

参 考 文 献

程光宇，唐梓进，陶明煊，等，2000.牛牙的自然酸蚀与电化学人工龋的比较.南京师大学报（自然科学版），23（4）：108-111.

施明哲，2015.扫描电镜和能谱仪的原理与实用分析技术.北京：电子工业出版社：82.

徐煜，邹慧儒，2021.CPP-ACP联合氟化物用于釉质再矿化研究进展.国际生物医学工程杂志，44（5）：

388-394.

赵星，张宁，2021. 体外牙釉质脱矿模型的研究进展. 北京口腔医学，29（6）：395-398.

Chen L，Yuan H，Tang B，et al，2015. Biomimetic remineralization of human enamel in the presence of polyamidoamine dendrimers *in vitro*. Caries Res，49（3）：282-290.

Chen M，Yang J，Li J，et al，2014. Modulated regeneration of acid-etched human tooth enamel by a functionalized dendrimer that is an analog of amelogenin. Acta Biomater，10（10）：4437-4446.

Chu CH，Mei L，Seneviratne CJ，et al，2012. Effects of silver diamine fluoride on dentine carious lesions induced by streptococcus mutans and actinomyces naeslundii biofilms. Int J Paediatr Dent，22（1）：2-10.

Dashper SG，Shen P，Sim CPC，et al，2019. CPP-ACP promotes SnF_2 efficacy in a polymicrobial caries model. J Dent Res，98（2）：218-224.

De Souza BM，Santos DMSD，Magalhães AC，2018. Antimicrobial and anti-caries effect of new glass ionomer cement on enamel under microcosm biofilm model. Braz Dent J，29（6）：599-605.

Fernando JR，Shen P，Walker GD，et al，2021. Acceleration of enamel subsurface lesion remineralisation by intralesion pH modulation. Caries Res，55（2）：130-136.

Gao Y，Liang KN，Weir MD，et al，2020. Enamel remineralization via poly（amido amine）and adhesive resin containing calcium phosphate nanoparticles. J Dent，92：103262.

George A，Veis A，2008. Phosphorylated proteins and control over apatite nucleation，crystal growth，and inhibition. Chem Rev，108（11）：4670-4693.

Kind L，Stevanovic S，Wuttig S，et al，2017. Biomimetic remineralization of carious lesions by self-assembling peptide. J Dent Res，96（7）：790-797.

Kruzic JJ，Kim DK，Koester KJ，et al，2009. Indentation techniques for evaluating the fracture toughness of biomaterials and hard tissues. J Mech Behav Biomed Mater，2（4）：384-395.

Kwon SR，Kurti SR，Oyoyo U，et al，2015. Effect of various tooth whitening modalities on microhardness，surface roughness and surface morphology of the enamel. Odontology，103（3）：274-279.

Li JL，Xie XQ，Wang Y，et al，2014. Long-term remineralizing effect of casein phosphopeptide-amorphous calcium phosphate（CPP-ACP）on early caries lesions *in vivo*：a systematic review. J Dent，42（7）：769-777.

Moradian-Oldak J，2012. Protein-mediated enamel mineralization. Front Biosci（Landmark Ed），17（6）：1996-2023.

Mukherjee K，Ruan Q，Liberman D，et al，2016. Repairing human tooth enamel with leucine-rich amelogenin peptide-chitosan hydrogel. J Mater Res，31（5）：556-563.

Oliver WC，2001. Alternative technique for analyzing instrumented indentation data. J Mater Res，16（11）：3202-3206.

Oliver WC，Pharr GM，2004. Measurement of hardness and elastic modulus by instrumented indentation：advances in understanding and refinements to methodology. J Mater Res，19（1）：3-20.

Ortiz-Ruiz AJ，DE Dios Teruel-Fernández J，Alcolea-Rubio LA，et al，2018. Structural differences in enamel and dentin in human，bovine，porcine，and ovine teeth. Ann Anat，218：7-17.

Reynolds EC，1997. Remineralization of enamel subsurface lesions by casein phosphopeptide-stabilized calcium phosphate solutions. J Dent Res，76（9）：1587-1595.

Schlee M，Schad T，Koch JH，et al，2018. Clinical performance of self-assembling peptide P_{11-4} in the treatment of initial proximal carious lesions：a practice-based case series. J Investig Clin Dent，9（1）.

Skucha-Nowak M，Gibas M，Tanasiewicz M，et al，2015. Natural and controlled demineralization for study purposes in minimally invasive dentistry. Adv Clin Exp Med，24（5）：891-898.

Sorozini M，Perez CDR，Rocha GM，2018. Enamel sample preparation for AFM：influence on roughness and morphology. Microsc Res Tech，81（9）：1071-1076.

Ten Cate JM，2015. Models and role models. Caries Res，49（Suppl 1）：3-10.

Tsuda H，Arends J，1997. Raman spectroscopy in dental research：a short review of recent studies. Adv Dent Res，11（4）：539-547.

Wang CY，Fang Y，Zhang L，et al，2021. Enamel microstructural features of bovine and human incisors：a comparative study. Ann Anat，235：151700.

Wang J，Liu ZH，Ren BY，et al，2021. Biomimetic mineralisation systems for *in situ* enamel restoration inspired by amelogenesis. J Mater Sci Mater Med，32（9）：115.

Wang Z，Ouyang Y，Wu ZF，et al，2018. A novel fluorescent adhesive-assisted biomimetic mineralization. Nanoscale，10（40）：18980-18987.

Weir MD，Chow LC，Xu HH，2012. Remineralization of demineralized enamel via calcium phosphate nanocomposite. J Dent Res，91（10）：979-984.

Wu D，Yang JJ，Li JY，et al，2013. Hydroxyapatite-anchored dendrimer for *in situ* remineralization of human tooth enamel. Biomaterials，34（21）：5036-5047.

Wu ZF，Wang XK，Wang Z，et al，2017. Self-etch adhesive as a carrier for ACP nanoprecursors to deliver biomimetic remineralization. ACS Appl Mater Interfaces，9（21）：17710-17717.

Xiao ZH，Que KH，Wang H，et al，2017. Rapid biomimetic remineralization of the demineralized enamel surface using nano-particles of amorphous calcium phosphate guided by chimaeric peptides. Dent Mater，33（11）：1217-1228.

Yu OY，Mei ML，Zhao IS，et al，2018. Remineralisation of enamel with silver diamine fluoride and sodium fluoride. Dent Mater，34（12）：e344-e352.

Yu OY，Zhao IS，Mei ML，et al，2017. A review of the common models used in mechanistic studies on demineralization-remineralization for cariology research. Dent J（Basel），5（2）：20.

Zhang J，Boyes V，Festy F，et al，2018. *In-vitro* subsurface remineralisation of artificial enamel white spot lesions pre-treated with chitosan. Dent Mater，34（8）：1154-1167.

Zhang L，Xu YD，Jin XY，et al，2021. Biomimetic fabrication and application of fibrous-like nanotubes. Life Sci，270：119126.

Zhang N，Ma JF，Melo MAS，et al，2015. Protein-repellent and antibacterial dental composite to inhibit biofilms and caries. J Dent，43（2）：225-234.

Zhang X，Li YQ，Sun XX，et al，2014. Biomimetic remineralization of demineralized enamel with nano-complexes of phosphorylated chitosan and amorphous calcium phosphate. J Mater Sci Mater Med，25（12）：2619-2628.

Zhang Z，Shi Y，Zheng H，et al，2021. A hydroxypropyl methylcellulose film loaded with AFCP nanoparticles for inhibiting formation of enamel white spot lesions. Int J Nanomedicine，16：7623-7637.

Zimmerman HA，Meizel-Lambert CJ，Schultz JJ，et al，2015. Chemical differentiation of osseous，dental，and non-skeletal materials in forensic anthropology using elemental analysis. Sci Justice，55（2）：131-138.

第四章

牙本质粘接实验

第一节　概　述

　　牙本质粘接一直是牙体组织粘接研究的热点，相比牙釉质粘接，其粘接形成机制也更为复杂，影响粘接效果的因素也更多。牙本质中有机物和水的含量明显高于牙釉质。无机物含量约占牙本质总重量的70%，有机物占20%，其余是水分。牙本质的无机成分主要是羟基磷灰石晶体，比釉质中的晶体体积小。牙本质的有机基质中包含91%～92%的Ⅰ型胶原蛋白和8%～9%的非胶原性基质。因此，胶原蛋白的结构和性能，对形成牙本质粘接有着重要的影响。胶原一般不溶于酸，而非胶原可溶于酸，可在酸蚀过程中被溶解，牙本质经脱矿后其基质几乎被完全暴露。牙本质的结构也较牙釉质更为复杂，它的主要结构单位是牙本质小管。在酸蚀后，牙本质胶原暴露形成网状结构，粘接树脂渗透并包裹胶原纤维形成混合层，以微机械嵌合的方式获得固位力。粘接树脂向牙本质小管内渗透固化后形成树脂突，可辅助增强微机械嵌合作用。因此，混合层的存在与否及质量如何是树脂和牙本质粘接能否成功的关键。

　　牙本质粘接目前有全酸蚀和自酸蚀两种方式。全酸蚀粘接也称酸蚀－冲洗粘接，在全酸蚀处理中，牙本质表面的玷污层被磷酸等酸蚀剂完全去除，同时牙本质的表面也被脱矿，在湿粘接的条件下，粘接树脂渗透进暴露的胶原纤维网中形成混合层，从而形成粘接力的主要来源。玷污层去除后牙本质小管口开放，粘接树脂同时渗透进牙本质小管内形成树脂突。在全酸蚀处理中，由于牙本质表层一定深度的矿物质被完全去除，暴露的胶原纤维必须在潮湿的条件下才能维持其立体网络结构，并保证粘接树脂的渗透，这一方面导致牙本质全酸蚀粘接的技术敏感性较强，在酸蚀过后过度或不足的干燥都有可能造成粘接树脂无法顺利渗透到胶原纤维网中形成高质量的混合层；另一方面粘接树脂很难做到在脱矿牙本质中的完全渗透，这导致在牙本质全酸蚀混合层的底部通常能检测到一层没有被树脂渗透的暴露的胶原结构，从而成为粘接界面的薄弱处，这是纳米渗漏、微渗漏产生的起点。

　　1993年，Watanabe和Nakabayashi研发出自酸蚀处理剂。他们将20%苯基-P（phenyl-P）溶解于30%甲基丙烯酸2-羟基乙酯（HEMA）树脂单体中，粘接剂中的这种功能单体可以部分溶解牙本质玷污层及其下方的牙本质基质，同时对牙本质发挥表面酸蚀处理和偶联的作用，由此他们建立了自酸蚀粘接理论。自酸蚀粘接系统由于省却了酸蚀后冲洗的步骤，玷污层虽然被溶解，但不能被完全去除，酸蚀脱矿过程中所产生的矿物沉淀一部分随多余的粘接剂被带走，余下的进入随后形成的混合层结构中。同时由于玷污层的覆盖，牙本质小管口没有完全开放，因此与全酸蚀相比，树脂突的结构相对不太明显。由于自酸蚀处理中，酸蚀和树脂的渗透是同时发生的，酸蚀深度有限，获得的杂化层相对较薄，混合层底部暴露的胶原结构也较少。目前的自酸蚀粘接系统包括一步法和两步法自酸蚀粘接。一步法自酸蚀粘接剂将所有组分合并成一瓶，这种粘接剂由于自身组分的原因，通常具有过高的亲水性，增加了自酸蚀粘接界面的通透性。研究发现，为了实现同时对牙本质粘接面进行酸蚀、偶联的作用，自酸蚀粘接剂组分中含有一定比例的水，用于离子化酸性的树脂单体或者有机酸，产生氢离子以使牙齿表面脱矿，同时酸蚀粘接剂组分中还含有大量的亲水性功能基团，如10-甲基丙烯酰氧基癸基磷酸二氢酯（10-MDP）、甲基丙烯酸羟乙酯（HEMA）、联苯二羧酸二甲基丙烯酸酯（BPDM）等，以上因素均可以允许粘接剂自身水分的存留，以及牙本质小管内液体的渗入，导致其牙本质粘接水解稳定性低于全酸蚀粘接材料。而两步法自酸蚀粘接剂是在自酸蚀处理剂处理后，另外涂布一层疏水性强的粘接剂，能够很好地封闭粘接界面，降低粘接剂层的透水性，从而提高牙本质粘接的耐久性。

牙釉质相对坚固稳定的结构使其粘接效果明显高于牙本质粘接。尽管粘接材料已经历了数次的更新换代，但是牙本质粘接的稳定性仍不是非常理想。在牙本质粘接中，作为粘接力主要来源的混合层由胶原和树脂构成。胶原成分本身强度不足，并且在口腔中水、酶、细菌等的长期作用下，胶原会发生降解，从而加剧粘接效果的下降。目前的粘接剂配方也并不完美，因此如何提高牙本质粘接效果一直是多年来口腔领域的研究热点。

在一项新技术或新材料进入临床之前，都要经过大量的实验室研究，牙科粘接修复技术和材料也不例外。牙本质粘接的实验室研究是评价各种牙科粘接技术和材料优劣所必不可少的过程。目前牙本质粘接的实验室研究主要有以下几方面。

粘接表面研究：主要为牙本质粘接面各种理化性质的表征检测。其中物理表征包括表面润湿性、Zeta电位等检测，其主要目的是对牙本质粘接面可能影响粘接树脂渗透及反应的物理因素进行检测。化学性质表征检测包括红外光谱、X射线衍射、X射线光电子能谱、固体核磁共振、质谱、拉曼光谱、层析分析等技术，其主要目的是对牙本质粘接面及粘接界面的化学组成进行分析。

粘接界面研究：主要为利用各种显微镜对粘接界面或粘接处理表面的显微形貌进行观察分析，常用的有扫描电镜、透射电镜、共聚焦显微镜、原子力显微镜、光学显微镜。通过这些手段放大牙本质粘接界面，对其微观形貌进行仔细分析，同时还可以使用一些特殊手段，如染色、免疫标记等方法，实现对界面性能的评估，常见的有纳米渗漏、免疫胶体金标记等。

粘接性能研究：主要为各种拉伸及剪切粘接强度的检测。粘接界面实验力学评价方法中最主要的是粘接强度评价，通常认为界面的粘接强度越高，其粘接能力越强，抵抗各种功能性应力加载的能力也越强。从传统的大样本拉伸或剪切测试，到目前普遍应用的小面积微拉伸和微剪切测试，粘接强度的测试结果越来越准确和真实地反映了实际的粘接性能。

还有一些其他的特殊实验研究分析，比较常见的为界面基质金属蛋白酶（matrix metalloproteinase，MMP）检测：牙本质粘接界面存在的胶原溶解酶主要为基质金属蛋白酶。牙本质有机基质中可检测出MMP-1、MMP-2、MMP-8、MMP-9等。这些MMP在牙本质发育过程中由成牙本质细胞分泌产生并以前体形式存在于成熟牙本质中。粘接操作在溶解矿物质的同时释放或暴露MMP前体，MMP前体在酸性环境中发生构象改变，暴露催化结构而被激活，MMP引发的牙本质胶原降解被认为是导致牙本质粘接界面退变的主要机制。因此，对牙本质粘接界面MMP的定量、定性、定位检测是评估粘接退变发生的重要手段。

粘接老化试验：是在体外模拟粘接修复体在口内行使功能的一种方法，通过一定的手段加速粘接修复体的老化，从而在体外实现对牙本质粘接耐久性的评估。

本章将尽可能全面地介绍有关牙本质粘接效果研究的各种实验方法，以期为牙本质粘接效果研究提供可靠的方法学参考。

（牛丽娜　周　唯）

第二节　牙本质样本的获取和储存

（一）材料与设备

材料与设备主要包括低速切割机、可调速打磨抛光仪、球磨仪、超声波清洗机、体视显微镜、新鲜拔除的无龋的人第三磨牙（拔除1个月以内，储存于4℃的质量分数为0.1%的百里香酚溶液或0.02%的叠氮化钠溶液或质量分数为0.5%的氯胺-T溶液中）、碳化硅砂纸、去离子水。

（二）实验条件

实验室等级：一级生物安全防护实验室。

环境要求：环境整齐洁净，温度20℃±5℃，相对湿度一般应保持在50%～70%。配备通风换气设备和危化品储存柜。

人数要求：1人。

安全注意事项：离体牙保存的叠氮化钠溶液或百里香酚溶液配制需在通风橱内完成，遵循危化品管理要求。

（三）样本制备

1. 牙本质块的制作

收集新鲜拔出的人第三磨牙，在流水降温条件下，用低速切割机制备冠部牙本质块。去除冠方牙釉质，暴露牙本质面。在釉牙骨质界处将牙根去除，暴露髓腔。体视显微镜下观察确认去净牙釉质及牙髓组织，超声清洗30min，存放在4℃去离子水中备用。

2. 牙本质粘接面的制备

将上述牙本质块试件用黏附有600目碳化硅砂纸的可调速打磨抛光仪以120r/min的速

度抛光1min，预备具有均一厚度玷污层的冠中部牙本质粘接面备用。

3. 牙本质粉的制作

将上述牙本质块试件用球磨仪研磨至直径为106～300μm的粉末。

第三节 粘接表面的物理表征

一、润湿性评价

在口腔医学领域，常通过增加牙本质表面的润湿性或对生物材料进行表面改性来增加表面能，从而改善粘接性能和强度。通过测量两种不同液体接触角可以计算出牙本质表面自由能，牙本质表面较高的润湿性可以使粘接剂更好地润湿并渗透到牙本质胶原网络中，通过湿粘接机制有利于获得较高的粘接强度。

（一）材料与设备

材料与设备详见第二章第二节"润湿性评价"，此外还需配备技工卡尺、可调速打磨抛光仪。

（二）实验条件

实验条件详见第二章第二节"润湿性评价"。

（三）样本制备

1. 牙本质块的制作

牙本质块的制作详见本章第二节。

2. 接触角样本制备

采用技工卡尺测量髓角最高点到冠方牙本质面的距离，以确保各牙本质片厚度在0.7mm±0.1mm或2.5mm±0.1mm，分别模拟近髓牙本质和远髓牙本质。厚度超过样本要求范围的可在试样制备系统中打磨抛光至0.7mm±0.1mm或2.5mm±0.1mm，厚度小于0.6mm的样本直接剔除。将暴露的牙本质表面用600目碳化硅砂纸在流水下抛光30s，超声清洗30min，存放在4℃去离子水中备用。

3. 接触角测量

牙本质试件经待评价的表面处理前后，使用接触角测量仪测量接触角。接触角测量仪包括自动旋转平台、微量注射器、视频采集卡、CCD摄像头、高级变焦镜头、计算机影像采集及分析系统。将样本置于三维自动旋转台，将测试液体注入微量注射器中，使微量注射器与牙面间距离保持恒定，采用悬滴法，液滴的体积为0.5μl。当液滴滴到牙本质样本表面20s时采集图像，并采用CAST 2.0接触角分析软件测量牙本质表面的亲水性接触角。每个点测3次，取平均值。所有测量过程均需由同一操作者完成。

（四）参数设置

液滴的体积一般为0.5μl，可依实验需求进行调整。

二、Zeta电位测量

Zeta电位是表征胶体分散系特征的重要指标，在口腔医学领域，常用于检测脱矿或再矿化体系中聚合离子或再矿化牙釉质、牙本质表面的电势。

（一）材料与设备

材料与设备主要包括球磨仪、试管搅拌器、恒温箱/水浴锅、真空干燥机、研磨仪、试管搅拌器、离心管、HEPES缓冲液、离体牙（获取和保存详见第二章第二节"粗糙度测量"）。

（二）实验条件

实验条件详见第二章第二节"Zeta电位测量"。

（三）样本制备

1. 牙本质粉的制作

牙本质粉的制作详见本章第二节，牙本质粉根据实验设计进行分组处理。

2. Zeta样本制作

（1）将粉末样本分别加入含有HEPES缓冲液的离心管，在试管搅拌器上搅拌5min。
（2）取每组牙本质沉积混悬液的顶部3ml液体用于实验，以便获得最细小均匀的颗粒。Zeta电位–纳米粒度仪操作详见第二章第二节"Zeta电位测量"。

（四）参数设置

分散剂：HEPES缓冲液，可依实验需求调整。

（五）典型实例分析

测量内容：天然牙本质和完全脱矿牙本质颗粒的Zeta电位。

本实例以天然及完全脱矿的牙本质样本进行实验，测量其Zeta电位。牙本质粉末样本分为两组：未经脱矿处理的天然牙本质粉末；于25℃搅拌下在10%磷酸溶液（pH 1.0）中处理24h的完全脱矿牙本质粉末。确认牙本质样本完全脱矿的方法如下。
（1）将样本粉末用新鲜的脱矿溶液重悬，在其中加入等体积的质量分数为2.7%的

KHC_2O_4溶液。当样本中存在残留Ca^{2+}时，会有白色沉淀生成。

（2）通过X射线数字成像技术确认脱矿完全。若脱矿完全，则X射线片上应显示样本全部为低密度透射影，否则将残存少量致密颗粒影。

采用SPSS13.0统计软件，通过t检验分析天然及完全脱矿牙本质表面接触角差异。检验水准为双侧显著性水平（α）=0.05，结果：$P < 0.05$。

表4-1为使用激光粒度仪（Zetasizer Nano ZS90）对不同脱矿程度的牙本质样本粉末在HEPES缓冲液中的Zeta电位进行测量的数据，由此可见，天然牙本质的Zeta电位值显著高于完全脱矿牙本质的Zeta电位值（$P < 0.05$）。

表4-1 不同脱矿程度牙本质在HEPES缓冲液中的Zeta电位 （单位：mV）

	Zeta电位（标准差）
天然牙本质	−2.18（0.26）
完全脱矿牙本质	−0.98（0.22）

三、表面形态学观察

（一）扫描电镜观察

扫描电镜（SEM）因具备分辨率高、制样简单、放大倍数变化范围大、立体感强等特点，常用于牙本质天然结构、粘接界面或再矿化等实验的界面超微结构、形态变化的观察，以间接评估牙本质样本脱矿和再矿化情况等。

1. 材料与设备

材料与设备主要包括可调速打磨抛光仪、恒温箱/水浴锅、梯度浓度乙醇（50%、70%、80%、95%、100%）、六甲基二硅氮烷、去离子水，其余详见第二章第二节"表面形态学观察"。

2. 实验条件

实验条件详见第二章第二节"表面形态学观察"。

3. 样本制备

（1）牙本质片的制作：详见本章第二节；牙本质片试件根据实验设计分组进行处理前后，可用扫描电镜观察其表面结构及变化。

（2）牙本质扫描电镜样本制备：将上述牙本质片切割为面积为4mm×4mm、厚度为1mm的片状样本，用梯度浓度乙醇（50%、70%、80%、95%）依次脱水1h，100%乙醇脱水3次，每次1h，六甲基二硅氮烷干燥固定样本，使用导电胶将样本粘接于样本台。将样本置于离子溅射仪中喷涂金/钯，于扫描电镜下观察牙本质表面的超微结构。

4. 参数设置

真空环境；工作电压：5～25kV；喷金时长：120s；放大倍数：×500、×1000、×2000、×3000、×5000；探头工作距离：通常设置为4～8mm。上述参数均可依实验需求进行适当调整。

5. 典型实例分析

观察界面：天然及酸蚀后牙本质界面。

本实例使用扫描电镜观察天然及酸蚀后牙本质表面形态。使用37%磷酸凝胶酸蚀牙本质片样本15s以获得5～8μm完全脱矿的牙本质，随后用去离子水彻底冲洗酸蚀的牙本质表面。分组：①天然牙本质片；②酸蚀后牙本质片。

图4-1是使用扫描电镜观察天然及酸蚀后牙本质表面形貌图。图4-1A为天然牙本质扫描电镜图，在高真空环境下由2.0kV电压激发，二次电子成像，放大倍数为6000倍，工作距离为5mm；图4-1B为酸蚀牙本质扫描电镜图，在高真空环境下由5.0kV电压激发，二次电子成像，放大倍数为8000倍，工作距离为7.8mm。a为牙本质小管，b为管周牙本质，c为管间牙本质。由图4-1可见，天然牙本质制成的样本表面有玷污层，牙本质小管分布均匀，小管口近似圆形，周围由管周牙本质包围；牙本质小管之间为管间牙本质，可见明显致密的胶原纤维网络，矿化均匀，无不完全钙化形态。酸蚀后的牙本质脱矿明显，表面光滑、无玷污层。

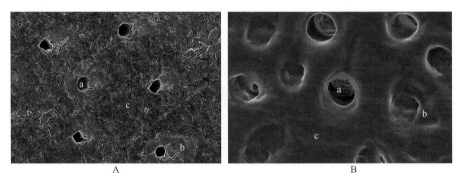

图4-1　天然（A）、酸蚀（B）牙本质扫描电镜图

（二）原子力显微镜检测

原子力显微镜（AFM）常用于检测牙本质表面的纳米形貌，AFM的轻敲模式可清晰地观察牙本质样本的牙本质小管、管周和管间牙本质等细微结构，以及牙本质粘接样本的树脂层、混合层、树脂突等结构，形成三维形貌图，直观显示粘接层的矿化或降解等现象，并能进行定量检测。

1. 材料与设备

材料与设备主要包括可调速打磨抛光仪、恒温箱/水浴锅、真空干燥机、离体牙（获取和储存详见第二章第二节"粗糙度测量"），其余详见第二章第二节"表面形态学观察"。

2. 实验条件

实验条件详见第二章第二节"表面形态学观察"。

3. 样本制备

（1）牙本质块的制作：详见本章第二节，注意将切割方向调整为与牙本质小管方向垂直或平行，切至厚度为1.5～2mm的牙本质片，超声清洁30min，存放在4℃去离子水中备用。

（2）AFM样本制备：流水降温下依次用黏附有600目、800目、1000目、1500目、2000目、2500目、3000目和4000目碳化硅砂纸的可调速打磨抛光仪以120r/min速度打磨牙本质面及试件底面至光滑平整，超声清洁30min。将牙本质样本按实验设计分组处理后进行AFM观察。

（3）AFM观察：定性及半定量观察，将片状样本粘在云母片上，固定在样本板中心位置，AFM使用轻敲模式对试件表面进行扫描，观察其表面微观的三维形貌，每个试件记录20μm×20μm的图像。以上操作均由同一操作员完成。

4. 参数设置

X-Y轴扫描范围：10μm×10μm；扫描模式：轻敲模式；扫描探针半径：8nm；扫描频率：0.5～1Hz；扫描分辨率：512像素×512像素；扫描速度：0.8线/秒。可依实验需求进行调整。

5. 典型实例分析

图4-2为使用AFM扫描得到的天然牙本质表面及小管的形态。每个试件扫描20μm×20μm的图像，图4-2A为垂直牙本质小管切片试件的二维形貌图；图4-2B为垂直牙本质小管切片试件的三维形貌图；图4-2C为平行牙本质小管切片试件的二维形貌图；图4-2D为平行牙本质小管切片试件的三维形貌图。在垂直切片样本的三维重建图像中，正常牙本质组的牙本质小管分布均匀，管径规整。平行切片样本见牙本质小管纵切面，管径大小基本一致，管周牙本质纹理均匀，质地平坦，无明显钙化不全等现象。

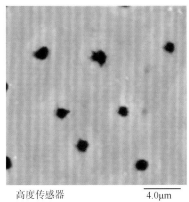

高度传感器　　　　4.0μm

A

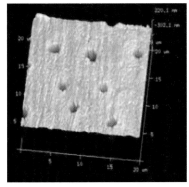

B

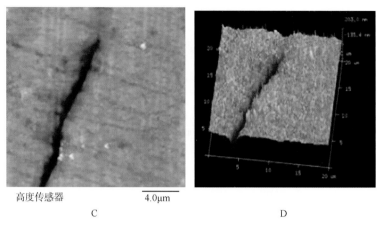

高度传感器　———4.0μm

C　　　　　　　　　　　　　　D

图4-2　牙本质AFM表面形貌

第四节　粘接表面的化学表征

一、傅里叶变换红外光谱分析

傅里叶变换红外光谱（FTIR）常用来检测牙本质样本处理前后官能团及化学键的变化，间接反映脱矿、再矿化等过程的发生及化学键的建立等情况。

（一）材料与设备

材料与设备详见第二章第三节"傅里叶变换红外光谱分析"，此外还需配备可调速打磨抛光仪。

（二）实验条件

实验条件详见第二章第三节"傅里叶变换红外光谱分析"。

（三）样本制备

1. FTIR样本制备

使用低速切割机将牙本质样本切割成殆龈向厚度约为1mm的厚薄一致的薄片样本，并用黏附有600目碳化硅砂纸的可调速打磨抛光仪在流水下抛光30s，超声清洗30min，存放在4℃去离子水中备用。

2. 红外光谱观察

牙本质样本经过实验设计分组处理前后，可使用FTIR仪进行观察。详见第二章第三节"傅里叶变换红外光谱分析"。检查图谱是否符合要求：①基线的透过率一般约90%；②图谱上没有明显的平头峰现象；③谱线的波数范围为400～4000cm^{-1}，且在此范围内谱峰清晰。

（四）参数设置

参数设置详见第二章第三节"傅里叶变换红外光谱分析"。

（五）典型实例分析

图4-3是使用FTIR对天然牙本质样本进行检测获得的图谱。横坐标为波数，单位为cm^{-1}；纵坐标为吸光度。$1645cm^{-1}$处峰由牙本质胶原中酰胺Ⅰ键（Amide Ⅰ）的C＝O伸缩振动（$1585\sim1720cm^{-1}$）形成，$1550cm^{-1}$处峰由牙本质胶原中酰胺Ⅱ键（Amide Ⅱ）的N—H弯曲振动（$1500\sim1585cm^{-1}$）形成，$1240cm^{-1}$处峰由牙本质胶原中酰胺Ⅲ键（Amide Ⅲ）的C＝N伸缩振动（$1180\sim1351cm^{-1}$）形成，这三者为牙本质内胶原的特征吸收峰，在不同的环境中由于受其形成的氢键影响，其谱带位置和强弱有一定变化。$999cm^{-1}$处高而窄的强峰为PO_4^{3-}（$1000\sim1100cm^{-1}$）的吸收谱带，证明牙本质中有羟基磷灰石存在。$1445\sim1409cm^{-1}$处的宽峰为CO_3^{2-}（$1410\sim1450cm^{-1}$）的吸收谱带，由于耦合效应有时可分裂成双峰；$871cm^{-1}$处v_2代表C＝O键不同振动方向。$3200\sim3400cm^{-1}$处的宽峰为水（H_2O，$3000\sim3400cm^{-1}$）的吸收谱带，证明牙本质中含少量水。

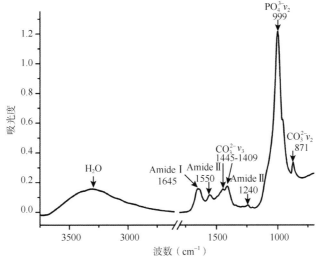

图4-3　天然牙本质样本FTIR图谱

二、X射线衍射分析

X射线衍射（XRD）分析常通过检测处理前后牙本质等样本中的晶体结构，确定其脱矿或再矿化过程及矿化程度等。

（一）材料与设备

材料与设备主要包括离体牛牙或人牙（获取及储存详见第二章第二节"粗糙度测量"）、球磨仪、压片机或压片工具、铝箔纸、洗耳球或气枪，其余详见第二章第三节"X射线衍射分析"。

（二）实验条件

实验条件详见第二章第三节"X射线衍射分析"。

（三）样本制备

1. 牙本质块的制作

牙本质块的制作详见本章第二节。

2. 牙本质XRD样本制备

（1）将牙本质样本于球磨仪中充分研磨至直径为106～300μm的粉末，100℃烘干至恒重。

（2）将样本粉末均匀铺在铝箔纸上，对折铝箔纸，压平样本。尽量保持铝箔纸表面平整、无褶皱。压片方式有两种。

1）用镊子或其他工具手工压片。

2）压片机压片。压力5～10MPa，时间5～10s。

（3）揭开铝箔纸，用洗耳球或气枪将未压实的粉末吹干净，确保样本表面没有松散粉末。

（4）将样本修剪至合适大小后粘贴在样本台上或放入仪器样本板中，将样本板放入X射线衍射仪中对准红色激光点，对样本进行观察。

（四）参数设置

参数设置详见第二章第三节"X射线衍射分析"。

（五）典型实例分析

观察内容：天然牙本质内结晶度、晶体结构等。

图4-4是由X射线衍射仪检测天然牙本质样本得到的结果。横坐标是探头发出的X射线经历的角度变化，纵坐标是在不同衍射角（是2θ，而非θ）的衍射峰强度。211峰（$2\theta=31.5°$）、112峰（$2\theta=32.2°$）和300峰（$2\theta=32.8°$）为羟基磷灰石峰的三强峰，和002峰（$2\theta=25.8°$对应于羟基磷灰石的c轴）、310峰（$2\theta=39.5°$）一起构成了羟基磷灰石晶体的特征峰。

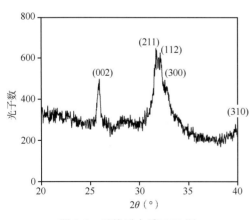

图4-4　天然牙本质XRD图

三、X射线光电子能谱分析

在口腔医学领域，常用X射线光电子能谱（XPS）对牙本质样本、羟基磷灰石（HAP）

粉末等进行检测，获得其元素构成、化学键组成等信息，以推测其脱矿或再矿化过程及矿化程度等，具体实验可参照第二章第三节"X射线光电子能谱分析"。

（一）材料与设备

材料与设备主要包括压片机或压片工具、铝箔纸、洗耳球或气枪，其余详见第二章第三节"X射线光电子能谱分析"。

（二）实验条件

实验条件详见第二章第三节"X射线光电子能谱分析"。

（三）样本制备

按照本章第四节XRD"样本制备"部分制备粉末样本并压片，将制备好的样本用双面胶带粘在样本托上，注意上样平整并完全覆盖双面胶带。抽真空后使用X射线光电子能谱仪检测元素并分析含量。

（四）参数设置

参数设置详见第二章第三节"X射线光电子能谱分析"，严禁用手接触待测样本表面。

（五）典型实例分析

观察内容：本样本为经MDP处理前后的HAP粉末。

以下实例是以经过不同处理的HAP粉末为样本进行XPS分析，评价其元素构成、化学键组成等。实验分组：未经处理的HAP样本；氯己定（CHX）处理组（用CHX处理0.2g HAP粉末样本持续24h，用丙酮洗涤3次，离心后在环境温度下在空气中干燥48h）。

图4-5为使用X射线光电子能谱仪（Escalab 250xi）检测经不同处理的HAP粉末样本得到的宽扫描和窄扫描图。由O1s、Ca2p、C1s、P2p四个峰可知，样本（HAP粉末）由O、Ca、C、P四种元素构成。窄扫描图为C1s区的精细扫描图，未处理组（图4-5B）在284.6eV处检测到C—C峰，在285.8eV处检测到C—O峰，在288.5eV处检测到—COO—峰。而CHX处理组（图4-5C）分别在284.6eV、286.1eV、288.2eV处检测到上述三峰，峰值也与未处理组较为相似。

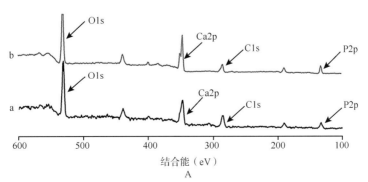

结合能（eV）

A

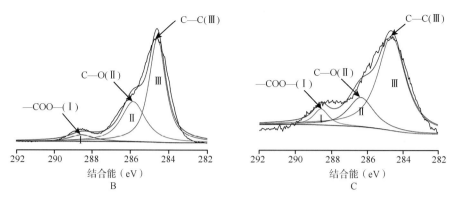

图4-5　不同处理的HAP粉末样本XPS宽（A）、窄（B、C）扫描图

a. 未处理的HAP；b. CHX处理的HAP

四、固体核磁共振分析

固体核磁共振（SSNMR）常用于检测牙釉质、牙本质等待测样本，可以对其元素组成及化合物结构进行定性分析，从而间接推断所发生的化学反应。

（一）材料与设备

材料与设备详见第二章第三节"固体核磁共振分析"。

（二）实验条件

实验条件详见第二章第三节"固体核磁共振分析"。

（三）样本制备

可根据实验分组设计需要对牙本质样本进行不同处理。将粉末样本烘干至恒重，取10mg粉末样本装入磁管，使用SSNMR对牙本质粉末样本进行检测，每个标本扫描40次。

（四）参数设置

探头频率：147.085MHz；脉冲长度：45°脉冲长度；循环延迟：60s；样本旋转频率：6.6kHz；重复扫描次数：40次。上述参数可依据实验需要进行调整。

（五）典型实例分析

本实例使用SSNMR三组HAP样本：①未经处理的HAP粉末样本；②经10-MDP洗脱5min后的HAP粉末样本；③经甲基丙烯酰氧基–五丙二醇–磷酸二氢盐（MDA）洗脱5min后的HAP粉末样本。若观察样本为HAP，也可直接购买HAP粉末样本观察其晶体组成结构。

图4-6是由^{31}P固体核磁共振波谱仪测得的经含10-MDP、MDA的溶液洗脱处理或未经处理的HAP粉末的图谱。如图所示，在2.676ppm处有一强峰，代表HAP晶体中的PO_4^{3-}。纯羟基磷灰石组（HAP）、10-MDP溶液处理组（HAP-10-MDP）和MDP类似物MDA溶

液处理组（HAP-MDA）的主P峰基本重叠，HAP PO_4^{3-}的峰经10-MDP处理后向右偏移（2.516ppm），MDA处理后HAP PO_4^{3-}的峰向左偏移（2.842ppm）。MDA组处理2h后，在1.498ppm处出现了一个新峰，这可能是由$CaHPO_4 \cdot 2H_2O$造成的；而10-MDP处理HAP 2h后没有上述峰，相反，在0.6～0.8ppm出现一个低强度的峰，这可能是10-MDP的钙盐形成的；同时在–5.22～–7.68ppm处出现峰，这可能是HAP与10-MDP相互作用后在HAP表面形成磷酸盐所致。

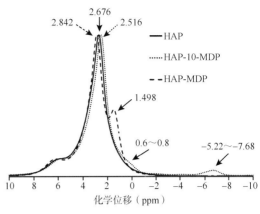

图4-6　HAP粉末样本的SSNMR图

五、质谱分析

（一）电感耦合等离子体质谱分析

电感耦合等离子体质谱（ICP-MS）常用于检测牙本质或生物材料浸出液中离子种类及浓度，以推测化学反应过程，分析化学反应产物水解稳定性及牙本质不同结构、区域的元素分布情况等。

1. 材料与设备

材料与设备主要包括低速切割机、可调速打磨抛光仪、电感耦合等离子体质谱仪、超声波清洗机、恒温箱/水浴锅、真空干燥机、新鲜离体人牙（获取和储存见第二章第二节"粗糙度测量"）、高纯度硝酸、聚四氟乙烯管、聚四氟乙烯瓶、去离子水。

2. 实验条件

实验室等级：一级生物安全防护实验室。

环境要求：环境整齐洁净，温度20℃±5℃，相对湿度一般应保持在50%～70%。配备通风换气设备和危化品储存柜。

人数要求：1～2人。

3. 样本制备

（1）将牙本质块切至0.5～1mm的薄片，超声清洗30min，存放在4℃去离子水中备用。牙本质样本经过实验设计分组处理前后，可提交电感耦合等离子体质谱仪进行评价，以检测其元素分布及含量变化。

（2）ICP-MS样本制备

1）每次测量取干重约100mg的上述牙本质样本与1ml高纯度硝酸，加入聚四氟乙烯管中，加热至120℃持续12h。

2）待固体物质溶解后，将溶液转移到聚四氟乙烯瓶，加热至120℃持续5h。

3）将样本干燥后，向瓶中加入20ml 5%的高纯度硝酸，盖上盖子，保持在50℃，以完全溶解样本。

4）使用电感耦合等离子体质谱仪对样本进行检测。制备5个仅含硝酸的空白样本，按相同的方法测定微量元素。牙本质样本的测量值扣除空白样本值即为最终测量值。

4. 典型实例分析

观察内容：不同性别人群天然牙本质样本中微量元素的分析。

观察样本包括前牙，第一、第二前磨牙，以及因牙周病或正畸治疗而拔除的第二、第三磨牙。患者年龄分布在14～91岁，平均49.7岁，共拔除健康牙齿121颗，其中男性55颗，女性66颗。患者生活区水中氟（F）浓度低于0.15mg/L。

采用SPSS13.0统计软件，以LSD-t检验进行组间比较。检验水准为双侧$\alpha=0.05$。

表4-2为使用电感耦合等离子体质谱仪（SCIEX，ELAN6000）测定天然牙本质中钴（Co）、锌（Zn）、铷（Rb）、钼（Mo）4种微量元素的浓度，显示了不同性别的牙本质中元素含量的平均水平。表内数值表示平均值，括号内表示标准差，可见Co在男女间有显著性差异（$P<0.05$），Co在女性中的含量高于男性。

表4-2　不同性别人群牙本质中元素平均含量的比较

人群	元素				
	Co（μg/g）	Zn（mg/g）	Rb（μg/g）	Mo（μg/g）	Ca（%）
男性	0.94 （±0.11）	0.42 （±0.07）	0.51 （±0.13）	0.26 （±0.06）	27.12 （±1.68）
女性	0.99 （±0.10）	0.44 （±0.08）	0.49 （±0.12）	0.26 （±0.05）	26.91 （±1.50）
P值	<0.05	0.32	0.39	0.76	0.48

（二）二次离子质谱分析

二次离子质谱仪是一种非常灵敏的表面成分精密分析仪器。它通过高能量的一次离子束轰击样本表面，使样本表面的分子吸收能量而从表面发生溅射产生二次粒子，经过质量分析器收集、分析这些二次离子，就可以得到关于样本表面信息的图谱。在口腔医学领域，可用二次离子质谱仪对牙本质或生物材料进行分析，得到样本表面及内部元素组成、结构等信息。

1. 材料与设备

材料与设备主要包括低速切割机、可调速打磨抛光仪、二次离子质谱仪、超声波清洗机、恒温箱/水浴锅、真空干燥机、新鲜离体人牙（获取和储存见第二章第二节"粗糙度测量"）、梯度浓度乙醇（50%、70%、80%、95%、100%）、去离子水。

2. 实验条件

实验条件详见本节"电感耦合等离子体质谱分析"。

3. 样本制备

（1）牙本质片的制作：牙本质薄片制作同"电感耦合等离子体质谱分析"，牙本质样本经过实验设计分组处理前后可使用二次离子质谱仪进行检测。

（2）二次离子质谱（SIMS）样本制备

1）梯度浓度乙醇脱水：50%、70%、80%、95%乙醇依次脱水1h，100%乙醇脱水3次，每次1h。

2）在飞行时间（TOF）-二次离子质谱仪下观察样本表面。成像面积为200μm×200μm，采集30帧，使用TOF-DR软件分析数据。质谱使用普通的有机小碎片进行质量校准（$C_2H_3^+$：m/z 27.0235；$C_3H_5^+$：m/z 41.0391；$C_4H_7^+$：m/z 55.0547）。

4. 参数设置

高真空环境；离子束组成：30keV Bi_3^{2+}，外加4nA的直流电流；离子剂量为2.76×10^{11}/cm^2；质谱在m/z 0～1850范围内以正离子模式记录。上述参数可根据实验需要进行调整。

六、激光拉曼光谱分析

激光拉曼光谱具有测量准确、快速的特点，操作方便、制样简单，通常用于检测牙本质样本中官能团的构成，以判断矿化或脱矿状态、化学键结合程度等，并可用于定量分析。

（一）材料与设备

材料与设备主要包括可调速打磨抛光仪、碳化硅砂纸（400目、1000目、2000目、3000目、4000目、5000目、6000目、8000目和10 000目），其余同第二章第三节"激光拉曼光谱分析"。

（二）实验条件

实验条件同第二章第三节"激光拉曼光谱分析"。

（三）样本制备

（1）将牙本质块切割成厚度为2mm的牙本质片，存放在4℃去离子水中备用。牙本质样本经过实验设计分组处理前后可使用激光拉曼光谱检测，评价其官能团或化学键变化。

（2）使用黏附有碳化硅砂纸的可调速打磨抛光仪将试件表面在流水下抛光，按粒度由粗到细依次用400目、1000目、2000目、3000目、4000目、5000目、6000目、8000目和10 000目逐级打磨抛光至镜面效果，在此过程中始终保持样本湿润。随后超声清洗30min。

（3）激光拉曼光谱仪观察：将按照上述步骤制备的片状样本固定于玻璃板上，选择背景参照，使用激光拉曼光谱仪对薄片进行检测。

（四）参数设置

光谱分辨率：0.8～1cm^{-1}；激光功率：30mW；光谱区域：200～2000cm^{-1}；背景选择：空气或玻璃；波长：785nm散射。上述参数可依据实验需要进行调整。

（五）典型实例分析

图4-7是使用激光拉曼光谱仪（JASCO/NRS-5100）检测天然牙本质片状样本得到的图谱。960cm^{-1}处的峰值由牙本质磷灰石矿物组分中磷酸盐（PO_4^{3-} ν_1）的伸缩振动形成，可根据此峰最高值一半处的宽度计算结晶度。1070cm^{-1}处的峰值归因于碳酸盐（CO_3^{2-} ν_1）的振动。1450cm^{-1}处的峰值属于C—H键。在1246～1270cm^{-1}和1665～1667cm^{-1}处的峰值分别属于酰胺Ⅲ（Amide Ⅲ）带和酰胺Ⅰ（Amide Ⅰ）带。

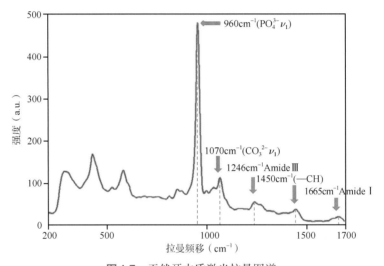

图4-7　天然牙本质激光拉曼图谱

七、吸附层析

吸附层析（adsorption chromatography）是一种利用固定相吸附中对物质分子吸附能力的差异实现对混合物分离的实验方法，吸附层析的过程是流动相分子与物质分子竞争固定相吸附中心的过程。在口腔医学领域，常用吸附层析检测牙本质胶原对小分子物质的尺寸排除效应，或牙釉质、牙本质对不同粘接剂功能单体的吸附力等。本部分以分子质量为150kDa的羧甲基壳聚糖为例，利用吸附层析原理探究牙本质内胶原纤维的尺寸排除效应。

（一）材料与设备

材料与设备主要包括低速切割机、全自动酶标仪、X射线数字成像仪、超声波清洗机、球磨仪、恒温箱/水浴锅、真空干燥机、新鲜人牙（获取和储存见第二章第二节"粗糙度测量"）、玻璃柱、活栓开关、液体泵、注射器、离心管、羧甲基纤维素（carboxymethyl cellulose，CMC）、三羟甲基氨基甲烷（Tris）缓冲液、10%甲酸溶液、0.15mol/L NaCl溶液。

（二）实验条件

实验室等级：一级生物安全防护实验室。

环境要求：环境整齐洁净，温度20℃±5℃，相对湿度一般应保持在50%～70%。配备通风换气设备和危化品储存柜。

人数要求：1～2人。

（三）样本制备

（1）使用球磨仪将牙本质块研磨为直径106～300μm的颗粒。部分牙本质粉末在4℃冷藏下于10%甲酸溶液中脱矿72h，通过X射线数字成像技术确认脱矿完全。

（2）如图4-8所示，取2个截面直径1cm、高30cm的中空圆柱形玻璃柱，分别填入上述制备的牙本质粉末至玻璃柱25cm高度处。

（3）将pH 7.4的20mmol/L Tris缓冲液在室温中持续泵入玻璃柱内，于另一端排出。可于上述Tris缓冲液中添加0.15mol/L NaCl溶液以减少与牙本质间的非特异性静电作用。

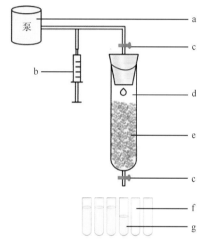

图4-8 吸附层析-胶原排除实验示意图

a. 20mmol/L Tris缓冲液泵；b. 注射器（CMC溶液）；c. 活栓开关；d. 玻璃柱；e. 牙本质粉末；f. 离心管；g. 洗脱液

（4）关闭液体泵，待玻璃柱内无液体流出时测量含牙本质粉末玻璃柱的湿重，干燥玻璃柱及牙本质粉末后，测量含牙本质粉末玻璃柱的干重，计算脱矿/未脱矿牙本质内的水分体积。为确定胶原外可溶性蛋白质被洗净，取排出液于220nm处进行吸光度测试，直至吸光度值小于0.01。

（5）重新开启液体泵，使缓冲液充分润湿牙本质。于管口注入1ml含10mg/ml CMC的上述Tris缓冲液后，于玻璃柱出口端收集洗脱液，每收集1ml排出液用全自动酶标仪于223.5nm波长处测量吸光度，检测CMC洗脱情况。

（6）以累计洗脱液体积为横坐标，当前收集液样本吸光度值为纵坐标，绘制吸光度-洗脱液累计体积曲线分析图，吸光度最高值对应的累计洗脱液体积即为所求洗脱体积，重复三次求取平均值及标准差。

（四）参数设置

液体泵流速为14.4ml/h，或可根据实验需要进行调整。

（五）典型实例分析

观察内容：未脱矿及完全脱矿牙本质粉末中官能团或化学键的分析。

　　表4-3记录了样本在层析各阶段重量变化情况。图4-9显示了CMC溶液在未脱矿牙本质粉末及脱矿牙本质粉末中的洗脱体积及典型洗脱曲线。CMC溶液通过未脱矿牙本质粉末的洗脱体积是（8.73±0.58）ml，通过脱矿牙本质粉末的洗脱体积是（9.24±0.75）ml，经t检验二者间无显著性差异（$P > 0.05$）。本实验中的抑制剂CMC分子质量为150kDa，远高于胶原分子允许自由通过的分子质量。胶原排除实验中，检测CMC溶液在脱矿/未脱矿牙本质粉末中的洗脱体积，假设CMC分子可自由通过胶原纤维内的间隙，无论是在脱矿牙本质粉末中，还是在未脱矿牙本质粉末中，CMC的洗脱体积都应与牙本质内的水分体积接近。然而结果显示，未脱矿牙本质粉末中CMC溶液的洗脱体积与牙本质中的水分体积接近，而脱矿牙本质粉末中CMC溶液洗脱体积远小于牙本质内水分体积。据此推测，分子质量为150kDa的CMC由于分子排除作用，不能进入胶原纤维内部的水仓中。

表4-3　玻璃柱中脱矿/未脱矿牙本质粉末表征

	未脱矿牙本质粉末（g）	脱矿牙本质粉末（g）
玻璃柱净重	34.685	34.835
含粉玻璃柱湿重	66.56	56.623
粉末湿重	31.875	21.788
含粉玻璃柱干重	57.27	40.178
粉末干重	22.585	5.343
牙本质内水分质量	9.29	16.445

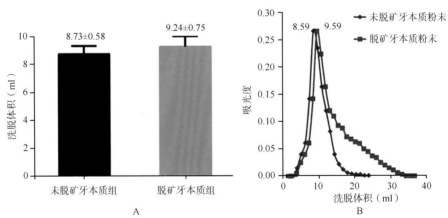

图4-9　CMC溶液在未脱矿牙本质粉末及脱矿牙本质粉末中的洗脱体积（A）及典型洗脱曲线（B）

第五节　粘接界面表征

一、形态学观察

（一）扫描电镜观察及能谱仪检测

扫描电镜常用于观察牙本质粘接界面混合层、树脂突、牙本质小管等的超微结构、形态变化，以及间接评估样本粘接性能、抗老化强度等特点。能量色散X射线谱仪是利用不同元素的X射线光子特征能量不同进行成分分析的一种能谱仪，常配合使用扫描电镜，对牙本质粘接界面微区的元素成分、含量进行分析，并结合其表面形貌对牙本质粘接样本进行综合评价。

1. 材料与设备

材料与设备主要包括低速切割机、体视显微镜、超声波清洗机、可调速打磨抛光仪、配能量色散X射线谱仪检测器的扫描电镜、离子溅射仪、恒温箱/水浴锅、光固化灯、气枪、新鲜离体人牙（获取和储存见第二章第二节"粗糙度测量"）、酸蚀剂（37% H_3PO_4 凝胶）、小毛刷、粘接剂、复合树脂、充填器、刀片、碳化硅砂纸（400目）、梯度浓度乙醇（50%、70%、80%、95%、100%）、六甲基二硅氮烷、氰基丙烯酸盐粘接剂、模拟体液、5.25% NaOCl溶液、导电胶样石墨、去离子水。

2. 实验条件

实验条件详见第二章第二节"扫描电镜观察"。

3. 样本制备

（1）预备冠中部牙本质粘接面：详见本章第二节。

（2）牙本质粘接：根据实验设计分组处理制作牙本质粘接试件并提交扫描电镜评价。预备好的牙齿使用37% H_3PO_4 凝胶酸蚀15s以获得5～8μm的完全脱矿的牙本质，去离子水彻底冲洗酸蚀的牙本质表面，吹干牙本质表面多余水分，保持湿润，涂布粘接剂于牙本质表面，光固化灯固化10s（功率600mW/cm²）。粘接过程中确保粘接表面呈充分湿润状态。分层放置光固化复合树脂4mm，光照40s。于37℃模拟体液中保存24h备用。

（3）SEM样本制备

1）釉质牙本质界处切除根部牙体，殆龈向切割为4mm块状样本，保持树脂－牙本质粘接界面位于样本中央。

2）树脂－牙本质粘接面有两种常用处理方法。

A. 剖面法：分别于复合树脂面和牙本质面向粘接界面切一深沟至距粘接界面1mm处。在37℃去离子水中储存24h后，将块状样本在液氮中冷却断裂，获得无污染新鲜断面。

B. NaOCl浸泡法：在37℃去离子水中储存24h后，每个块状样本表面用37%的 H_3PO_4 凝胶处理5s，然后在5.25% NaOCl溶液中浸泡10min，使树脂－牙本质界面显现。

3）梯度浓度乙醇脱水：50%、70%、80%、95%乙醇依次脱水1h，100%乙醇脱水3次，每次1h。

4）用六甲基二硅氮烷干燥固定样本。

5）将样本用快速聚合的氰基丙烯酸盐粘接剂固定于铝质的基座固定器上，涂布导电胶样石墨使试样底部与铝制基座相延续。

6）将样本置于离子溅射仪中喷涂金/钯。

7）扫描电镜观察粘接界面的超微结构，能量色散X射线谱仪检测相应微区的主要化学元素构成百分比。

4. 参数设置

真空环境；工作电压：通常设置为5～25kV；能量色散X射线谱仪分析时放大倍数可调至×100；扫描电镜建议放大倍数：×500、×1000、×2000、×3000、×5000（视具体情况选择不同倍数，但注意高倍和低倍视野均进行观察）。

5. 典型实例分析

本实例是使用配有能量色散X射线谱仪检测器的扫描电镜观察树脂-牙本质粘接试件的粘接界面形貌并分析其元素构成。使用粘接剂Adper Single Bond 2（3M ESPE St. Paul，MN，USA）与牙本质进行粘接，实验分为两组。①漂白组：使用35%过氧化氢（Whiteness HP，FGM，Joinville，SC，Brazil）涂抹牙本质样本表面3次，每次15min，间隔5min，随后大量水冲洗干净并进行后续酸蚀和粘接步骤，粘接试件在37℃水储24h后提交扫描电镜及能量色散X射线谱仪检测；②未漂白组：制作好的牙本质样本直接进行后续酸蚀和粘接步骤，粘接试件在37℃水储24h后提交扫描电镜及能量色散X射线谱仪检测。

表4-4是使用能量色散X射线谱仪量化了树脂-牙本质粘接界面的主要元素浓度，可见漂白组与未漂白组相比，C、O、P、Ca的浓度保持稳定，无明显变化。图4-10是使用扫描电镜（EVO 50）观察树脂-牙本质粘接试件经过不同处理的截面形貌获取的图片。仪器采用20kV电压激发，放大倍数为2000倍，二次电子成像。HL为混合层，RT为树脂突，R为树脂层，D为牙本质层。两图均可见大量树脂突均匀形成并伸入牙本质小管内，但未漂白组粘接剂层较为均匀完整，粘接界面未见明显孔隙、裂痕，未见降解；漂白组粘接剂层有小的裂隙，边缘不规则，可能是由于漂白处理的作用。

表4-4 树脂-牙本质粘接界面元素原子百分比（平均值±标准差）

化学元素	未漂白组	漂白组
C	（25.45±3.7）	（18.4±2.2）
O	（30.64±4.0）	（53.15±4.5）
P	（10.2±1.5）	（12.3±1.2）
Ca	（21.5±4.0）	（14.7±3.6）

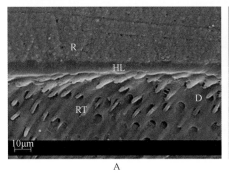 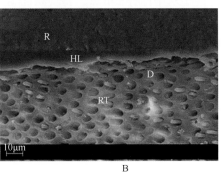

图4-10 树脂-牙本质粘接试件扫描电镜图

A.未漂白粘接试件；B.漂白后粘接试件

6. 常见问题及解析

试件粘接质量问题或试件处理时被损坏。

由图4-11可见，试件中央可见一明显裂隙（A处），下方为树脂突和牙本质层。这种现象由试件粘接或者制样处理时操作失误造成，影响观察。在试件切割完成后应注意在体视显微镜下观察并剔除有微裂纹的试件后再进行后续步骤。

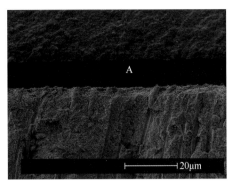

图4-11 试件裂隙（A处）

（二）透射电镜观察

透射电镜具备分辨率高、可进行电子衍射的特点，可用于观察牙本质表面形貌及粘接界面的超微结构、形态变化，间接评估样本粘接性能、抗老化强度等特点。

1. 材料与设备

材料与设备主要包括低速切割机、可调速打磨抛光仪、超薄切片机、体视显微镜、超声波清洗机、透射电镜、恒温箱/水浴锅、pH计、烘干箱、光固化灯、气枪、新鲜离体人牙（获取和储存见第二章第二节"粗糙度测量"）、酸蚀剂、小毛刷、粘接剂、复合树脂、充填器、刀片、400目碳化硅砂纸、Karnovsky固定剂、甲次砷酸钠缓冲液、1%四氧化锇、梯度浓度乙醇（50%、70%、80%、95%、100%）、模拟体液、去离子水、环氧丙烷、包埋树脂（具体制作方法见表4-5）。

表4-5 透射电镜制样树脂包埋体系

	成分	体积（ml）
包埋树脂	Embed 812（双酚A/环氧树脂40%～70%、环氧改良剂60%～30%）	17
	Arlaldite 502（改良2, 2-双对羟苯基丙烷）	6
	DDSA（十二烯基丁二酸酐）	14
	NMA（甲基-5-降冰片烯-2, 3-酸酐）	13
	DMP-30{2, 4, 6-[三（二甲基氨）苯酚]}	0.87
溶剂	环氧丙烷	

注：按顺序依次加入Embed 812、Arlaldite 502、DDSA、NMA，混合均匀后加入DMP-30，新鲜配制备用。

2. 实验条件

实验条件同第二章第四节"透射电镜观察"。

3. 样本制备

（1）根据实验设计分组处理制作牙本质粘接试件并提交透射电镜评价（牙本质粘接试件制作详见本节"扫描电镜观察及能谱仪检测"）。

（2）TEM样本制备

1）Karnovsky固定液固定样本过夜。

2）甲次砷酸钠缓冲液冲洗2次，每次5～10min，pH7.4，4℃。

3）1%四氧化锇固定30～60min，pH7.4，4℃。

4）甲次砷酸钠缓冲液冲洗2次，每次5～10min，pH7.4，4℃。

5）去离子水冲洗3次，每次5～10min，4℃。

6）梯度浓度乙醇脱水：50%、70%、80%、95%乙醇依次脱水1h，100%乙醇脱水3次，每次1h。

7）浸透：可采用以下方法——100%环氧丙烷浸透3次，每次1h；100%环氧丙烷：100%包埋树脂（1∶1）浸透2次，每次4h；100%环氧丙烷：100%包埋树脂（1∶3）真空条件浸透过夜，更换新鲜100%包埋树脂真空条件再次浸透1h。

8）包埋：样本置于硅树脂模板中，100%包埋树脂包埋，置于56℃烘干箱24～48h形成包埋块。

9）二次包埋：切取约1.5mm×1.5mm的全厚样本，粘接界面位于中央，置于子弹形状硅树脂包埋模板顶端，以100%包埋树脂包埋，置于56℃烘干箱24～48h形成包埋块。

10）修块：将包埋块固定在夹持器上，显微镜下用锋利的刀片削去表面的包埋剂，露出样本，然后在样本的四周以和水平面成45°削去包埋剂，修成锥体形。修整包含树脂–牙本质粘接界面的中心位置，形成约0.5mm×0.5mm的梯形区域。

11）超薄切片：用超薄切片机切出70～90nm厚的电镜制件。

12）透射电镜下检查样本的超微结构。

4. 参数设置

真空环境；工作电压：50～200kV；建议放大倍数：×20 000～×800 000。

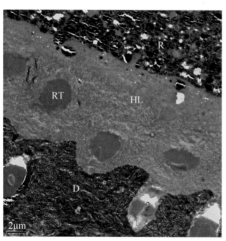

2μm

图4-12　树脂–牙本质粘接透射电镜图

5. 典型实例分析

本实例使用透射电镜观察牙本质–树脂粘接试件截面。可根据实验分组设计需要设计不同的粘接步骤或使用不同的粘接材料等，观察其透射电镜图像的不同。

图4-12是用透射电镜观察树脂–牙本质粘接试件截面获取的图片。HL为混合层，RT为树脂突，R为树脂层，D为牙本质层。可见大量树脂突穿过粘接混合层伸进牙本质小管内；粘接混合层内具有明显的均匀而致密的胶原纤维网状形态，结构完整，无明显孔隙、裂痕，未见降解。

二、微渗漏实验

根据1976年Kidd提出的概念，微渗漏是细菌、液体、分子或离子在修复材料和洞壁间的迁移；典型检测方法是用示踪染料液浸泡有修复体的离体牙齿，然后纵向剖开修复体及牙齿，在体视显微镜下观察示踪剂沿剖面窝洞壁的渗透情况，有示踪剂之处，意味着存在微渗漏。在此定义下，形成微渗漏的裂隙或通道的尺寸变化范围很大，小至纳米尺度（如分子），大至微米尺度（如细菌）。自从1992年Kanca提出牙本质湿粘接以来，牙齿的粘接技术发生了根本的改变，从全酸蚀、湿粘接发展到自酸蚀粘接技术，粘接效果得到了极大的改善。这些粘接技术是建立在粘接剂与牙本质间形成混合层基础上的，可确保粘接界面在很长时间内不会出现裂隙。1995年Sano等在电镜下观察由酸蚀-冲洗粘接剂粘接的无裂隙的牙本质粘接界面时，发现在界面混合层的底部有纳米尺度的示踪剂银颗粒存在，称之为纳米渗漏。表征纳米渗漏的方法是在透射电镜或扫描电镜下观察渗入粘接界面的示踪剂，示踪剂为硝酸银。由于即使在有裂隙的牙本质粘接界面，观察到的牙本质染色与实际裂隙也并不等同，染料渗入深度超过裂隙的深度，如今微渗漏实验多被淘汰。具体操作可见第二章第四节，本部分将不再做具体描述。

三、纳米渗漏实验

（一）扫描电镜观察

根据1995年Sano提出的概念，纳米渗漏最初用于描述混合层下或混合层内的微孔区域，在没有界面间隙的情况下，示踪剂通过10～50nm的纳米级通道进入粘接界面。其通常用于评价粘接界面的边缘封闭性，间接反映混合层的降解情况。

1. 材料与设备

材料与设备主要包括小毛刷、气枪、粘接剂、复合树脂与充填器、金刚砂刀片、碳化硅砂纸（600目、1000目、1200目、1500目、2000目和2500目）、金刚石研磨膏（1μm和0.25μm）、快干指甲油、硝酸银、氢氧化铵、浓缩胶片显影剂（黑白胶卷显影液）、分析天平、磁力搅拌器、酸度计、标准缓冲溶液、烧杯、封口膜、体视显微镜、荧光灯，其余详见第二章第二节"扫描电镜观察"。

2. 实验条件

实验条件详见第二章第二节"扫描电镜观察"。
安全注意事项：银氨溶液配制需在通风橱内完成。

3. 样本制备

（1）树脂-牙本质粘接试件的制作：牙本质粘接面的制作详见本章第二节。
按照实验设计的不同粘接模式或表面处理方式进行粘接。粘接剂涂布于牙本质表面后，气吹数秒，光固化后堆塑4mm厚的复合树脂。粘接完成后即刻浸泡于蒸馏水中并置于37℃的水浴锅内一段时间（即刻：24h；老化：6个月、12个月或18个月等）。
（2）质量分数为50%的银氨溶液的配制：用分析天平称取硝酸银25g，将其溶解于25ml蒸馏水中，磁力搅拌器搅拌10min，确保硝酸银晶体完全溶解。将28%氨水溶液倒入滴定管中，滴定硝酸银溶液，出现黑色沉淀，继续滴定直至黑色沉淀消失、溶液完全透明后立即停止滴定，得到银氨溶液。将获得的银氨溶液用蒸馏水稀释至50ml，即得。

（3）银氨溶液的pH测定：校准，将酸度计的电极取出，用蒸馏水冲洗残留的氯化钾溶液，并用滤纸轻轻吸去残留液体，将电极依次浸入标准缓冲溶液中校准。

仪器校准后，将电极浸入溶液中，轻轻摇动烧杯，使电极均匀接触溶液。待仪器数值稳定后读取，pH应为9.5。

（4）显影液的配制（显影剂：蒸馏水=1：9）：量取1ml浓缩胶片显影剂置于烧杯中，另量取9ml蒸馏水置于同一个烧杯中，用封口膜封闭，于磁力搅拌器上搅拌10min，确保稀释均匀。

（5）纳米渗漏试件的制备：使用低速切割机在流水状态下垂直于粘接面获取1mm厚的片状试件或横截面为1mm×1mm的粘接试件。在体视显微镜下观察并剔除有微裂纹的试件。在远离粘接界面1mm以上的牙本质端和树脂端涂布指甲油各两层。将试件置于50%银氨溶液中避光保存24h，使银氨络合离子还原为金属银颗粒。24h后，将样本取出，用流水彻底冲洗。浸泡于显影液中，使用荧光灯照射8h。结束后，样本用流水冲洗。用碳化硅砂纸（600目、1000目、1200目、1500目、2000目和2500目）和金刚石研磨膏（1μm和0.25μm）依次进行打磨，保证湿润的同时进行抛光处理。每使用1种目数的砂纸抛光后，超声清洗15min。抛光结束后，试件常规干燥24h后喷金处理。

（6）扫描电镜观察：定性观察，扫描电镜在背散射模式下在牙本质粘接界面的中间、中间偏左0.3mm与中间偏右0.3mm处拍摄照片。

4. 参数设置

真空环境；工作电压：10～20kV；探头工作距离：4～8mm；建议放大倍数：×500、×1000、×2000、×3000、×5000。

5. 典型实例分析

观察界面：牙本质–树脂粘接界面。

图4-13是用扫描电镜（TESCAN MAIA3）观察牙本质-树脂粘接界面获取的图片。仪器采用20kV电压激发，于背散射模式下观察，放大倍数为1000、2000和5000倍。牙本质小管纵向排列，可见呈白色的银离子渗入其中，复合树脂层内可见大小不一的填料颗粒，以此作为判断，牙本质层与复合树脂层中间颜色区别的区域为粘接剂层。纳米渗漏的网状模式，特别是垂直于混合层表面的银沉积物，是"水树"的形态学表现。在粘接剂层的底部可见连续排列、呈"水树"状和絮状的银离子沉积。当放大5000倍后，"水树"结构更为清晰。这些结构表明在牙本质–树脂界面中有大量水存留在这些区域，成为混合层降解的起始部位。牙本质–树脂图中手指所示为连续排列的絮状纳米银离子沉积在牙本质–树脂粘接界面上。

6. 常见问题及解析

（1）样本制备问题：由图4-14可见，在二次电子模式下可见明显的划痕，手指所指处为划痕；在背散射模式下可见粘接界面存在间断沉积的银离子，纳米银所在的位置是水扩散的通道，而背散射模式下手指对应的划痕模糊不清，白色圆圈内见划痕；白色箭头所指为粘接剂层内的微小裂隙，考虑为粘接不良。

原因：粘接剂层内的微小裂隙可能由粘接质量问题引起，也可能由切割试件过程中损伤所致；试件表面的划痕通常是抛光不足或未按照砂纸目数从低到高依次抛光所致。

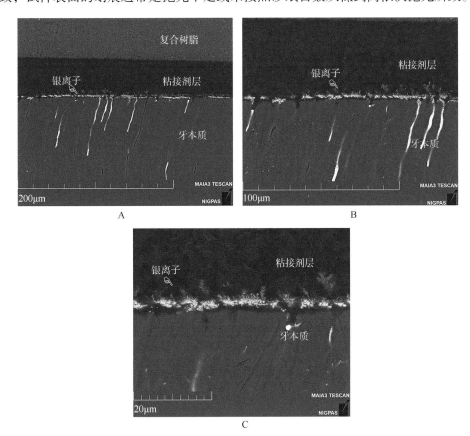

图4-13　树脂–牙本质粘接界面纳米渗漏
A. ×1000；B. ×2000；C. ×5000

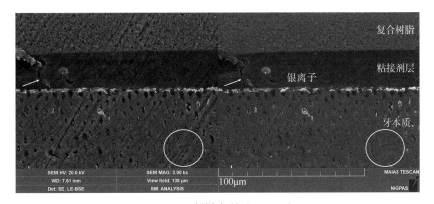

图4-14　制样失误（×2000）

（2）电镜观察时聚焦不清：图4-15聚焦偏离观察面，导致图像不清晰，尤其是银离子聚集的形态模糊不清，这种聚焦偏倚导致在高倍视野下的形态更模糊，影响观察。相比之下，聚焦清晰的高倍视野，可以清晰观察聚集的银离子形态。

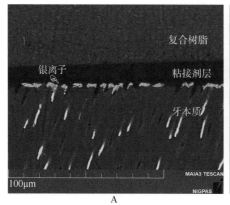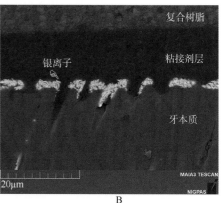

图4-15　聚焦不清

A.×2000；B.×5000

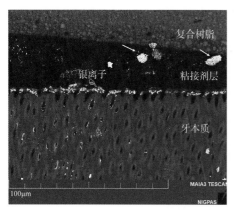

图4-16　粘接界面上未被清洁干净的银离子（白色箭头所指）（×2000）

（3）试件表面清洁处理不彻底：图4-16在邻近树脂区的粘接剂层可见5个形态不一的银离子斑块。

原因：对试件抛光不足、试件荡洗的时间或功率不足，或操作过程的部分步骤污染了试件表面等，使试件的粘接剂层中残留银离子未被清洁干净，或清洗液中存在其他在背散射模式下显示为白色的物质，它们附着在试件的表面。

（4）试件抛光不足影响真实情况判断：图4-17手指所指处可见较厚的一层银离子覆盖在混合层底部的表面，连续沉积的银离子影响了对纳米渗漏程度的判断。

原因：对试件抛光不足。

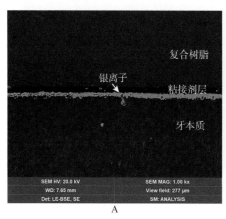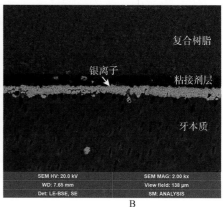

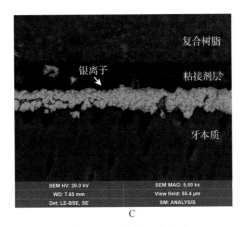

图4-17 试件抛光不足

A.×1000；B.×2000；C.×5000

（二）透射电镜观察

透射电镜分辨率高，在纳米渗漏实验中常用于观察粘接界面的超微结构、纳米渗漏"水树"等特殊形态结构，以间接评估样本粘接性能、抗老化强度等特点。

1. 材料与设备

材料与设备参见第二章第四节"透射电镜观察"和本节"扫描电镜观察"部分。

2. 实验条件

实验条件详见第二章第四节"透射电镜观察"。

安全注意事项：戊二醛溶液、锇酸溶液等存在刺激性气味、有毒的液体需在通风橱内使用。

3. 样本制备

（1）预备冠中部牙本质粘接面：详见本章第二节。

（2）牙本质粘接的纳米渗漏测试试件制备：方法参见本节"扫描电镜观察及能谱仪检测"及第二章第四节"纳米渗漏实验"。

4. 参数设置

真空环境；工作电压：30kV；建议放大倍数：×20 000～×80 000。

5. 典型实例分析

观察界面：牙本质–树脂粘接界面（24h）。

图4-18是用透射电镜观察牙本质–树脂粘接界面纳米渗漏现象获取的图片。纳米渗漏的网状模式，特别是垂直于混合层表面的银沉积物，是"水树"的形态学表现。在粘接剂

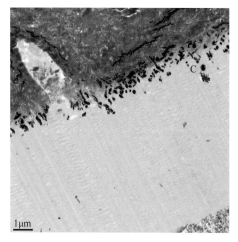

图4-18　牙本质–树脂粘接界面纳米渗漏
透射电镜图

层的底部可见连续排列、呈"水树"状和絮状的银离子沉积。它记录了粘接剂应用和聚合过程中水分子的运动，表明在粘接剂聚合之前，有少量的水分存在于粘接层中。

6. 常见问题及解析

电镜观察时聚焦不清。

图4-19A因聚焦偏离观察面，导致图像不清晰，尤其是银离子聚集的形态模糊不清，这种聚焦偏倚导致在高倍视野下的形态更加模糊，影响观察。而聚焦清晰的高倍视野，可以清晰观察聚集的银离子形态（图4-19B）。

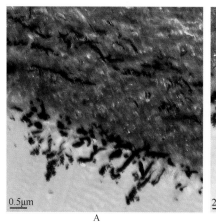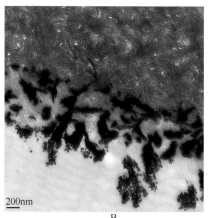

图4-19　聚焦不清（A）和聚焦清晰（B）

四、扫描探针显微镜

扫描探针显微镜常用于检测牙本质及其粘接界面的纳米形貌，形成三维形貌图，直观观察粘接层的矿化或降解等现象，并能进行定量检测。下文以原子力显微镜为例，探索其在牙本质粘接中的应用。

（一）材料与设备

材料与设备主要包括低速切割机、可调速打磨抛光仪、体视显微镜、原子力显微镜、超声波清洗机、恒温箱/水浴锅、光固化灯、离体牙（获取和储存详见第二章第二节"粗糙度测量"）、酸蚀粘接试件（制备详见本章第五节"形态学观察"）、碳化硅试纸（600目、1200目、2000目、4000目）。

（二）实验条件

实验条件详见第二章第二节。

（三）样本制备

1. 预备冠中部牙本质粘接面

具体方法详见本章第二节。

2. 牙本质粘接试件制备

粘接过程详见本章第五节"形态学观察"。

用低速切割机垂直于牙本质平面沿牙体长轴制备1.5mm牙质片，流水降温下依次用600目、1200目、2000目、4000目碳化硅砂纸以120r/min的速度打磨牙本质面及试件底面至光滑平整。各组样本保存于37℃模拟体液中24h，风干后于原子力显微镜下观察粘接界面。

3. 原子力显微镜观察

定性及半定量观察：将待观测样本处理干净后粘在云母片上，固定在样本板中心位置，采用原子力显微镜对粘接试件表面进行扫描，观察其表面微观的三维形貌，每个试件记录60μm×60μm的图像。

（四）参数设置

X-Y轴扫描范围：10μm×10μm；扫描模式：轻敲模式。扫描探针半径：8nm；扫描频率：0.5～1Hz；扫描分辨率：512像素×512像素；扫描速度为0.8线/秒。扫描范围、模式、频率、速度均可依实验需求进行调整。

（五）典型实例分析

观察界面：牙本质-树脂粘接试件切片。

图4-20A是用原子力显微镜观察牙本质-树脂粘接界面获取的形貌图。图4-20B为三维重建上面观，图4-20C为三维重建侧面观，可见树脂层及牙本质层表面呈轻度倾斜样塌陷，其中牙本质层塌陷程度较树脂层更严重，靠近粘接层的牙本质塌陷相对较轻。

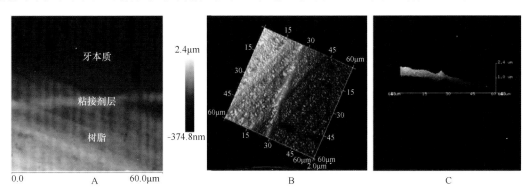

图4-20 牙本质-树脂粘接试件原子力显微镜图

第六节 粘接强度测试

一、微拉伸测试

微拉伸测试可以检测牙本质–树脂粘接样本在微拉伸过程中的力学强度及断裂类型，间接反映牙本质湿粘接机制及不同牙本质粘接体系的粘接强度、机械性能等。

（一）材料与设备

材料与设备主要包括离体牙（获取和储存详见第二章第二节"粗糙度测量"）、酸蚀粘接试件（制备详见本章第五节"形态学观察"）、游标卡尺，其余详见第二章第五节"微拉伸测试"。

（二）实验条件

实验条件详见第二章第二节。

（三）样本制备

1. 预备冠中部牙本质粘接面

具体方法详见本章第二节。

2. 牙本质粘接试件制备

粘接过程详见本章第五节"形态学观察"。

3. 微拉伸试件制备

使用低速切割机于流水冷却下垂直于牙本质面切割制备条状试样（0.9mm×0.9mm×8mm），使牙本质–树脂粘接界面位于样本中央。游标卡尺测量样本粘接界面的长、宽值，测量精度为0.01mm，计算粘接界面面积。

4. 微拉伸测试

估计测试样本的载荷范围，选择合适的载荷单位。测试前对夹具进行"0"标定，加载的方向与粘接界面垂直，进行拉伸测试至样本断裂，于体视显微镜下观察断裂模式，记录相应的断裂拉力值和树脂–牙本质粘接界面面积，计算微拉伸粘接强度值：

$$微拉伸粘接强度值（MPa）=断裂拉力值/粘接界面面积$$

注意：试验机运行前对数据进行清零；每次开机后预热5min，待系统稳定后才可进行实验。

（四）参数设置

拉伸速度：1mm/min；拉伸范围为2000μm。以上参数均可依据实验需求调整。

（五）典型实例分析

观察内容：比较自酸蚀和酸蚀–冲洗两种粘接模式制作的树脂–牙本质粘接界面的微拉伸粘接强度（μTBS）、断裂模式、断裂界面形貌。

实验分组如下。

（1）自酸蚀组：采用自酸蚀法制作40例树脂–牙本质粘接试件，在37℃的人工唾液中储存24h后进行即刻微拉伸试验。

（2）酸蚀–冲洗组：使用粘接剂（Single Bond Universal）采用酸蚀–冲洗法制作40例树脂–牙本质粘接试件，在37℃的人工唾液中储存24h后进行即刻微拉伸试验。

实验分析：如表4-6所示，自酸蚀组和酸蚀–冲洗组的即刻微拉伸粘接强度无显著性差异。图4-21显示，两组试件的断裂类型主要为混合断裂和内聚断裂，单纯粘接层断裂较少，由此可见，自酸蚀与酸蚀–冲洗两套粘接体系的粘接强度没有明显差异。

表4-6　不同粘接方法制作的树脂–牙本质粘接试件即刻微拉伸粘接强度（μTBS）

	μTBS（标准差）	断裂模式 A/M/C（%）
自酸蚀组	44.3（9.8）[a]	5/40/55
酸蚀–冲洗组	42.3（8.2）[a]	5/75/20

注：微拉伸粘接强度采用单因素方差分析（one-way ANOVA）进行统计学分析。A. 粘接层断裂；M. 混合断裂；C. 内聚断裂。同一列相同字母上标代表差异无统计学意义（$P > 0.05$）。

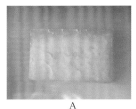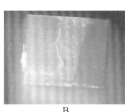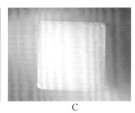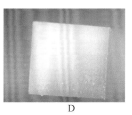

图4-21　粘接层断裂界面（A）、混合断裂界面（B）、树脂层内断裂界面（C）和牙本质层内断裂界面（D）体视显微镜形貌图

（六）常见问题及解析

微拉伸样本粘固不牢导致实验过程中其从样本台上脱落，或从粘合胶处断裂。

图4-22因样本在样本台上粘固不牢，导致微拉伸试验过程中从粘合胶处断裂，而未从粘接试件的树脂层、牙本质层或粘接层断裂，不属于任何一种断裂模式。

二、微剪切测试

微剪切测试可通过对树脂–牙本质粘接样本施加剪切力，监测样本在受力过程中的应变量、剪切力等重要参数，是一种动态观察和分析牙本质及牙本质粘接系统

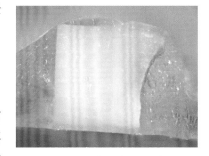

图4-22　样本粘固不牢

抗剪切强度的方法。

（一）材料与设备

材料与设备主要包括离体牙（获取和储存详见第二章第二节"粗糙度测量"）、酸蚀粘接试件（制备详见本章第五节"形态学观察"），其余详见第二章第五节"微剪切测试"。

（二）实验条件

实验条件详见第二章第二节。

（三）样本制备

1.预备冠中部牙本质粘接面

具体方法详见本章第二节。

2.牙本质粘接及微剪切试件制备

具体方法详见第二章第五节"微剪切测试"。

3.微剪切测试

使用万能试验机对试件进行剪切测试至样本断裂，于体视显微镜下观察断裂模式，记录相应的断裂剪切力值和树脂-牙本质粘接界面面积，计算微剪切粘接强度值：

微剪切粘接强度值（MPa）=断裂剪切力值/粘接界面面积

注意：试验机运行前对数据进行清零；每次开机后预热5min，待系统稳定后才可进行实验。

（四）参数设置

加载速度：1mm/min，或可依据实验需求调整以上参数。

（五）典型实例分析

观察内容：粘接前用NaOCl处理对树脂-牙本质粘接界面微剪切强度的影响。

本实例以牙本质与树脂粘接前是否用NaOCl进行处理为例分组：①酸蚀后用5%NaOCl溶液处理2min冲洗干净后进行粘接；②酸蚀后不经NaOCl处理直接粘接。

采用SPSS13.0统计软件，以t检验分析不同处理组粘接微剪切强度差异。检验水准为双侧α=0.05，结果：$P < 0.05$。

表4-7为使用万能试验机（Instron Corp）检测酸蚀后使用5%NaOCl溶液处理2min后粘接的树脂-牙本质试件和未处理的试件进行微剪切强度得到的结果。与无处理组相比，经过5%NaOCl溶液处理的试件24h后微剪切粘接强度明显降低，且差异有统计学意义。

表4-7　粘接前NaOCl处理对树脂-牙本质微剪切粘接强度（SBS）的影响

组别	SBS（MPa）
无处理组	22.5±3.4
5%NaOCl溶液处理组	15.7±7.4

第七节　人工老化试验

老化试验常通过模拟口腔内不同的生理环境对树脂-牙本质粘接试件进行检测，从而评价树脂-牙本质的粘接强度、粘接界面渗漏情况等。本节以水储、冷热、胶原酶老化三种常见的老化试验为例进行探索。

一、水储试验

水储试验模拟口腔内长期有唾液等液体存在的情况，通过将树脂-牙本质粘接试件在水（或者是人工唾液、10% NaOCl溶液等）中储存特定时间，检测粘接界面微观形貌、结构及力学性能改变，评价粘接界面的边缘封闭性及强度，间接反映混合层对有水存在的情况下的抗降解能力。

（一）材料与设备

材料与设备主要包括低速切割机、可调速打磨抛光仪、光固化灯、透射电镜、万能试验机、体视显微镜、超声波清洗机、恒温箱/水浴锅、离体牙（获取和储存详见第二章第二节"粗糙度测量"）、酸蚀粘接试件（制备详见本章第五节"形态学观察"）、储存介质。

（二）实验条件

实验条件详见第二章第二节。

（三）样本制备

1. 预备冠中部牙本质粘接面

具体方法详见本章第二节。

2. 牙本质粘接

具体方法详见本章第五节"形态学观察"。

3. 水储试验

将试件放在37℃去离子水或人工唾液等其他储存介质（可加入0.02% NaN_3等抑菌剂防止细菌生长）中一段时间（1周、1个月、3个月、12个月等，参照实验需求），每周更换新鲜储存介质。后续可选择使用表面粗糙度仪观察粗糙度变化、电镜下观察试件粘接界面形貌、测量微拉伸粘接强度及检测粘接界面MMP活性等检测粘接界面老化程度的方法。

（四）参数设置

可依据选择的评价实验手段具体调整参数设置：真空环境；工作电压：50～200kV；建议放大倍数：×20 000～×800 000。

（五）典型实例分析

观察内容：样本水储试验前后粘接界面形态、微拉伸粘接强度等改变。

本实例使用透射电镜（JEOL-1230）观察树脂–牙本质粘接试件即刻与水储12个月后粘接界面形态，用微拉伸试验评价粘接强度改变。

图4-23是用透射电镜（JEOL-1230）观察牙本质–树脂粘接试件的截面即刻与水储12个月获取的图片，粘接剂为Clearfil Universal Bond。透射电镜用110kV电压激发。复合树脂（TPH）通过酸蚀–冲洗法粘接在牙本质上，a为粘接剂层，T为牙本质小管，D为牙本质层，两个三角箭头之间为粘接混合层，可见混合层被染色，厚度约为5mm，与图4-23A（即刻）内均匀而致密的网状胶原纤维相比，12个月水储试验后的混合层（图4-23B）发生了部分降解，主要表现为粘接树脂的消失、胶原纤维结构完整性的丧失和降解微纤维的溶解。混合层的表层（手指处）与粘接剂之间出现未染色缝隙，混合层底部（箭头处）胶原纤维间也出现未染色裂隙，这些未染色孔隙说明树脂–牙本质粘接试件在经过12个月的水储试验后粘接层发生了大量的降解。

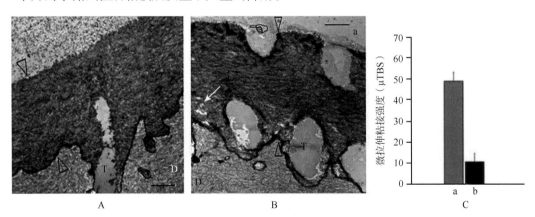

图4-23　树脂–牙本质粘接水储12个月前后透射电镜截面图（A、B）及微拉伸粘接强度（C）

采用SPSS13.0统计软件，微拉伸粘接强度（μTBS）采用t检验进行统计学分析，检验水准为双侧$\alpha=0.05$，结果：$P<0.05$（图4-23C）。

树脂–牙本质粘接试件的微拉伸粘接强度如图4-23C所示，a组为24h即刻组，b组为12个月水储组。使用万能试验机（Vitrodyne V1000）对不同水储时间的树脂–牙本质粘接试件进行微拉伸粘接强度的测量。经统计分析可得水储老化试验对其粘接强度影响显著（$P<0.05$），水储老化12个月后，酸蚀–冲洗法制作的粘接试件的微拉伸粘接强度显著下降，至少为50%。

二、冷热循环试验

冷热循环试验模拟口腔内温度改变，常通过将树脂–牙本质粘接试件储存于冷热循环水浴中数个周期，检测表面微观形貌、结构及力学性能改变，评价粘接界面的边缘封闭性及强度，间接反映混合层对温度变化的抵抗能力。参照第二章第六节"冷热循环试验"。

三、胶原酶老化试验

胶原酶老化试验模拟口腔内胶原酶存在的情况，常通过将牙本质粘接试件储存在含胶原酶环境中数周，检测表面微观形貌、结构及力学性能改变，评价粘接界面的边缘封闭性及强度，间接反映混合层对胶原酶降解的抵抗能力。

（一）材料与设备

材料与设备主要包括低速切割机、可调速打磨抛光仪、超声波清洗机、恒温箱/水浴锅、电子天平、光固化灯、离体牙（获取和储存详见第二章第二节"粗糙度测量"）、酸蚀粘接试件（制备方法详见本章第五节"形态学观察"）、胶原酶溶液、乙酰胆碱酯酶溶液。

（二）实验条件

实验条件详见第二章第二节。

（三）样本制备

1. 预备冠中部牙本质粘接面

具体方法详见本章第二节。

2. 牙本质粘接

具体方法详见本章第五节"形态学观察"。

3. 胶原酶老化试验样本制备

使用低速切割机于流水冷却下垂直于牙本质面切割制备条状试样（截面面积约为 $1mm^2$），使牙本质–树脂粘接界面位于样本中央。

4. 胶原酶老化试验

将切片试件切片后，保存在胶原酶溶液（酶活性25U/ml）或乙酰胆碱酯酶溶液（酶活性1U/ml）中。标本于37℃保存3个月（可根据实验条件调整储存时长），培养液每2天更换一次。储存结束后可选择使用表面粗糙度仪观察粗糙度变化、电镜下观察试件粘接界面形貌、测量微拉伸粘接强度及检测粘接界面MMP活性等检测方法。

（四）参数设置

可依据选择的评价实验手段具体调整参数设置。

（五）典型实例分析

观察内容：样本胶原酶老化试验后粘接性能。

分别采用酸蚀-冲洗粘接剂（Single Bond 2，SB）和自酸蚀粘接剂（Clearfil SE Bond，SE）两种粘接系统进行粘接，制作横截面积为$1mm^2$的树脂-牙本质粘接试件，每种试件分为4个亚组：第一组样本进行即刻粘接强度测试；后三组在37℃下分别保存于三种不同的储存介质中3个月——胶原酶溶液（酶活性25U/ml）、乙酰胆碱酯酶溶液（酶活性1U/ml）、水。

由表4-8可见，两种粘接系统在四种储存条件下的粘接强度存在显著性差异，两种粘接体系的粘接强度间表现出具有统计学意义的相似性。在即刻微拉伸粘接强度结果中，SB组和SE组无显著性差异；在SB组中，即刻粘接强度显著大于胶原酶或乙酰胆碱酯酶组，与水储存组之间无显著性差异。SE组在四种储存条件下，即刻粘接强度大于水储存组、大于酶储存组，但无显著性差异。

表4-8　实验组微拉伸结合强度（平均值±标准差）　　　　（单位：MPa）

	即刻	胶原酶	乙酰胆碱酯酶	水
SB	49.19 ± 15.06^{a1}	20.75 ± 14.04^{b2}	25.29 ± 13.57^{b2}	36.98 ± 12.02^{b1}
SE	49.52 ± 14.98^{a3}	27.39 ± 10.54^{b3}	25.55 ± 17.95^{b3}	38.88 ± 20.70^{b3}

注：采用SPSS13.0统计软件，用LSD-t检验进行组间比较。检验水准为双侧$\alpha=0.05$。同行不同数字代表有显著性差异（$P<0.05$），同列相同字母上标表示差异无统计学意义（$P>0.05$）。

（麦　穗　马昕玥）

第八节　基质金属蛋白酶的定性分析

一、原位酶谱实验

根据2012年A. Mazzoni提出的概念，原位酶谱实验结果可以直接反映牙本质中内源性MMP的活性。脱矿的牙本质胶原中的MMP活性被激活，有活性的MMP可降解自猝灭荧光结合的明胶，从而释放荧光，因此可通过检测胶原降解释放的荧光量来反映内源性MMP的活性。

（一）材料与设备

材料与设备主要包括低速切割机、低温高速离心机、研钵、电子天平、球磨仪、体视显微镜、冷冻干燥仪、激光扫描共聚焦显微镜、离体牙（获取和储存详见第二章第二节"粗糙度测量"）、液氮、磷酸、乙醇、丙酮、粘接剂、明胶酶谱试剂盒。

（二）实验条件

实验条件详见第二章第二节。

（三）样本制备

1. 牙本质粉样本的制备

具体方法详见本章第二节。

2. 测试牙本质源性明胶酶的活性

以猝灭的荧光素偶联明胶为MMP底物进行原位酶谱分析。在装有冻干底物的小瓶中加入1.0ml水，在-20℃储存直至使用。制备1.0mg/ml荧光素标记的明胶原液。用稀释缓冲液（NaCl 150mmol/L，CaCl$_2$ 5mmol/L，Tris-HCl 50mmol/L，pH 8.0）将明胶原液按1:8比例稀释，并加入防褪色剂。将50μl的荧光明胶混合物放在每个平板的顶部，并用盖玻片覆盖。玻片受光保护，在37℃的湿化室中孵化。为了确定最佳潜伏期，拍摄1h至7天的荧光图像。使用共聚焦显微镜对原位酶谱进行三维分析。简而言之，通过激光扫描共聚焦显微镜检测对猝灭的荧光素偶联明胶底物（指示内源性明胶水解酶活性）的水解进行评估。从不同焦面采集85μm厚的光学切片，用ZEN 2010软件对层叠图像进行分析、量化和处理。使用ImageJ软件对水解荧光偶联明胶发出的荧光强度进行量化。凝胶溶解活性以混合层内绿色荧光的百分比表示。

（四）参数设置

工作电压：10～20kV；多光子共聚焦显微镜[激发波长：488nm；发射波长：发射光滤色片（lp）530nm]。

（五）典型实例分析

图4-24中树脂–牙本质界面用15%磷酸溶液处理15s，在储存24h后使用干粘接（A～C）或湿粘接（D～F）技术粘接。标本用猝灭的荧光素标记明胶孵育48h。

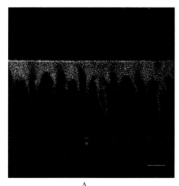
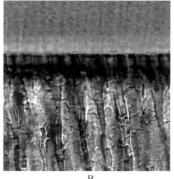
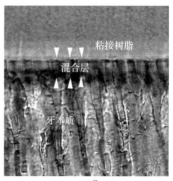

A   B   C

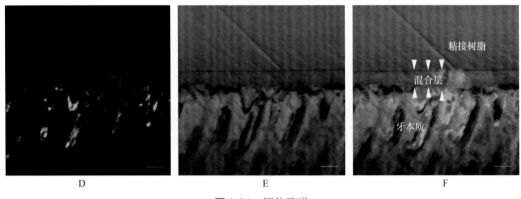

图4-24　原位酶谱

A. 原位酶谱的共聚焦图像显示荧光的绿色通道（识别强烈的内源性HL和牙本质小管内的活性酶）；B. 微分干涉相差（DIC）图像显示了干粘接试样中的树脂–牙本质界面；C. A和B合并图像；D. 绿色通道中的共焦图像，显示荧光在HL底部和牙本质小管内；E. DIC图像显示树脂–牙本质界面在湿粘接中的光密度粘接试样；F. D和E合并图像，箭头之间为混合层。比例尺，5μm

二、明胶酶谱实验

酶谱法是分析复杂生物样本中MMP和组织基质金属蛋白酶抑制物（tissue inhibitor of metalloproteinase，TIMP）活性的技术。酶谱是将含有明胶的聚丙烯酰胺凝胶在变性十二烷基硫酸钠（SDS）和非还原条件下对蛋白质进行电泳分离，通过将SDS与非离子型洗涤剂交换使溶解的蛋白质复性，并将凝胶置于研究中特定蛋白酶的适当缓冲液中孵育；凝胶用考马斯蓝染色，再脱色，在蓝色背景下可出现白色条带，条带的强弱与明胶酶的活性成正比。

（一）材料与设备

材料与设备主要包括低速切割机、低温高速离心机、体视显微镜、球磨仪、研钵、电子天平、冷冻干燥仪、超声波细胞裂解仪、EagleEye Ⅱ凝胶成像分析系统、EP管、离体牙（获取和储存详见第二章第二节"粗糙度测量"）、液氮、磷酸、乙醇、硫酸铵、丙酮、明胶酶谱试剂盒。

（二）实验条件

实验条件详见第二章第二节"粗糙度测量"。

（三）样本制备

1. 牙本质粉样本的制备

具体方法详见本章第二节。

2. 测试牙本质源性明胶酶的活性

用电子天平每组称取1g牙粉，每组牙本质粉又分为4等份（每组250mg）分别置于

EP管中，分别用35%的磷酸溶液在4℃脱矿15s，蒸馏水反复冲洗离心3次（×4000g，10min），然后分别用5ml交联剂处理60s、120s，蒸馏水反复冲洗、离心。每份脱矿的粉末用0.05μl粘接剂，在暗室4℃孵育24h，用无水丙酮反复冲洗离心3次（×4000g，10min），加入蛋白裂解液（50mmol/L Tris-HCl，pH 6.0）和蛋白酶抑制剂，静置2h，用超声波细胞裂解仪在4℃下间隔10s裂解5次，每次10s，然后离心沉淀，收集上清液。用硫酸铵逐量滴加沉淀蛋白，离心（×4000g，20min），弃上清，将沉淀物用蛋白裂解液溶解，用直径30kDa过滤膜进行离心超滤（×4000g，5min），从而获得浓缩的牙本质蛋白液。

用7.5%的聚丙烯酰胺凝胶按照明胶酶谱试剂盒的使用说明进行电泳分离蛋白。电泳完成后，用0.2%的考马斯蓝染色，然后脱色，再在EagleEye Ⅱ凝胶成像分析系统观察。

（四）参数设置

电泳电压：130V；孵育温度：37℃；明胶于4℃保存。

（五）典型实例分析

图4-25可见酶谱检测到多种形式的明胶酶，72kDa的强烈条带被鉴定为MMP-2前体，92kDa和130kDa的条带对应于MMP-9前体。最强的明胶溶解条带出现在DD（第1列）。而在SD（第3列）中检测到最弱的MMP-9。在第3列中未发现92kDa MMP-9对应的条带。在牙本质蛋白提取物中，MMP-2的凝胶溶解活性明显强于MMP-9。阴性对照酶谱显示无酶活性。

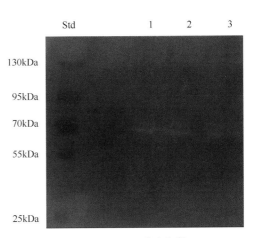

图4-25 明胶酶谱

三、可溶性重组人基质金属蛋白酶活性抑制实验

MMP是一类含有钙和锌离子的水解蛋白酶，正常生理条件下，对细胞外基质（ECM）的降解发挥作用。MMP在裂解MMP试剂盒中的底物后释放出特定物质，该物质可用酶标仪在412nm下检测到，分光光度值大小可以反映MMP活性强弱。酶活性抑制剂与可溶性重组人基质金属蛋白酶（rh-MMP）作用后，可以降低rh-MMP活性，通过检测分光光度值的变化可评估抑制剂对酶活性的抑制程度。

（一）材料与设备

材料与设备主要包括酶标仪、微量加样器、MMP分光光度试剂盒、rh-MMP、黑色96孔板。

（二）实验条件

实验条件详见第二章第二节"粗糙度测量"。

（三）样本制备

（1）配制待检测溶液。

（2）rh-MMP激活：按照说明书在实验开始前激活rh-MMP，将其稀释到相应实验浓度。

（3）实验分组

阳性对照组：缓冲液 + rh-MMP + 显色底物。

抑制剂对照组：GM6001（试剂盒提供rh-MMP抑制剂）+ rh-MMP + 显色底物。

实验组：待检测溶液 + rh-MMP + 显色底物。

空白孔：待检测溶液 + 缓冲液 + 显色底物。

（4）检测数据：向96孔板中加入40μl rh-MMP（空白孔中加入40μl缓冲液）和10μl待检测溶液，室温下孵育20min，然后向每孔中加入50μl显色底物（0.2mmoL/L），每孔总溶液量为100μl。振荡30s后，用酶标仪在412nm下每隔10min检测分光光度值至1h。每组实验重复4次。

根据公式计算时间点 t 分光光度净值和抑制百分比：

样本分光光度净值（t）= 样本分光光度值（t）– 相应空白孔分光光度值（t）。

抑制百分比 = {1–[待测样本分光光度净值（t）– 待测样本分光光度净值（t_0）]/[阳性对照组分光光度净值（t）– 阳性对照组分光光度净值（t_0）]}×100%

（四）参数设置

工作电压：10～20kV。

（五）典型实例分析

实验分组如下。

阴性对照组：去离子水。

阳性对照组：0.2%氯己定（chlorhexidine，CHX）溶液。

实验测试组：表没食子儿茶素没食子酸酯（epigallocatechin gallate，EGCG）溶液，浓度分别为100μg/ml、200μg/ml、300μg/ml、400μg/ml。

各实验组在观察的前2h荧光值强度上升都比较平缓，这可能是由于MMP是中性蛋白酶，酸蚀被激活后需要在中性环境孵育一段时间才能够发挥其水解胶原的作用。在观察的48h内，阴性对照和100μg/ml EGCG组荧光值强度随着时间的延长呈直线上升，200μg/ml EGCG和300μg/ml EGCG组荧光值强度随时间的延长缓慢上升，而400μg/ml EGCG组荧光值强度上升幅度缓慢并且较0.2% CHX的阳性对照组上升幅度小，见图4-26。在观察的48h内各组对MMP活性的抑制百分比分别为0.2% CHX组73.32%±7.64%，100μg/ml EGCG组12.15%±2.45%，200μg/ml EGCG组65.32%±7.12%，300μg/ml EGCG组68.56%±7.76%，400μg/ml EGCG组80.15%±7.84%。经单因素方差分析，100μg/ml EGCG组与其余各组间、400μg/ml EGCG组与其余各组间差异有统计学意义（$P < 0.05$），而0.2%CHX、200μg/ml EGCG、300μg/ml EGCG组间差异并无统计学意义（$P > 0.05$）。

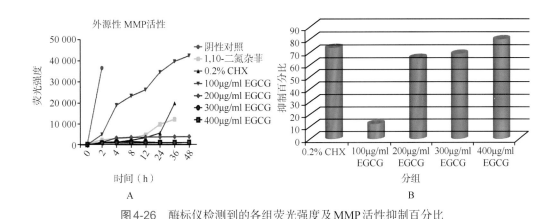

图4-26 酶标仪检测到的各组荧光强度及MMP活性抑制百分比

（张 凌 余昊翰 刘 宁）

第九节 基质金属蛋白酶的定量分析

一、原位酶谱实验

原位酶谱实验是以异硫氰酸荧光素标记的明胶作为底物，对未固定处理的树脂-牙本质粘接片状样本予以染色处理，基质金属蛋白酶（MMP）切离底物产生高度绿色荧光，通过对混合层及纵向排列的牙本质小管荧光强度的定量分析来定位组织中MMP活性的权威而经典的技术方法。

（一）材料与设备

材料与设备主要包括低速切割机、电子天平、超声波清洗机、光固化灯、恒温箱、水浴锅、千分尺、移液枪、激光扫描共聚焦显微镜、离体牙（获取和储存详见第二章第二节"粗糙度测量"）、碳化硅砂纸（600目、800目、1000目、1200目、1500目、2000目、2500目和3000目）、粘接剂（若为全酸蚀粘接剂，还需准备37%H$_3$PO$_4$溶液）、小毛刷、复合树脂、充填器、载玻片、盖玻片、氰基丙烯酸酯胶水、蒸馏水、移液枪枪头、吸水纸、EP管、铝箔纸、原位酶谱试剂盒。

（二）实验条件

实验条件详见第二章第二节"粗糙度测量"。

（三）样本制备

1.树脂-牙本质粘接试件的制备

粘接过程详见本章第五节，使用低速切割机在流水状态下垂直于粘接面获取样本中央1mm厚的片状树脂-牙本质粘接试件，即刻浸泡于蒸馏水或人工唾液中并置于37℃的水浴锅内一段时间（即刻：24h；老化：如6个月、12个月或18个月等）。

2. 打磨步骤

老化结束后，将样本取出，使用千分尺测量并记录每个样本的厚度（测量3次取平均值），使用氰基丙烯酸酯胶水将样本固定于载玻片上，待胶黏剂完全固化后，再次测量样本、胶水及载玻片共同厚度（测量3次取平均值），依次用600目、800目、1000目、1200目、1500目、2000目、2500目和3000目碳化硅砂纸在流水状态下对样本进行打磨，直至样本厚度约为500μm。

3. 原位酶谱测试步骤

测试步骤详见本章第八节"原位酶谱实验"，使用激光扫描共聚焦显微镜进行观察，在显微镜下聚焦清楚后，使用激光扫描共聚焦显微镜进行拍摄，激发波长为488nm，发射波长为530nm，评估自猝灭荧光素缀合的明胶底物的水解程度，指示内源性明胶酶活性。从不同焦平面获取厚度为85μm的光学切片，利用ZEN软件对层叠图像进行分析处理。

4. 实验结果分析

使用ImageJ软件对获取的激光扫描共聚焦样本图像的荧光密度值进行统计，定量分析MMP的活性，步骤如下。

在ImageJ软件中打开待分析图片并转换图片格式（若图片为RGB格式，需转换为8bit），创建一个矩形区域，使该区域覆盖整个混合层，设定检测指标为累积光密度值（integrated density），选择并调整合适的阈值直至显示出混合层内所有的荧光区域，通过测量工具对混合层内的荧光密度值进行统计以实现对MMP活性的定量分析（图4-27）。

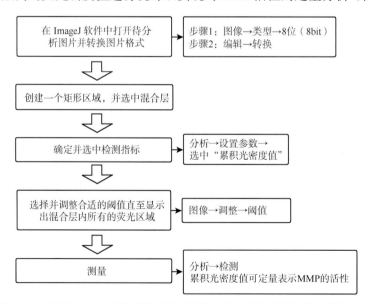

图4-27　通过ImageJ软件对样本混合层的荧光密度值进行计算的操作流程

（四）参数设置

环境要求：黑暗；一般放大倍数：×100、×200、×400；激光扫描共聚焦显微镜激发波长为488nm，发射波长为530nm。

（五）典型实例分析

观察界面：图4-28是用激光扫描共聚焦显微镜（LSM880）观察树脂–牙本质粘接界面获取的图片，以评估牙本质内源性明胶酶的活性。仪器放大倍数为100倍。混合层及纵向排列的牙本质小管中可见绿色荧光标记，荧光的强度代表了内源性明胶酶的活性。应用上述图像分析方法得到代表内源性明胶酶活性的荧光密度值235.187。

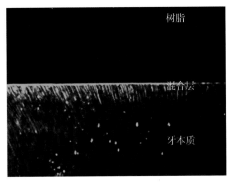

图4-28 用自猝灭的荧光素标记树脂–牙本质粘接界面混合层内的荧光强度代表了内源性明胶酶的活性（×100）

（六）常见问题及解析

1. 部分牙本质小管被横剖或斜剖

问题：图4-29A和B中粘接界面下牙本质区域荧光显示呈"环状"及"点状"形态。

原因：未在每个牙本质粘接试件的中心位置获取片状树脂–牙本质粘接试件样本，致部分牙本质小管被横剖或斜剖，中心区域的牙本质小管没有垂直于粘接界面。

2. 试件制备不良导致混合层过厚

问题：图4-29C中混合层较厚。

原因：在树脂–牙本质粘接样本制备过程中酸蚀时间过长及粘接剂层涂抹不均匀，没有轻吹成薄层，致混合层较厚，应严格按照操作说明进行操作。

3. 显微镜观察时聚焦不清

问题：图4-29D图像不清晰，尤其是右侧牙本质小管形态模糊不清。

原因：聚焦偏离观察面，导致图像不清晰，尤其是右侧牙本质小管形态模糊不清，影响观察。

4. 试件表面清洁处理不彻底

问题：图4-29E中牙本质一侧存在斜向的大片绿色荧光，覆盖了部分牙本质小管，掩盖了真实情况。

原因：试件表面清洁处理不彻底或使用胶水固定试件时部分胶水落在试件表面，在观察前应注意样本表面的清洁，固定样本应该小心谨慎。

二、基质金属蛋白酶活性测定

在矿化的牙本质中，MMP以酶原的形式被包裹在牙本质基质中。粘接时使用的酸蚀剂、粘接剂中的酸性单体或者口腔细菌分泌的酸性物质都能够降低环境pH，激活牙本质内源性MMP，使其发挥降解胶原的作用。混合层中裸露的胶原纤维在激活的MMP作用下，发生不可逆的破坏。因此，内源性MMP是导致混合层中胶原纤维降解，影响粘接耐久性的重要原因。

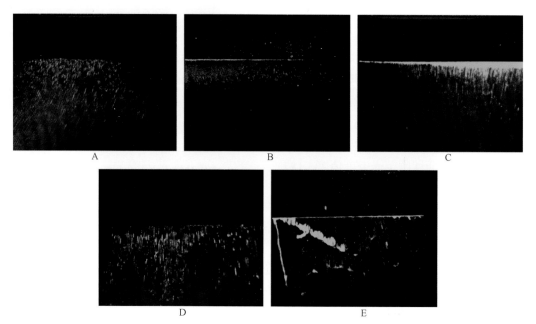

图4-29　用自猝灭的荧光素标记树脂–牙本质粘接界面后的失败样本（×100）

MMP活性检测法：应用通用型MMP活性检测试剂盒，检测粘接酸蚀过程中激活的内源性MMP的含量。该通用型MMP活性检测试剂盒基于酶联免疫吸附试验技术。试剂盒中的thiopeptolide底物可以分解激活内源性MMP样本并发生显色反应，通过全波长酶标仪在412nm波长处检测样本反应后的颜色深浅来相对定量激活的内源性MMP活性。

（一）材料与设备

材料与设备主要包括超声波清洗机、低速切割机、恒温箱、水浴锅、移液枪、全波长酶标仪、离体牙（获取和储存详见第二章第二节"粗糙度测量"）、通用型MMP活性检测试剂盒（Generic MMP assay kit）、粘接剂（若为全酸蚀粘接剂，还需准备10%或37% H_3PO_4溶液）、蒸馏水、96孔板、移液枪枪头、吸水纸、EP管、铝箔纸。

（二）实验条件

实验条件详见第二章第二节"粗糙度测量"。

（三）样本制备

1. 牙本质小条的制备

使用低速切割机在流水状态下垂直于牙体长轴切除𬌗面釉质，暴露冠中部牙本质，垂直于牙体长轴切出厚1mm的牙本质片，每颗牙切出一片牙本质片，每片切出1~2条1mm（厚）×2mm（宽）×6mm（长）的牙本质小条。

按照实验设计的不同粘接模式或表面处理方式进行处理，对照组采用蒸馏水处理，将处理后的牙本质小条即刻浸泡于蒸馏水或人工唾液中，并置于37℃恒温水浴锅内一段时间（即刻：24h；老化：如6个月、12个月或18个月等）。

2. MMP活性检测

在96孔板中的每个检测孔内加入200μl通用MMP底物（试剂盒内含有，可依据说明书进行配制，并设置空白孔为仅含有200μl的通用MMP底物），同时将老化后的牙本质小条从浸泡液中取出，用吸水纸轻柔吸干表面水分，快速向每个检测孔中放入1个牙本质小条并轻柔振荡96孔板30s，在25℃恒温箱中避光孵育60min。孵育结束后，将牙本质小条取出，使用全波长酶标仪检测每孔的吸光度值。

$$待测样本吸光度净值=各样本吸光度值-空白孔吸光度值$$
$$MMP活性抑制率=[1-待测样本吸光度净值/对照组吸光度平均值]×100\%$$

（四）参数设置

酶标仪检测波长为412nm。

（五）典型实例分析

以下实例为采用全波长酶标仪（EPOCH 2 Microplate Reader）及通用型MMP活性检测试剂盒（Generic MMP assay kit）检测完全脱矿的牙本质被激活的MMP活性及实验组粘接剂（抗菌季铵盐单体改性树脂粘接剂）对激活内源性MMP抑制作用的实验结果。结果用吸光度净值及MMP活性抑制率（%）表示（图4-30）。蒸馏水组：完全脱矿的牙本质用蒸馏水处理，该组为对照组，该组的吸光度净值代表酸蚀处理激活的牙本质样本的MMP活性，通过上述公式可以计算各实验处理组对酸蚀激活的MMP活性总体抑制率；SB2组：完全脱矿的牙本质用Single Bond 2树脂粘接剂包裹固化处理；SB2+5%DMAHDM组：完全脱矿的牙本质用抗菌季铵盐单体DMAHDM改性的Single Bond 2树脂粘接剂包裹固化处理。

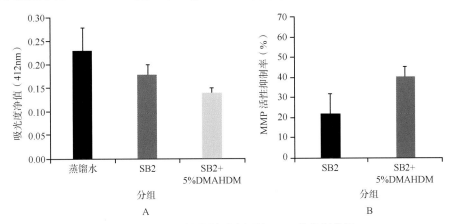

图4-30 实验组粘接剂对内源性MMP的抑制作用

A. 使用通用型MMP检测试剂盒测定即刻（24h）各处理组的吸光度净值（412nm）；B. 使用通用型MMP检测试剂盒测定即刻（24h）SB2和SB2+5% DMAHDM两组粘接剂处理组相较于未用粘接剂处理组（对照组：用蒸馏水处理）的总MMP活性抑制率

（李蕴聪 仵琳悦）

第十节　混合层胶原纤维包裹质量的检测

一、Masson三色染色法

Masson三色染色（Masson's trichrome staining）是结缔组织染色中最经典的一种方法，是胶原纤维染色权威而经典的方法。Masson三色染色原理与阴离子染料分子的大小和组织的渗透性有关，Masson三色染色液中的苯胺蓝分子量较大，对矿化的Ⅰ型胶原蛋白的阳离子有很高的亲和力，可使其被染为蓝色，当其脱矿时，通常被染为红色，而粘接剂层则不着色或呈现米黄色，因而可以在光学显微镜下将未矿化的牙本质和矿化的牙本质基质组织清晰地鉴别。利用Masson三色染色法，可以通过观察树脂-牙本质粘接界面（混合层）区域内的颜色差异，定性评估混合层胶原纤维包裹质量。

（一）材料与设备

材料与设备主要包括超声波清洗机、低速切割机、光固化灯、恒温箱、水浴锅、千分尺、硬组织磨片机、平行载片粘合压片装置、光学显微镜、离体牙（获取和储存详见第二章第二节"粗糙度测量"）、普通碳化硅砂纸（600目）、硬组织磨片机专用碳化硅砂纸（380目、800目、1200目、2500目和4000目）、粘接剂（若为全酸蚀粘接剂，还需准备10%或37% H_3PO_4溶液）、小毛刷、复合树脂、充填器、载玻片、透明甲基丙烯酸光固化胶黏剂、Masson三色染色液试剂盒、染缸、胶头滴管、95%乙醇、无水乙醇、二甲苯、中性树胶、盖玻片、吸水纸、EP管。

（二）实验条件

实验条件详见第二章第二节"粗糙度测量"。

（三）样本制备

1. 树脂-牙本质粘接试件的制备

具体方法详见本章第九节"原位酶谱实验"。

2. 磨片步骤

老化结束后，将样本取出，使用千分尺测量并记录每个样本厚度（测量3次取平均值），使用透明光固化胶黏剂将样本固定于载玻片上，用平行载片粘合压片装置确保样本表面与载玻片平面平行，待胶黏剂完全固化后，使用硬组织磨片机，依次用380目、800目、1200目、2500目和4000目碳化硅砂纸在流水下对样本进行打磨，通过数字化设定及磨片机所连接的自动测量控制装置确定样本被磨除的厚度，打磨至样本厚度小于10μm。

3. 染色步骤

按照Masson三色染色液试剂盒说明书进行如下操作。

（1）切片入Bouin液，于37℃过夜或置入57～60℃的恒温箱内2h进行媒染，然后用流水冲洗至切片上的黄色消失。

（2）用天青石蓝染色液滴染2～3min后水洗。

（3）用苏木素染色液滴染2～3min后水洗。

（4）用酸性乙醇分化液分化数秒后流水冲洗10min。

（5）用丽春红–品红染色液滴染10min后蒸馏水冲洗。

（6）用磷钼酸溶液处理约10min后倾去上清液，切片不用水洗，直接滴入苯胺蓝染色液染5min。

（7）用1%冰醋酸溶液处理2min。

染色后使用95%的乙醇溶液快速脱水，无水乙醇脱水3次，每次5～10s，二甲苯透明3次，每次1～2min，中性树胶封固，盖盖玻片，在光学显微镜下放大100倍观察。

（四）参数设置

硬组织磨片机样本固定台水平移动速度调节为0～170mm/min，控制速度约为80mm/min；硬组织磨片机磨盘转速调节为0～170r/min，控制转速约为80r/min；光学显微镜观察放大倍数：×100。

（五）典型实例分析

观察界面：牙本质–树脂粘接界面。

以下实例是用改良Masson三色染色液进行染色，并在放大倍数为100倍的光学显微镜下观察牙本质–树脂粘接界面所获取的图片（图4-31）。混合层内暴露或树脂包裹不全的胶原被染成红色，沿混合层呈现明显的红染线（图4-31A）。对粘接样本进行再矿化处理后，可见混合层部分区域出现灰蓝色，代表部分矿化的胶原纤维（图4-31B）。

Masson三色染色液对矿化的Ⅰ型胶原蛋白的阳离子有很高的亲和力，可将其染为蓝色；当其脱矿时，通常被染为红色；而粘接剂层则呈现米黄色。在每个样本中，通过观察树脂–牙本质粘接界面（混合层）区域内的颜色差异，可以对混合层胶原纤维包裹质量进行定性评估。

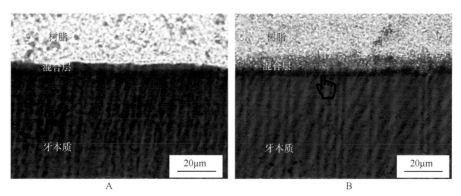

图4-31　树脂–牙本质粘接界面Masson三色染色光学切片

A.混合层呈现均一红染；B.手指所示为混合层部分矿化的胶原纤维

（六）常见问题及解析

1. 染色过深

问题：图4-32A样本染色过深，难以观察牙本质小管的形态。

原因：在磨片时，样本厚度未小于10μm即染色，致染色较深，无法清晰分辨粘接剂层及牙本质层牙本质小管形态。

2. 视野中出现深色中空团块，组织分离、不连续

问题：图4-32B中出现深色中空团块，且组织分离不连续。

原因：出现深色中空团块是由于将样本固定于载玻片上时未排净胶黏剂中的气泡，致镜下观察时有气泡干扰。组织分离、不连续是由于染色过程中未保持样本表面湿润，样本过度干燥导致粘接剂层与牙本质层分离。

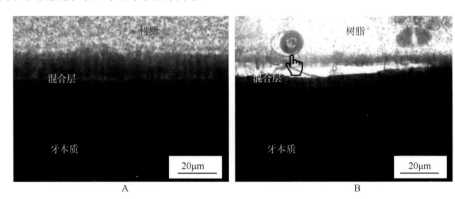

图4-32　树脂–牙本质粘接界面Masson三色染色的失败光学切片
A.牙本质层及粘接剂层染色较深；B.粘接剂层与牙本质层分离

二、免疫组织化学电镜观察

无论何种粘接系统，其形成的混合层底部始终存在裸露的、未被树脂单体包裹的胶原纤维。在复杂的混合层结构中反映这些暴露的胶原纤维是困难的。胶体金是一种带负电荷的疏水溶胶，静电作用使其互相排斥，保持较稳定的状态。它可以与多种生物大分子结合，利用此特性标记抗体，可组成胶体金结合物。胶体金标记技术的染色步骤简便，具有不影响原有超微结构观察、灵敏度高的优势，广泛应用于各领域的实验研究。在牙本质粘接的评价中，可以利用抗Ⅰ型胶原纤维抗体与暴露的Ⅰ型胶原纤维特异性结合，进而与胶体金颗粒标记的次级抗体结合，形成抗原抗体金标记抗体复合物，使用电镜观察定位暴露的胶原纤维。这可以用于评价不同处理方式对形成的混合层质量的影响。

（一）材料与设备

材料与设备主要包括场发射扫描电镜、体视显微镜、临界点干燥仪、低速切割机、千分尺、研磨抛光机、摇床、恒温箱/水浴锅、镀碳仪、碳化硅砂纸（600目）、光固化

灯、气枪、离体牙（获取和储存详见第二章第二节"粗糙度测量"）、山羊血清、抗Ⅰ型胶原单克隆抗体、结合20nm胶体金的羊抗鼠IgG次级抗体、2.5%戊二醛溶液、梯度浓度乙醇（25%、50%、75%、95%、100%）、0.01mol/L PBS、35% H_3PO_4 溶液、生理盐水、去离子水。

（二）实验条件

实验条件详见第二章第二节"粗糙度测量"。

安全注意事项：离体牙保存的叠氮化钠溶液或百里香酚溶液配制需在通风橱内完成，遵循危化品管理要求。用戊二醛固定试件时需在通风橱内完成。

（三）样本制备

（1）树脂-牙本质试件的制作：使用低速切割机在流水状态下垂直于牙体长轴切割出2mm厚的牙本质块，表面使用600目碳化硅砂纸湿抛光1min，模拟玷污层，浸泡于0.01mol/L PBS（pH 7.2，4℃）中。

按照实验设计的不同粘接模式或表面处理方式进行粘接。粘接剂涂布于牙本质表面后，气吹数秒，光固化后堆塑2mm厚的复合树脂。粘接完成后进行储存，详细方法参照第二章第六节。

（2）暴露粘接界面：取出储存结束后的试件，使用低速切割机在流水状态下垂直于咬合面，切取1mm厚的粘接试件。用35%磷酸凝胶处理表面3s以去除切割过程中产生的碎屑，生理盐水冲洗15min，浸泡于0.01mol/L PBS（pH 7.2，4℃）中。

（3）免疫标记：室温下，用0.01mol/L、pH 7.2的PBS冲洗试件30min，山羊血清孵育30min，加入抗Ⅰ型胶原单克隆抗体，4℃孵育一夜。PBS冲洗2次，每次5min。结合20nm胶体金的羊抗鼠IgG次级抗体，常温下孵育90min，PBS冲洗3次，每次5min，去离子水冲洗2次，每次5min。

（4）固定：用2.5%戊二醛固定液（pH=7.2，0.1mol/L PBS）常温下固定4h。

（5）脱水干燥：PBS充分冲洗后，依次浸泡于25%、50%、75%、95%乙醇溶液中20min及100%乙醇中60min，完成试件脱水后，于 CO_2 临界点干燥，真空镀碳。

（6）设置对照组：①空白对照组试件于不含抗Ⅰ型胶原单克隆抗体的PBS中孵育一夜后，标记二抗；②空白对照组试件进行常规免疫标记。

（7）电镜观察：定性观察。场发射扫描电镜使用二次电子和背散射混合模式在牙本质-树脂粘接界面拍摄照片。

（四）参数设置

真空环境；工作电压：5～10kV；探头工作距离：通常设置为4～8mm。建议放大倍数：×2000、×5000、×20 000、×40 000、×100 000（视具体情况选择不同倍数）。

（五）典型实例分析

图4-33是用扫描电镜（MAIA3）观察树脂-牙本质粘接试件混合层深部获取的图片。仪器采用20kV的电压激发，采用二次电子模式拍摄，放大倍数为150 000倍。可以观察到

混合层深部暴露的胶原纤维，胶体金颗粒标记于暴露的胶原纤维上。

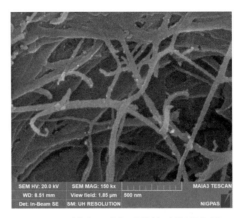

图4-33　树脂–牙本质粘接试件混合层

（李蕴聪　仵琳悦　陈　晨　袁晓君）

第十一节　基质金属蛋白酶的定位分析

一、免疫组织化学染色实验

免疫组织化学染色法是指在抗体上结合荧光或可呈色的化学物质，利用免疫学原理中抗原和抗体间专一性的结合反应，检测细胞或组织中是否有目标抗原的存在，此方法既可用来测知抗原的表现量，也可用于观察抗原所表现的位置。用荧光抗体示踪或检查相应抗原的方法，称荧光抗体法。这类实验方法可用于检测口腔软硬组织中功能蛋白或病理状况下疾病标志性蛋白的阳性表达，是研究人员进行功能蛋白的分布、功能及疾病的发展、转归研究的有效手段。

倒置显微镜（inverted microscope）适用于生物学、医学等领域中组织培养、细胞离体培养、浮游生物及环境监测试样、食品检验试样等的显微观察。由于这些活体被检物均放置在培养皿（或培养瓶）中，这就要求显微镜的物镜和聚光镜的工作距离很长，能直接对培养皿中的被检物进行显微观察和研究。因此，物镜、聚光镜和光源的位置都颠倒过来，称为倒置显微镜。倒置荧光显微镜由荧光附件与倒置显微镜有机结合构成，主要用于细胞等活体组织的荧光、相差观察。

不同类型的MMP在牙体组织中含量不同，免疫组织化学染色的方法可能出现假阴性，而免疫荧光染色具有更强的特异性，暗视野环境下对目标位点的识别更加明显。因此，使用免疫荧光染色对含量较低的目标蛋白进行检测有助于避免假阴性结果的出现。

（一）材料与设备

材料与设备主要包括低速切割机、石蜡切片机、正置显微镜、激光扫描共聚焦显微镜、离体牙（获取和储存详见第二章第二节"粗糙度测量"），小鼠抗人MMP-1、MMP-2、

MMP-3、MMP-8、MMP-9单克隆抗体（浓度为200μg/ml），山羊抗鼠二抗、三抗，BCA法蛋白浓度定量试剂盒，小鼠即用型免疫组织化学检测试剂盒，二氨基联苯胺（DAB）显色试剂盒，PBS，抗原修复试剂盒，抗荧光猝灭封片剂、乙二胺四乙酸（EDTA）溶液、二甲苯、梯度浓度乙醇（75%、85%、95%、100%）、3%过氧化氢溶液、山羊血清、苏木素、盐酸乙醇、饱和碳酸锂。

（二）实验条件

实验条件详见第二章第二节"粗糙度测量"。

（三）样本制备

1. 牙本质切片的制备

使用低速切割机在流水冷却下将10颗牙齿按牙长轴方向纵切成2mm厚的片状，立即将其浸泡于0.5mol/L pH 6.4的EDTA溶液中脱矿，每2天换液一次，持续浸泡5周。随后对材料进行脱水、石蜡包埋处理，利用石蜡切片机将牙片连续切成5μm厚度的薄片。

2. 牙本质MMP的免疫组织化学染色

（1）脱蜡：首先按照以下流程将组织薄片放入各溶液中进行脱蜡——二甲苯30min、二甲苯30min、无水乙醇5min、无水乙醇5min、95%乙醇溶液5min、85%乙醇溶液5min、75%乙醇溶液5min、去离子水5min。脱蜡完成后，在室温下用新鲜配制的3%过氧化氢溶液浸泡10min，使用0.01mol/L的PBS冲洗3次，每次5min。

（2）抗原修复：采用酶消化法进行抗原修复。使用抗原修复试剂盒进行修复，具体操作步骤如下：在37℃下，使用复合消化液消化5～10min，然后用PBS清洗3次，每次5min，再用抗原修复液于37℃下修复10min，再用PBS清洗3次，每次5min。

（3）封闭非特异性结合位点：使用山羊血清于37℃封闭30min以封闭非特异性结合位点。

（4）一抗孵育：甩去多余的血清，滴加适当浓度的MMP-2、MMP-8、MMP-9一抗（每个抗体在使用前稀释50倍），每个组织片滴加约40μl一抗，于4℃孵育过夜，结束后使用用PBS清洗4次，每次5min。

（5）二抗孵育：利用山羊抗鼠二抗工作液于37℃下孵育30min，结束后使用PBS清洗3次，每次5min；在37℃下使用三抗孵育30min，结束后使用PBS清洗3次，每次5min。

（6）DAB显色：按照DAB显色试剂盒说明配制显色液，显色时间一般为5min，根据组织切片的镜下表现及时终止染色。

（7）复染：染色结束后进行复染。于苏木素溶液中浸泡10s，流水冲洗2min，于盐酸乙醇中分化1s，流水冲洗2min，于饱和碳酸锂中返蓝10s，流水冲洗2min。

（8）脱水封片：按照以下流程进行乙醇梯度脱水——75%乙醇溶液1min、85%乙醇溶液1min、95%乙醇溶液1min、无水乙醇1min、无水乙醇1min、二甲苯5min、二甲苯5min；中性树胶封片、晾干后即可置于显微镜下观察。

3. 牙本质MMP-2、MMP-8、MMP-9的免疫荧光染色

组织薄片经过上述脱蜡操作后，不需要使用过氧化氢溶液浸泡，直接进行抗原消化与修复、山羊血清封闭、一抗孵育等步骤。一抗孵育结束后，在避光条件下，使用荧光二抗工作液于37℃孵育30min，PBS冲洗3次，每次5min；使用抗荧光猝灭封片剂封片，在荧光显微镜下观察。以PBS代替一抗做阴性对照。

（四）参数设置

荧光显微镜激发光波长：594nm（具体实验中应参考荧光二抗波长要求设置）。

（五）典型实例分析

MMP-2、MMP-8、MMP-9在冠方牙本质内的分布情况见图4-34。三种MMP在不同深度牙本质中均有阳性表达，前期牙本质及深层牙本质中的表达尤为显著，其分布规律为由髓腔外侧向釉质牙本质界（DEJ）处呈现逐渐降低的趋势。在DEJ内侧，MMP-2、MMP-8、MMP-9可见一条着色较深的密集带，宽度为6～10μm。在免疫荧光染色图片上可观察到沿着髓腔内壁，MMP-2、MMP-9呈亮色条带分布，宽度为6～10μm，向髓腔外侧扩展，表现为局部点状的光斑。

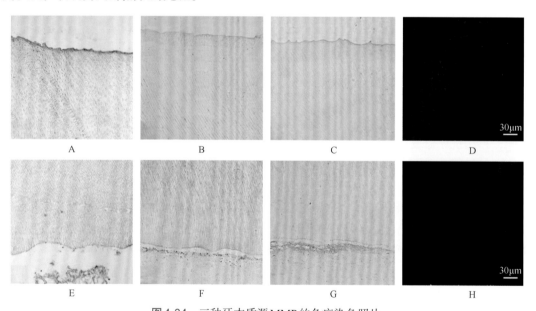

图4-34　三种牙本质源MMP的免疫染色照片

A、E. 牙本质浅层和深层MMP-2的DAB化学染色结果（×200）；B、F. 牙本质浅层和深层MMP-8的DAB化学染色结果（×200）；C、G. 牙本质浅层和深层MMP-9的DAB化学染色结果（×200）；D. 牙本质髓腔内壁和外层MMP-2的FITC荧光染色结果；H. 牙本质髓腔内壁和外层MMP-9的FITC荧光染色结果

二、免疫组织化学电镜观察

免疫组织化学技术是指用胶体金标记一抗、二抗或其他能特异性结合免疫球蛋白的分

子作为探针对组织或细胞内的抗原进行定性、定位或定量研究。胶体金由于电子密度高，多用于免疫电镜的单标记或多标记的定位研究。

（一）材料与设备

材料与设备主要包括低速切割机、钢锤、体视显微镜、镀膜仪、场发射扫描电镜、超显微切片机、透射电镜、离体牙（获取和储存详见第二章第二节"粗糙度测量"）、液氮、小鼠抗人MMP-2 IgG及小鼠抗人MMP-9 IgG、三羟甲基氨基甲烷盐酸缓冲液、EDTA、山羊血清、山羊抗小鼠IgG（偶联了胶体金粒子）、戊二醛溶液、二甲砷酸钠缓冲液、六甲基二硅烷、导电胶带、LR White树脂、甲苯胺蓝、乙酸双氧铀、雷诺柠檬酸铅、0.15mol/L氯化钠、0.1%牛血清白蛋白、梯度浓度乙醇（30%、50%、70%、90%、95%、100%）。

（二）实验条件

实验条件详见第二章第二节"粗糙度测量"。

（三）样本制备

1. 牙本质样本制备

使用低速切割机沿垂直牙体长轴方向切割健康无龋的人第三磨牙，制作1mm厚的牙釉质圆盘，使用低速切割机完全去除牙釉质，只保留圆盘的中心部分，即中/深层牙本质组织。将每颗牙齿浸入液氮中，用钢锤在低温下砸裂，制成没有玷污层的牙本质标本。在体视显微镜下，从每颗牙齿中选择4个主要的碎片，随机和平均分配到预埋标记技术组或后埋标记技术组。

2. 预包埋技术的标本处理及扫描电镜（FEI）观察

将冷冻断裂的牙本质碎片在0.5mol/L EDTA（pH 7.4）中于25℃下浸泡30min，并用大量蒸馏水冲洗。使用小鼠抗人MMP-2 IgG（Abcam）及小鼠抗人MMP-9 IgG（Abcam）作为单克隆一抗，对部分脱钙牙本质片段进行预包埋免疫标记。

详细步骤如下：将标本立即沉浸在0.05mol/L三羟甲基氨基甲烷盐酸缓冲液（TBS，pH 7.6）中，然后使用0.15mol/L氯化钠溶液和0.1%牛血清白蛋白冲洗3次，每次10min，再在室温下用常规山羊血清及0.05mol/L TBS（pH 7.6）预孵化30min。将标本在48℃与其中一种一抗孵育过夜（在pH 7.6的0.05mol/L TBS中按1∶100稀释），然后使用0.05mol/L TBS（pH 7.6）及0.02mol/L TBS（pH 8.2）漂洗。使用二抗[偶联了15nm胶体金粒子（1∶20稀释）的山羊抗小鼠IgG]在0.02mol/L TBS（pH 8.2）中于室温下孵育90min。

将所有标本在pH 8.2的0.02mol/L TBS中冲洗，在pH 7.2的2.5%戊二醛溶液及0.15mol/L二甲砷酸钠缓冲液中固定4h，然后用0.15mol/L二甲砷酸钠缓冲液冲洗。用梯度浓度乙醇（30%、50%、70%、90%、95%、100%）脱水后，使用六甲基二硅烷干燥标本。然后使用导电胶带将标本安装在桩上，并使用镀膜仪在标本表面喷涂碳。

其他未脱钙的牙本质标本也采用类似的免疫组织化学方法处理。

使用扫描电镜（FEI）在7kV和1×10^{-12}A下进行观测。图像是通过背散射结合二次电子探测器获得的。

3. 后包埋技术的标本处理及透射电镜观察

采用后包埋技术的牙本质标本碎片用4.13%的EDTA脱钙3个月，然后用0.1mol/L的二甲砷酸钠缓冲液（pH 7.2）冲洗。标本在梯度浓度的乙醇中脱水，并嵌入LR White树脂中。用玻璃刀在超显微切片机上切割半薄切片（1μm），并用甲苯胺蓝染色。选取厚度为1μm切片中的特定区域进行超薄切片，制备厚度为80nm的切片，并将其固定在聚乙酸甲基乙烯酯碳涂层镍网格上。

上述组织薄片经过后包埋技术进行免疫组织化学标记。与预包埋技术过程相似，免疫标记使用相同的抗MMP-2一抗或抗MMP-9一抗，然后是胶体金偶联的二抗。使用同样的免疫组织化学方法处理未脱矿的牙本质标本。用4%乙酸双氧铀（15min）和雷诺柠檬酸铅（15min）对上述网格进行染色，使用透射电镜观察（60kV）。

（张　凌　余昊翰　王丹杨）

参 考 文 献

邓东来，2013. 牙本质粘接界面老化方法的比较研究. 武汉：武汉大学.

刘瑞，2009. 微结构材料力学遥微拉伸系统与测试方法研究. 上海：上海交通大学.

吕彤，2015. 材料近代测试与分析实验. 北京：化学工业出版社.

王丹杨，张凌，李芳，等，2014. 冠方牙本质中5种基质金属蛋白酶的分布及定量检测. 中华口腔医院杂志，49（11）：688-692.

王兆波，王宝祥，郭志岩，等，2019. 实用材料科学与工程实验教程. 北京：化学工业出版社.

阳范文，陈晓明，田秀梅，等，2020. 生物医学材料综合实验. 北京：科学出版社.

杨伟，2006. 固体核磁共振在高分子材料分析中的应用. 天津：天津大学.

张胜民，2019. 高等生物材料学实验. 武汉：华中科技大学出版社.

赵三军，2006. 牙本质粘结界面纳米渗漏的研究. 西安：第四军医大学.

曾幸荣，2007. 高分子近代检测技术. 广州：华南理工大学出版社.

Betancourt F，Kiss A，Krejci I，et al，2021. ToF-SIMS analysis of demineralized dentin biomodified with calcium phosphate and collagen crosslinking：effect on marginal adaptation of class Ⅴ adhesive restorations. Materials（Basel），14（16）：4535.

Breschi L，Martin P，Mazzoni A，et al，2010. Use of a specific MMP-inhibitor（galardin）for preservation of hybrid layer. Dent Mater，26（6）：571-578.

Breschi L，Mazzoni A，Ruggeri A，et al，2008. Dental adhesion review：aging and stability of the bonded interface. Dent Mater，24（1）：90-101.

Carrilho MR，Carvalho RM，Sousa EN，et al，2010. Substantivity of chlorhexidine to human dentin. Dent Mater，26：779-785.

Chen C，Niu LN，Xie H，et al，2015. Bonding of universal adhesives to dentine—old wine in new bottles? J Dent，43（5）：525-536.

Comba A，Maravic T，Valente L，et al，2019. Effect of benzalkonium chloride on dentin bond strength and endogenous enzymatic activity. J Dent，85：25-32.

El Gezawi M，Haridy R，Abo Elazm E，et al，2018. Microtensile bond strength，4-point bending and nanoleakage of resin-dentin interfaces：effects of two matrix metalloproteinase inhibitors. J Mech Behav Biomed Mater，78：206-213.

Eliades G，Watts D，Eliades T，2005. Dental hard tissues and bonding：interfacial phenomena and related properties. Heidelberg：Springer Berlin.

Fu Y，Liu S，Cui SJ，et al，2016. Surface chemistry of nanoscale mineralized collagen regulates periodontal ligament stem cell fate. ACS Appl Mater Interfaces，8（25）：15958-15966.

Giacomini MC，Scaffa PMC，Gonçalves RS，et al，2020. Profile of a 10-MDP-based universal adhesive system associated with chlorhexidine：dentin bond strength and *in situ* zymography performance. J Mech Behav Biomed Mater，110：103925.

Gou YP，Meghil MM，Pucci CR，et al，2018. Optimizing resin-dentin bond stability using a bioactive adhesive with concomitant antibacterial properties and anti-proteolytic activities. Acta Biomater，75：171-182.

Gu L，Mazzoni A，Gou Y，et al，2018. Zymography of hybrid layers created using extrafibrillar demineralization. J Dent Res，97（4）：409-415.

Gutiérrez MF，Malaquias P，Matos TP，et al，2017. Mechanical and microbiological properties and drug release modeling of an etch-and-rinse adhesive containing copper nanoparticles. Dent Mater，33（3）：309-320.

Hariri I，Shimada Y，Sadr A，et al，2012. The effects of aging on shear bond strength and nanoleakage expression of an etch-and-rinse adhesive on human enamel and dentin. J Adhes Dent，14（3）：235-243.

Hosaka K，Nishitani Y，Tagami J，et al，2009. Durability of resin-dentin bonds to water-vs. ethanol-saturated dentin. J Dent Res，88（2）：146-151.

Huang XQ，Camba J，Gu LS，et al，2018. Mechanism of bioactive molecular extraction from mineralized dentin by calcium hydroxide and tricalcium silicate cement. Dent Mater，34（2）：317-330.

Huang ZH，Qi YP，Zhang K，et al，2019. Use of experimental-resin-based materials doped with carboxymethyl chitosan and calcium phosphate microfillers to induce biomimetic remineralization of caries-affected dentin. J Mech Behav Biomed Mater，89：81-88.

Jun SK，Yang SA，Kim YJ，et al，2018. Multi-functional nano-adhesive releasing therapeutic ions for MMP-deactivation and remineralization. Sci Rep，8（1）：5663.

Kim J，Mai S，Carrilho MR，et al，2010. An all-in-one adhesive does not etch beyond hybrid layers. J Dent Res，89（5）：482-487.

Li F，Majd H，Weir MD，et al，2015. Inhibition of matrix metalloproteinase activity in human dentin via novel antibacterial monomer. Dent Mater，31：284-292.

Liu N，Li F，Chen YJ，et al，2013. The inhibitory effect of a polymerisable cationic monomer on functional matrix metalloproteinases. J Dent，41（11）：1101-1108.

Mai S，Wei CC，Gu LS，et al，2017. Extrafibrillar collagen demineralization-based chelate-and-rinse technique bridges the gap between wet and dry dentin bonding. Acta Biomater，57：435-448.

Mao JJ，Wang L，Jiang Y，et al，2021. Nanoscopic wear behavior of dentinogenesis imperfecta type Ⅱ tooth dentin. J Mech Behav Biomed Mater，120：104585.

Mazzoni A，Angeloni V，Sartori N，et al，2017. Substantivity of carbodiimide inhibition on dentinal enzyme activity over time. J Dent Res，96（8）：902-908.

Mazzoni A，Apolonio FM，Saboia VP，et al，2014. Carbodiimide inactivation of MMPS and effect on dentin bonding. J Dent Res，93（3）：263-268.

Mazzoni A，Mannello F，Tay FR，et al，2007. Zymographic analysis and characterization of MMP-2 and -9 forms in human sound dentin. J Dent Res，86（5）：436-440.

Mazzoni A，Maravić T，Tezvergil-Mutluay A，et al，2018. Biochemical and immunohistochemical identification of MMP-7 in human dentin. J Dent，79：90-95.

Mazzoni A，Nascimento FD，Carrilho M，et al，2012. MMP activity in the hybrid layer detected with *in situ* zymography. J Dent Res，91（5）：467-472.

Mazzoni A，Papa V，Nato F，et al，2011. Immunohistochemical and biochemical assay of MMP-3 in human dentine. J Dent，39（3）：231-237.

Mazzoni A，Pashley DH，Nishitani Y，et al，2006. Reactivation of inactivated endogenous proteolytic activities in phosphoric acid-etched dentin by etch-and-rinse adhesives. Biomaterials，27（25）：4470-4476.

Mazzoni A，Pashley DH，Tay FR，et al，2009. Immunohistochemical identification of MMP-2 and MMP-9 in human dentin：correlative FEI-SEM/TEM analysis. J Biomed Mater Res A，88（3）：697-703.

Morresi AL，D'Amario M，Capogreco M，et al，2014. Thermal cycling for restorative materials：does a standardized protocol exist in laboratory testing? A literature review. J Mech Behav Biomed Mater，29：295-308.

Niu LN，Zhang L，Jiao K，et al，2011. Localization of MMP-2，MMP-9，TIMP-1，and TIMP-2 in human coronal dentine. J Dent，39（8）：536-542.

Osorio R，Ceballos L，Tay F，et al，2002. Effect of sodium hypochlorite on dentin bonding with a polyalkenoic acid-containing adhesive system. J Biomed Mater Res，60（2）：316-324.

Pucci CR，Gu LS，Zeng C，et al，2017. Susceptibility of contemporary single-bottle self-etch dentine adhesives to intrinsic water permeation. J Dent，66：52-61.

Sabatini C，Scheffel DLS，Scheffel RH，et al，2014. Inhibition of endogenous human dentin MMPs by Gluma. Dent Mater，30（7）：752-758.

Sadat-Shojai M，Atai M，Nodehi A，et al，2010. Hydroxyapatite nanorods as novel fillers for improving the properties of dental adhesives：synthesis and application. Dent Mater，26：471-482.

Scheffel DLS，Cury JA，Tenuta LMA，et al，2020. Proteolytic activity，degradation，and dissolution of primary and permanent teeth. Int J Paediatr Dent，30（5）：650-659.

Shen JD，Xie HF，Wang Q，et al，2020. Evaluation of the interaction of chlorhexidine and MDP and its effects on the durability of dentin bonding. Dent Mater，36（12）：1624-1634.

Souza-Gabriel AE，Sousa-Neto MD，Scatolin RS，et al，2020. Durability of resin on bleached dentin treated with antioxidant solutions or lasers. J Mech Behav Biomed Mater，104：103647.

Tay FR，Pashley DH，Yoshiyama M，2002. Two modes of nanoleakage expression in single-step adhesives. J Dent Res，81（7）：472-476.

Tezvergil-Mutluay A，Agee KA，Uchiyama T，et al，2011. The inhibitory effects of quaternary ammonium methacrylates on soluble and matrix-bound MMPS. J Dent Res，90（4）：535-540.

Tian F，Zhou L，Zhang Z，et al，2016. Paucity of nanolayering in resin-dentin interfaces of MDP-based adhesives. J Dent Res，95（4）：380-387.

Tian FC，Wang XY，Huang Q，et al，2016. Effect of nanolayering of calcium salts of phosphoric acid ester monomers on the durability of resin-dentin bonds. Acta Biomater，38：190-200.

Xu CQ，Wang Y，2011. Cross-linked demineralized dentin maintains its mechanical stability when challenged by bacterial collagenase. J Biomed Mater Res B Appl Biomater，96：242-248.

Yamakoshi Y，Hu JC，Iwata T，et al，2006. Dentin sialophosphoprotein is processed by MMP-2 and MMP-20 *in vitro* and *in vivo*. J Biol Chem，281（50）：38235-38243.

Yi LY，Yu J，Han L，et al，2019. Combination of baicalein and ethanol-wet-bonding improves dentin bonding durability. J Dent，90：103207.

Yu F，Xu RC，Huang L，et al，2020. Isocyanate-terminated urethane-based methacrylate for *in situ* collagen scaffold modification. Mater Sci Eng C Mater Biol Appl，112：110902.

Yu J，Zhang ZN，Guo R，et al，2021. Epigallocatechin-3-gallate/nanohydroxyapatite platform delivery approach to adhesive-dentin interface stability. Mater Sci Eng C Mater Biol Appl，122：111918.

Zhang ZY，Tian FC，Niu LN，et al，2016. Defying ageing：an expectation for dentine bonding with universal adhesives? J Dent，45：43-52.

Zhao Q，Han F，Yuan XJ，et al，2021. Effects of solvents and pH values on the chemical affinity of 10-methacryloyloxydecyl dihydrogen phosphate toward hydroxyapatite. ACS Omega，6（29）：19183-19193.

第五章

牙本质的再矿化评价

第一节 概 述

牙本质粘接力的获得是建立在混合层的形成上，这必将伴随着牙本质的局部脱矿，暴露的胶原纤维一旦发生降解，粘接力将会受到明显影响，因此如何加强及保护胶原成为提高牙本质粘接耐久性的重要手段。除了一些预防及延缓胶原退变的手段外，牙本质再矿化作为一种能够尽可能恢复天然矿化牙本质结构的方法，也能够用于粘接界面的矿化，通过使脱矿的胶原纤维发生再矿化，保护胶原防止其退变。特别是仿生牙本质再矿化，它能够实现胶原纤维内和纤维间磷灰石晶体的结构化有序再生，从而保护胶原防止其受到外源性刺激如温度、机械、细菌、水、酶等影响而发生降解破坏。这为提高树脂牙本质粘接界面的稳定性提供了潜在的解决方案，被认为是提高牙本质粘接耐久性的最重要手段之一，因此也是当前牙本质粘接的研究热点。不过目前并没有类似"金标准"的一种再矿化方法。本章基于同类文献，总结、介绍多种牙本质再矿化实验的物理化学性能表征技术，以帮助进一步完善及标准化牙本质再矿化评价方法。

一、脱矿牙本质的制备

脱矿牙本质的体外制备方法繁多，总体来说有化学脱矿和生物脱矿两种模式。化学脱矿就是使用不同的脱矿液、脱矿凝胶对牙本质进行脱矿处理。而生物脱矿是使用致龋菌通过菌斑生物膜，以更好地模拟口内龋坏脱矿。下文将总结各种常见的脱矿方法。

（1）磷酸脱矿：磷酸凝胶、磷酸溶液，根据脱矿程度需求可自行调整脱矿剂的浓度和脱矿处理时间。

（2）EDTA脱矿：10%、15%、20%的EDTA溶液在超声振荡下脱矿，根据脱矿程度需求可自行调整脱矿剂的浓度和脱矿处理时间。

（3）甲酸脱矿：200mmol/L甲酸、3.1mmol/L叠氮化钠（NaN_3）、200mmol/L甲酸钠、50mmol/L 6-氨基乙酸、2.5mmol/L盐酸苯甲脒、0.5mmol/L N-乙基顺丁烯二酰亚胺、0.3mmol/L苯甲基磺酰氟溶液。

（4）酸性缓冲液脱矿：75mmol/L冰醋酸、2mmol/L $CaCl_2$、2mmol/L KH_2PO_4、1mmol/L NaN_3、0.1mmol/L NaF溶液，pH4.5。

（5）pH循环脱矿：pH5.0酸性液60min+中性液5min，循环处理直至达到所需的脱矿程度；或酸性液8h+中性液16h，循环处理直至达到所需的脱矿程度。酸性液配方：1.5mmol/L $CaCl_2$、0.9mmol/L KH_2PO_4、50mmol/L冰醋酸、5nmol/L NaN_3溶液，pH调至4.8；中性液配方：1.5mmol/L $CaCl_2$、0.9mmol/L NaH_2PO_4、0.13mol/L KCl、5mmol/L NaN_3溶液，使用HEPES缓冲液将pH调至7.0。

（6）细菌生物膜脱矿：如使用变形链球菌、混合致龋菌生物膜，以及人工菌斑等方式，将细菌生物膜定植于牙本质表面一段时间使其发生脱矿。

除此之外，还有柠檬酸、乳酸缓冲液等，可根据具体要求选择不同的脱矿方式。

二、再矿化液配制及注意事项

目前牙本质再矿化并没有一种标准的方法。传统的再矿化通常使用含有钙、磷等矿物质离子的矿化液浸泡脱矿牙本质，但是由于牙本质含有大量胶原，传统的再矿化液矿物质离子很难进入胶原纤维内部，因此近年来能够诱导牙本质胶原纤维内矿化、复制矿化胶原纤维的多等级结构的仿生矿化被更多地用于牙本质的再矿化。以下将简要介绍仿生牙本质再矿化的方法。

牙本质非胶原蛋白（noncollagenous protein，NCP）对牙本质的矿化有着十分重要的作用。NCP能够与钙磷离子相互作用形成相对稳定的纳米液态矿化前驱体并扩散到胶原纤维内部，一方面与胶原纤维结合，另一方面可以与纳米无定形磷酸钙结合，从而诱导羟基磷灰石晶体在胶原分子的空隙区成核，并沿胶原纤维长轴生长，使胶原发生充分矿化。因此，目前的牙本质仿生再矿化多是利用NCP类似物模拟NCP的作用，诱导脱矿牙本质的胶原纤维间和纤维内再矿化。最常使用的NCP类似物为聚丙烯酸，其能够作为螯合剂稳定无定形磷酸钙。另外还有聚乙烯基磷酸、三偏磷酸钠、聚天冬氨酸等，其可以作为仿生矿化模板的类似物，起到稳定矿化前体的功能，从而使其顺利进入胶原纤维内部。

除了经典的聚丙烯酸、聚乙烯基磷酸、三偏磷酸钠体系，目前有许多研究都报道成功进行了牙本质仿生矿化，如聚酰胺胺树枝状聚合物及其改性产物体系、琼脂凝胶体系、酪蛋白磷酸肽-无定形磷酸钙复合物体系、多巴胺与聚多巴胺体系等。在体外研究中，这些体系配合模拟体液，能够实现对再矿化效果的实验室研究分析。模拟体液的配方可参考：136.8mmol/L NaCl、4.2mmol/L $NaHCO_3$、3.0mmol/L KCl、1.0mmol/L $K_2HPO_4 \cdot 3H_2O$、1.5mmol/L $MgCl_2 \cdot 6H_2O$、2.5mmol/L $CaCl_2$、0.5mmol/L Na_2SO_4、3.08mmol/L NaN_3。

第二节　再矿化程度评估

一、扫描电镜观察

在牙本质再矿化的研究中，扫描电镜（SEM）用于表面形貌的观察，这是由于剖面观察可能涉及磨切，对于较为脆弱的再矿化样本，切割带来的污染很难用常规酸蚀或高度抛光的方式清除干净。对于较薄或较软的样本，则可选择掰断或干净锋利的刀片切断的方式进行剖面观察。

1. 材料与设备

材料与设备主要包括PBS、戊二醛固定液、梯度浓度乙醇（30%、50%、70%、80%、95%、100%）、叔丁醇（75%、100%），其他详见第二章第二节"表面形态学观察"。

2. 实验条件

实验条件详见第二章第二节"表面形态学观察"。

3. 样本制备

在牙本质再矿化的研究中，由于磨切会对样本造成污染，而再矿化样本界面又较为脆弱，常规的酸蚀、抛光等方法均会造成样本的损伤。因此，SEM更推荐用于再矿化表面微观形貌的观察，若要进行剖面观察，则需要使用低温断裂、折断、干净锋利刀片切断等方式暴露纵断面，从而避免磨切对样本带来的损伤。

（1）使用去离子水（4℃）冲洗再矿化样本3次，每次5～10min。

（2）固定：使用戊二醛固定液（4℃）固定样本24h（若胶原坍缩不影响观察可不进行固定）。

（3）使用PBS冲洗样本2次，每次5～10min。

（4）乙醇梯度脱水：依次使用30%、50%、70%、80%、95%乙醇溶液浸泡脱水10～15min，100%乙醇浸泡脱水2次，每次10～15min。

（5）叔丁醇干燥：乙醇脱水后的样本依次使用75%叔丁醇乙醇溶液、100%叔丁醇浸泡10～15min，之后0～4℃环境下100%叔丁醇浸泡，使样本完全冷凝固化后置于真空干燥机或真空蒸发镀膜仪中，使样本完全干燥。

（6）粘样喷金：干燥后的样本使用导电胶带或胶水固定于金属样本台上，镀膜仪喷金后放入样本室进行观察。

4. 参数设置

真空环境；加速电压：一般为5～15kV，涉及能谱分析时需进一步提高电压至20～30kV；探头工作距离：4～10mm；放大倍数：一般为1000～100 000倍，可根据需求自行调整。

5. 典型实例分析

再矿化牙本质的SEM观察方法（图5-1～图5-3）：制备好的再矿化样本使用低温断裂的方法暴露剖面，随后进行乙醇梯度脱水，六甲基二硅氧烷浸没以减缓化学脱水中水分蒸发的速度，脱水后的样本进行粘样喷金后观察。

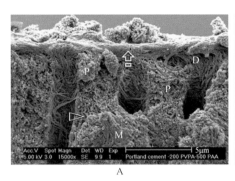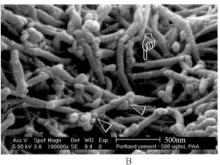

图5-1 脱矿牙本质

图5-1A箭头指示脱矿牙本质（D）表面的坍缩胶原层，P指示部分再矿化的牙本质胶原出现收缩，与矿化牙本质（M）间形成一个台阶（三角指示）；图5-1B显示高倍视野下的部分再矿化牙本质胶原，三角指示无定形磷酸钙前体沿着胶原表面分布，手指指示胶原纤维存在一些不连续的结构保留有周期性横纹结构，表明胶原纤维内的再矿化有助于胶原抵抗脱水收缩。

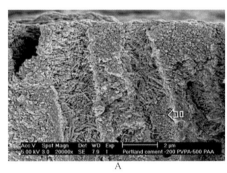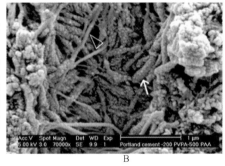

图5-2 牙本质胶原纤维内及纤维间仿生再矿化的持续阶段（再矿化4周）

由图5-2A可见此时部分再矿化的牙本质已基本能够抵抗脱水收缩，管周牙本质开始远离牙本质小管孔洞（箭头指示）；图5-2B高倍视野下箭头指示再矿化的胶原呈现"玉米棒"样结构，其他没有发生纤维内再矿化的胶原则显示出微弱的条带状形貌（三角指示）。

图5-3A中R指示牙本质胶原已完全再矿化，牙本质小管孔洞中不再有飘散的管周牙本质结构（两箭头间）；图5-3B显示高倍视野下完全再矿化的牙本质胶原纤维直径50～100nm。

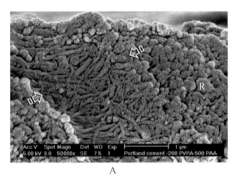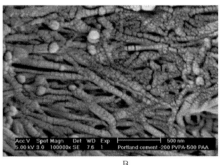

图5-3 牙本质胶原纤维内及纤维间仿生再矿化的完成状态（再矿化8周）

二、透射电镜观察

透射电镜（TEM）是一种利用场发射电子枪发射电子在试样表面形成的原子尺度电子束，通过收集电子束与试样相互作用后透过试样的电子信息生成图像来分析试样微观结构与成分的方法。由于TEM成像信息来自穿透试样后的电子，所以观察试样必须是电子束可以穿透的，也就是厚度通常为80～100nm的超薄切片。TEM较SEM具有更高的分辨率，可以观察试样内部的超微结构，因此在牙本质再矿化的研究中，TEM能够更好地显示界面的超微结构，将树脂、胶原、矿物质的二维结构关系显示得更清晰。

1. 材料与设备

材料与设备主要包括醛类固定液（2.5%磷酸缓冲液戊二醛或2.5%二甲砷酸钠缓冲液戊二醛或Karnovsky固定液）、四氧化锇固定液（1%磷酸缓冲液四氧化锇或1%二甲砷酸钠缓冲液四氧化锇）、梯度浓度乙醇（50%、70%、80%、95%、100%）、包埋材料（环氧乙烷或环氧丙烷或树脂，或选用商品包埋试剂盒）、去离子水、包埋模板、手术刀片、其余详见第二章第四节"透射电镜观察"。

2. 实验条件

实验条件详见第二章第四节"透射电镜观察"。

3. 样本制备

（1）使用去离子水（4℃）冲洗再矿化样本3次，每次5～10min。

（2）前固定：使用醛类固定液（4℃）固定样本24h。

（3）用与配制固定液相同的缓冲液冲洗样本2次，每次5～10min。

（4）后固定：使用四氧化锇固定液（4℃）固定样本0.5～1.5h。

（5）用与配制固定液相同的缓冲液冲洗样本2次，每次5～10min。

（6）乙醇梯度脱水：依次使用50%、70%、80%、95%乙醇溶液浸泡脱水1h，100%乙醇浸泡脱水3次，每次1h。

（7）浸透：100%环氧丙烷浸透3次，每次1h；100%包埋树脂与100%环氧丙烷按1∶1体积比混合，浸透样本2次，每次4h；100%包埋树脂与100%环氧丙烷按3∶1体积比混合，真空条件下浸透样本过夜；100%包埋树脂真空条件下浸透过夜；替换新的100%包埋树脂，真空条件下再次浸透样本1h。

（8）包埋：浸透完成的样本放置于包埋模板中，树脂包埋后，在烘箱中45℃聚合12～24h，烘干后切取全厚样本，使脱矿牙本质与正常牙本质的界面位于中央，最好使用子弹形包埋模板，将样本置于模板顶端，二次树脂包埋，45℃聚合12～24h，烘干后形成包埋块。

（9）修块：切片前需要对包埋块进行修块，将包埋块固定于夹持器上，在显微镜下用手术刀片去除表面包埋剂，使样本暴露。之后成45°修去四周包埋料，使切片部位呈锥体形。继续修整尽量使观察界面位于样本中央，最终形成一定大小的梯形范围（如 0.5mm×0.5mm、1mm×1mm、1.5mm×1.5mm）。

（10）超薄切片：使用超薄切片机及钻石刀，切出90～110nm的切片，之后放置于支持网上进行TEM观察，支持网可选用带有机物膜、碳膜的镍网或金网。

4. 参数设置

加速电压：高分辨率电镜通常需要＞100kV；晶格分辨率：＞0.204nm；点分辨率：＞0.45nm。放大倍数：一般为50 000～1 000 000倍，可根据需求自行调整。

5. 典型实例分析

脱矿与再矿化牙本质的TEM观察方法。

（1）清洗后的牙本质脱矿或再矿化样本使用Karnovsky固定液进行固定，再使用1%四氧化锇固定液进行后固定，50%～100%乙醇梯度脱水，环氧丙烷浸透，环氧树脂包埋。

（2）包埋好的样本块可先制备成210～250nm的厚切片用于目标区域矿化情况的整体观察（图5-4A、A′），之后将样本块切片部位修整成1.5mm×1.5mm大小，使用钻石刀进行90～110nm的超薄切片，将其放置于镀有聚乙酸甲基乙烯酯的镍网上进行电镜观察。

（3）在对样本进行初始观察记录后，选取其中一些切片，将其连同镍网倒置于0.05mol/L的HCl溶液表面60s进行原位脱矿，之后使用去离子水清洗，1%磷钨酸、2%乙酸双氧铀溶液进行染色，以实现对胶原的观察。图5-4B中A为粘接剂部分，PD为部分脱矿牙本质，表面可见残余矿物质结晶；图5-4C中观察到脱矿及染色后的胶原，脱矿牙本质下的胶原完好并被粘接剂充分渗透；图5-4D中观察到脱矿牙本质下50～150μm的胶原发生部分降解，胶原纤维内矿物质部分丧失，残余的矿物质已经不足以保护胶原纤维不被降解。

图5-4A′可见牙本质再矿化良好，电子密度与未脱矿牙本质无明显区别；图5-4B′的两个箭头间显示一层矿物质的沉积，RD为充分再矿化的牙本质，T为牙本质小管；图5-4C′中RD为再矿化牙本质，牙本质胶原纤维内外完全矿化，手指指示表层矿物质沉积，小图为电子衍射确认矿物质沿胶原纤维长轴排列；图5-4D′显示牙本质胶原内的不完全矿化，三角指示胶原纤维内磷灰石，箭头指示胶原纤维外磷灰石。

三、能量色散X射线分析

能量色散X射线谱（EDS）是利用不同元素的X射线光子特征能量不同进行成分分析。能量色散X射线谱仪通常与SEM和TEM配合使用，对显微镜视野下的结构进行元素构成分析。能量色散X射线谱仪的分析通常有3种模式，分别为定点分析、线扫描分析、面扫描分析。定点分析可对样本表面选定的微区做定点的全谱扫描，进行定性或定量分析；线扫描分析是电子束沿样本表面选定的直线轨迹，对选定的元素质量分数进行分析，从而获得这一元素沿直线的分布变化信息；面扫描分析是电子束在样本所选区域做光栅式面扫描，以特定元素的X射线信号强度调制阴极射线管荧光屏的亮度，获得该元素质量分数分布的扫描图像，元素的质量分数越高，其图像亮度就越高。因此，对于牙本质再矿化样本，通过以上3种分析模式，能够检测不同显微形貌的元素构成，从而对再矿化情况进行分析。

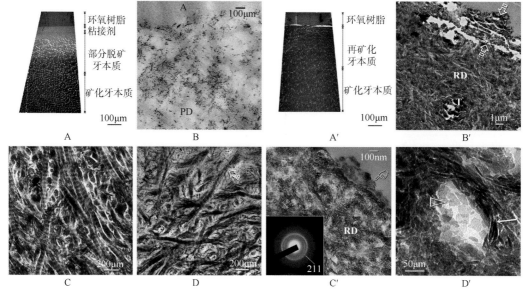

图5-4　脱矿（A～D）与再矿化（A′～D′）4个月牙本质的TEM图像
A、A′. 低倍厚切片；B、B′. 低倍薄切片；C、C′、D、D′. 高倍薄切片

1. 材料与设备

材料与设备主要包括SEM、TEM、能量色散X射线谱仪，其余详见第二章第二节"扫描电镜观察"、第二章第四节"透射电镜观察"。

2. 实验条件

实验条件同SEM和TEM观察的实验条件，详见第二章第二节"扫描电镜观察"、第二章第四节"透射电镜观察"。

3. 样本制备

使用SEM及TEM的样本，详见第二章第二节"扫描电镜观察"、第二章第四节"透射电镜观察"，在形貌观察中进行X射线能谱分析。需要注意的是进行SEM-EDS分析时，为了避免喷金镀膜的影响，需要在样本制备时镀碳膜，或是在分析中人工去除镀膜元素。

4. 参数设置

进行EDS分析时，显微镜基本参数设置同常规观察。在SEM中进行EDS分析时，通常需要对加速电压进行调节，使其高于特征X射线谱能量，因此对于F、C等轻元素，加速电压一般为5kV即可，而金属元素则需要20kV，探头工作距离15mm左右。在TEM中进行EDS分析时，则尽量选用较高的加速电压，探头工作距离3～5cm。但需要注意的是，在对脱矿区域进行元素分析时，过高的加速电压可能导致电子束能量过大，烧毁观察区域。

5. 典型实例分析

图5-5A、B：在SEM下进行EDS分析。图5-5A为SEM图像；图5-5B为EDS元素分析结果，定点分析中显示图中两处位置的元素分布没有明显差异。图5-5C、C′、D、D′：在TEM下进行EDS分析。图5-5C、D为脱矿牙本质，图5-5C′、D′为经过自下而上仿生再矿化后牙本质。图5-5C、C′为TEM厚切片图像，其中白线为EDS线扫描分析位置。图5-5D、D′为EDS线扫描结果，在脱矿牙本质中可见，随着分析位点向样本表面移动，Ca、P含量逐渐下降，而再矿化牙本质中各个位点的Ca、P含量基本不变，由此说明该样本获得了良好的再矿化效果。

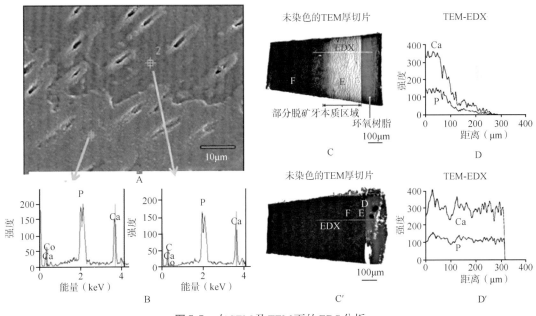

图5-5 在SEM及TEM下的EDS分析

四、微型CT

微型CT是一种无创检测技术，能够在不破坏样本的情况下了解样本内部的显微结构。与普通CT相比其分辨率很高，空间分辨率可达微米级，因此对于体积较小的牙本质再矿化样本，普通CT基本无法完成分析检测。通过对样本的骨密度值进行测定，能够充分反映牙本质的再矿化程度，而三维重建技术能够实现对再矿化过程的三维动态监测。

1. 材料与设备

材料与设备主要包括微型CT扫描仪、待测样本。

2. 实验条件

常规工作台。

3. 样本制备

微型CT的样本制备没有特殊要求，只需要按照实际观测要求将块状样本切割成一定尺寸的片状样本。注意在观察时，需要使用没有阻射性的材料将样本固定在固定器上，确保样本在扫描过程中不会发生移动。

4. 参数设置

扫描电压：一般为50kV；电流：800μA；曝光时间：3000ms；分辨率：6.28μm；扫描方式：360°旋转；角度增益：0.6°。以上参数设置可根据具体需求自行调整。在扫描后可使用软件对图像进行重建、降噪和去除人工伪影。根据需要可继续用相关软件，如CT Analyzer、ImageJ等对二维图像进行三维重建、灰度值分析等。

5. 典型实例分析

脱矿及再矿化牙本质的微型CT观察方法如下。

（1）制备1mm厚的牙本质脱矿或再矿化样本，利用切割的移液器吸头及硅橡胶印模材料制作个性化夹具，将样本垂直固定于微型CT扫描仪底座上。

（2）在探头前放置铝制的过滤器以去除低能量射线；设置扫描电压50kV，电流800μA，分辨率6.28μm。

（3）在随机移动信号采集阶段注意设置平场校正和几何校正。在信号重建阶段注意设置环形伪影校正以消除图像中的环形伪影，同时利用NRecon软件（如Skyscan 1174）设置20%的射束硬化校正。

（4）利用软件进行三维重建：通过CT扫描（图5-6）及CT Analyzer软件输出的二维图像组合成为矢状虚拟连续切片数据流，使用ImageJ软件将多层二维图像转化成三维图像，以获得整体矿物质分布情况。未脱矿的组织表面延伸至射线透射区域作为计算矿物含量的参考面，还可以用于消除样本内部的高密度条状伪影。以参考面为基线，横坐标为脱矿深度，纵坐标为以灰度值计算的相对矿物质含量，绘制矿物质分布曲线图（图5-7）。

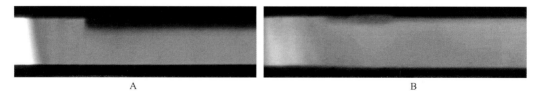

图5-6　脱矿与再矿化牙本质微型CT图像

A. 脱矿牙本质；B. 再矿化4个月牙本质

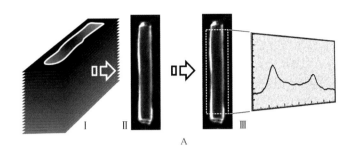

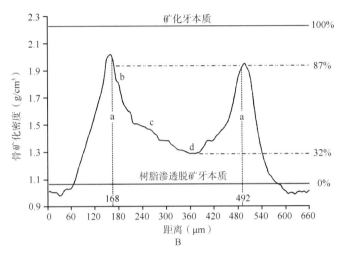

图5-7 微型CT观察脱矿牙本质

A. 二维图像组合成矢状虚拟连续切片数据流;B. 矿物质分布曲线图

五、显微拉曼光谱分析

与普通红外光谱相比,拉曼光谱可直接检测分析固体样本,也可以将样本放置于玻璃瓶等容器直接进行测定,且样本不受水的影响,因此能够更好地对原始状态的牙本质再矿化样本进行化学成分的分析。配备显微镜的拉曼光谱可在显微镜视野下定位,并能够精确到微米级的区域,同时还能够实现对选区的连续多点检测,形成类似EDS线扫描和面扫描的结果,对检测区域化学官能团的变化情况进行分析。

1. 材料与设备

材料与设备主要包括显微激光拉曼光谱仪、小型打磨机、羊毛打磨头、超声波清洗机、水砂纸(400~5000目)、水溶性金刚石研磨膏(W1.5~W0.5)。

2. 实验条件

实验条件同第二章第三节"傅里叶变换红外光谱分析"。

3. 样本制备

牙本质切片样本均使用小型打磨机、羊毛打磨头及金刚石研磨膏，进行镜面抛光处理。首先用水砂纸按照400目、2000目、3000目、4000目、5000目的次序逐级打磨。然后使用金刚石研磨膏按照6000目（W1.5）、8000目（W1）、10 000目（W0.5）的顺序，配合羊毛打磨头和小型打磨机，对牙本质粘接界面逐级打磨抛光至镜面效果。在此过程中样本始终保持湿润。

4. 参数设置

激光器波长：500～800nm；激光功率：5～30mW；扫描范围：200～2000cm^{-1}；光谱分辨率：1cm^{-1}左右；空间分辨率：1μm左右。正常室温及湿度下检测。

5. 典型实例分析

脱矿牙本质显微激光拉曼光谱分析如下。

（1）牙本质使用低速切割机在水冷却下切割成2mm厚的薄片，使用10%磷酸溶液浸泡使牙本质完全脱矿，当脱矿完成后，滴加30%草酸钾终止脱矿反应，以白色草酸钙的产生为反应终点。

（2）完全脱矿的牙本质根据研究目的使用相应处理试剂进行处理（本实例中使用了异氰酸酯功能单体进行处理），之后使用显微激光拉曼光谱仪进行分析。

（3）激光器波长：633nm；激光功率：8mW；扫描范围：600～1800cm^{-1}；空间分辨率：1.3μm。正常室温及湿度下检测。

（4）图谱输出，使用Ominic软件进行计算分析。

图5-8中绿色谱线为脱矿牙本质，蓝色谱线为牙本质反应性单体处理后的脱矿牙本质，红色谱线为阴性对照试剂处理后的脱矿牙本质（图5-8）。横坐标为拉曼位移，纵坐标为光子计数，代表拉曼散射光的强度。从图中可以看到代表脲键（—C≡O）的1680cm^{-1}峰的产生，提示新型牙本质反应性单体中的异氰酸酯—NCO活性基团与胶原上的氨基（—NH$_2$）发生了反应，这在其他处理组中未见。

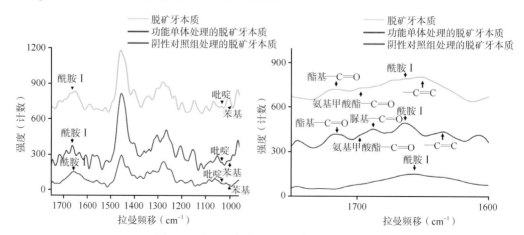

图5-8 脱矿牙本质胶原显微拉曼光谱分析

六、纳米压痕检测

纳米压痕检测（nanoindentation analysis）与传统的压痕测量相比，使用更精密的压头和传感器，施加超低的载荷，并通过计算机控制载荷连续变化，因此更适合测量体积较小及较薄的牙本质再矿化样本的机械性能。除了传统的硬度，纳米压痕技术还能够在纳米尺度上测量材料的多种力学性质，如弹性模量、载荷-位移曲线、黏弹性、蠕变行为等。此外，其还可以配合原子力显微镜、扫描电镜使用，进一步对压痕进行形态学观察。

1. 仪器设备

仪器设备主要为纳米压痕仪。

2. 实验条件

带通风吸尘工作台，避免灰尘污染。

3. 样本制备

进行纳米压痕的牙本质样本一般不需要特殊处理，只需要保证样本的检测表面干净，同时为了维持样本原本的生理状态从而获得真实的机械性能检测结果，进行纳米压痕时牙本质样本需要在缓冲液中提前水化，从而使其在检测过程中一直保持湿润状态。如果要进行动态纳米机械性能检测，则可以使用一定粒度的金刚砂研磨液梯度打磨抛光检测面，降低检测面粗糙度至50nm均方根，能够实现对力学性能分布不一致的表面进行较大面积的分析。

4. 参数设置

选用玻氏（Berkovich）压头，压头速度10nm/s，压入深度600nm，恒定应变率0.5s^{-1}，靶向位移2nm，频率45Hz。根据载荷-位移曲线测量压痕位置的硬度（S）及弹性模量（E_r）。

硬度计算公式：

$$S = \beta\sqrt{\lambda}E_r h$$

其中，S为硬度，E_r为弹性模量，β=1.167，λ=24.56，为玻氏压头的参数，h为压痕深度。

弹性模量计算公式：

$$1/E_r = (1-v_1^2)/E_1 + (1-v_s^2)/E_s$$

其中，E_1、E_s分别为压头和样本的弹性模量，v_1、v_s为相应的泊松比，压头的弹性模量和泊松比为E_1=1141GPa、v_1=0.07。牙本质的泊松比为0.45。

5. 典型实例分析

纳米压痕配合原子力显微镜进行动态纳米机械性能检测方法如下（图5-9和图5-10）。

（1）分别制备常规全酸蚀牙本质粘接样本，以及混合层再矿化样本。其中混合层再矿化液配方：10ml人工体液中含有205.2mmol/L NaCl、6.3mmol/L NaHCO$_3$、4.5mmol/L KCl、

1.5mmol/L $K_2HPO_4 \cdot 3H_2O$、2.25mmol/L $MgCl_2 \cdot 6H_2O$、3.75mmol/L $CaCl_2$、0.75mmol/L Na_2SO_4、3.08mmol/L NaN_3、500μg/ml 聚丙烯酸、2.5%（质量分数）三聚磷酸钠，pH调至7.4，再矿化时间6个月。

（2）牙本质粘接和再矿化样本暴露测试面，使用环氧树脂包埋，使用粒度9μm、3μm、0.04μm的金刚砂研磨液梯度打磨抛光，使检测表面的均方根粗糙度降至50nm。

（3）使用纳米原位测量仪，加载尖端半径100nm的玻氏金刚石压头，进行纳米压痕检测样本表面的机械性能，计算复数模量、损耗模量、储能模量等参数。

图5-9中，复数模量是指材料在发生形变时抵抗形变的能量大小，复数模量越大，材料抵抗形变的能力越强；储能模量又称为弹性模量，是指材料在发生形变时，由于弹性（可逆）形变而储存能量的大小，反映材料弹性大小；损耗模量又称黏性模量，是指材料在发生形变时，由于黏性形变（不可逆）而损耗的能量大小，反映材料黏性大小。白色箭头之间为混合层的位置，R为粘接剂，T为牙本质小管，M为矿化牙本质。

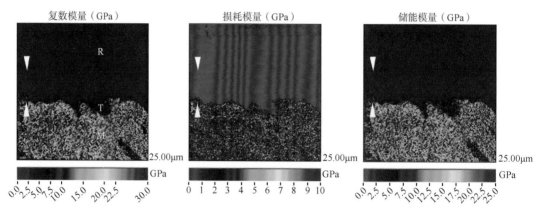

图5-9　牙本质粘接样本的动态纳米机械性能

图5-10中白色箭头之间为混合层的位置，R为粘接剂，T为牙本质小管，M为矿化牙本质，s为混合层中矿化较稀疏的区域，h为混合层中矿化较重的区域。可以看到，与图5-9中未矿化的混合层相比，再矿化混合层的各项机械性能数据都有明显提高。

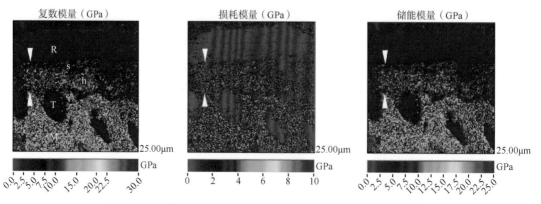

图5-10　混合层再矿化后的牙本质粘接样本动态纳米机械性能

七、X射线衍射分析

X射线衍射（XRD）的原理为，衍射谱峰与其内部晶体结构有关，每种结晶的物质都有相应的特定结构参数，如晶体结构类型、晶胞尺寸和晶胞参数等。在X射线衍射分析中，将样本的X射线衍射图谱与已知晶体物质的标准图谱进行对比分析，就可以对样本的物相和结构进行一定的定性和定量分析。天然人牙及经仿生再矿化的牙体组织中的无机物主要由纳米级晶体组成，这些晶体同样能产生特征性X射线衍射现象，并获得相应的图谱，因此对再矿化牙本质进行X射线衍射分析能够对再矿化的晶体结构进行分析，从晶体层面上对再矿化的效果进行评估。

1. 仪器设备

仪器设备主要为X射线衍射仪（高分辨机型为佳）。

2. 实验条件

实验条件详见第二章第三节"X射线衍射分析"。

3. 样本制备

用去离子水超声清洗再矿化牙本质样本2min，之后再次用去离子水冲洗干净，使用滤纸吸干水分后，将样本表面朝上安装到样本台上，并尽可能地将样本置于载物台的中心位置，之后即可进行X射线衍射观察。需要注意牙本质样本面积应大于10mm×10mm，表面尽量平整，不平整的表面可能存在严重的择优取向，造成衍射强度异常，此时在测试时应合理地选择响应的方向平面。

4. 参数设置

以高分辨率X射线衍射仪进行检测的参数设置举例如下：实验温度20℃，采用CuK$_\alpha$辐射，管电压40kV，管电流40mA，连续扫描，扫描步长0.02°，扫描速度100s/step，扫描2θ角范围为20°～70°。采集到图谱后使用相关软件如Peakfit对原始数据进行平滑去本底和峰谱拟合后，可对重叠峰进行分解，获得各个谱峰的参数，如衍射峰位置、半峰全宽。之后与数据库中的标准衍射卡比对，进行物相分析，还可以利用公式计算晶胞参数、晶粒大小。

5. 典型实例分析

图5-11为牙本质再矿化15天的X射线衍射图谱，其中黑色三角形、黑色箭头、空心箭头所指分别代表羟基磷灰石、氟化钙、碳酸钙的衍射峰，可以看到各处理组中主要物相为羟基磷灰石，相较脱矿牙本质，其在2θ=25.87°和31.77°附近的衍射峰更明显，表示矿物含量较脱矿牙本质有所恢复。

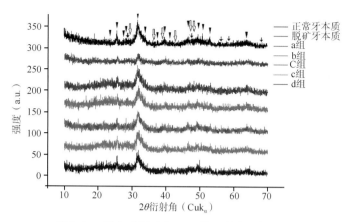

图5-11 牙本质再矿化15天的X射线衍射图谱

a组：酪蛋白磷酸肽–无定形磷酸钙再矿化处理组；b组：酪蛋白磷酸肽–无定形磷酸钙–聚丙烯酸磷酸再矿化处理组；C组：15%原花青素预处理组；c组：15%原花青素预处理+酪蛋白磷酸肽–无定形磷酸钙再矿化处理组；d组：15%原花青素预处理+酪蛋白磷酸肽–无定形磷酸钙–聚丙烯酸磷酸再矿化处理组

八、衰减全反射法分析

衰减全反射法（ATR）与常规傅里叶变换红外光谱（FTIR）相比，具有无须制样的优点。因此，对牙本质再矿化的研究，ATR-FTIR能够在不破坏样本的条件下实现对检测区域化学成分的定性及定量分析，操作方便且灵敏度较高。牙本质的红外光谱分析中，重点关注的峰位：$1200 \sim 1700 \text{cm}^{-1}$ 和 $2900 \sim 3400 \text{cm}^{-1}$ 处的酰胺 I、II、III 带，以及酰胺 A、B带，为牙本质胶原的特征峰。$900 \sim 1200 \text{cm}^{-1}$ 处为磷酸基团的 v_1 和 v_3 带，566cm^{-1} 和 605cm^{-1} 处为磷酸基团的 v_4 带，为磷灰石的特征峰。

1. 仪器设备

仪器设备主要包括傅里叶变换红外光谱仪、衰减全反射附件。

2. 实验条件

实验条件详见第二章第三节"傅里叶变换红外光谱分析"。

3. 样本制备

衰减全反射样本不需要特殊处理，但要注意保证检测面的清洁，防止污染物对检测结果的干扰。在检测时使样本与全反射晶体反射面紧密接触，避免使用不平整的样本。

4. 参数设置

光谱范围：$400 \sim 4000 \text{cm}^{-1}$；分辨率：$1 \sim 4 \text{cm}^{-1}$。检测后的图谱可使用标准红外光谱数据库进行比对和鉴定。

5. 典型实例分析

由图5-12可见，DD：脱矿牙本质，1200～1700cm^{-1}附近的酰胺Ⅰ、Ⅱ、Ⅲ峰；2900～3400cm^{-1}附近的酰胺A、B峰；AD：没有氧阻聚层的固化粘接剂，800～1700cm^{-1}有粘接剂的特征峰；MH：浸泡于人工体液1周的粘接剂渗透脱矿牙本质，800～1700cm^{-1}粘接剂特征峰弱于AD（黑色箭头），酰胺A、B峰弱于DD（白色箭头）；MH-BR：经过4个月仿生再矿化的粘接剂渗透脱矿牙本质，粘接剂特征峰明显减弱，这是因为再矿化的矿物质覆盖粘接剂，胶原酰胺Ⅰ、Ⅱ峰变得较微弱（竖直虚线指示），而羟基磷灰石（HAP）的PO$_4^{3-}$特征峰，包括900～1200cm^{-1}处的v_1、v_3，以及566cm^{-1}和605cm^{-1}处的v_4都十分明显。

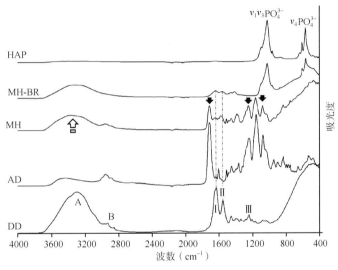

图5-12　牙本质粘接后再矿化4个月后红外光谱观察

九、茜素红S染色

茜素红S钙染色法简称茜素红S染色，是一种通过螯合反应，使钙离子和茜素红S形成复合物，从而分析细胞样本中橘红色钙沉积情况的一种经典技术方法。与前述的再矿化研究方法不同，茜素红S染色主要适用于动物组织或培养细胞的钙沉积和钙化结节的检测，在牙本质方面，主要用于组织细胞的成牙本质情况检测，如牙髓干细胞成牙本质分化后，形成牙本质程度的检测等。

1. 材料与设备

材料与设备主要包括倒置光学显微镜、茜素红、0.1mol/L Tris溶液、0.1mol/L HCl、PBS、4%多聚甲醛固定液、梯度浓度乙醇（50%、75%、85%、95%、100%）、二甲苯、树胶、石蜡。

2. 实验条件

无菌环境、超净工作台，细胞及组织固定时注意防喷溅。

3. 样本制备

（1）配制茜素红 Tris-HCl染液：使用50ml 0.1mol/L的Tris溶液与19.9ml 0.1mol/L的HCl溶液混匀，加纯水稀释至100ml，获得pH 8.3的0.05mol/L的Tris-HCl缓冲液。随后称取0.1g茜素红粉末，加入100ml 0.05mol/L的Tris-HCl缓冲液中，获得0.1%茜素红 Tris-HCl染液。

（2）茜素红染色及观察：取完成矿化诱导的细胞，弃去原培养液，PBS漂洗3次，4%多聚甲醛固定液固定30min，弃去废液，PBS漂洗3次，之后加入配制好的0.1%茜素红Tris-HCl染液，于37℃浸染20min，弃去染色液，用蒸馏水快速漂洗3次，干燥后于倒置显微镜下观察。对于矿化诱导后的组织，使用4%多聚甲醛溶液固定后，于50%、75%、85%、95%、100%乙醇中依次脱水后进行石蜡包埋，制备厚度为5μm的石蜡切片备用，染色前将各组石蜡切片样本在二甲苯中脱蜡，在浓度依次降低的梯度乙醇中水化后，使用无菌蒸馏水清洗切片样本，将茜素红染色液铺满整个切片样本表面，于室温下孵育20min。移去染色液，使用无菌蒸馏水反复清洗切片样本，于50%、75%、85%、95%、100%乙醇中依次脱水，二甲苯透明，树胶封片后，使用倒置光学显微镜观察。

4. 参数设置

按使用常规倒置显微镜观察步骤进行设置即可。

5. 典型实例分析

图5-13中橘红色部位为形成的矿化沉淀。在阴性对照组A中，形成的矿化沉淀很少，仅见稀少的矿化结节；未硅化胶原组B中，形成的矿化沉淀明显多于阴性对照组，可见少量矿化结节散在分布；纤维内硅化胶原组C中，形成的矿化沉淀明显多于阴性对照组和未硅化胶原组，可见大量矿化结节分布于细胞－支架复合体内。

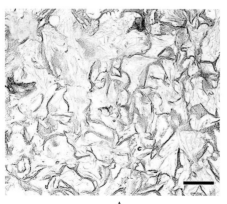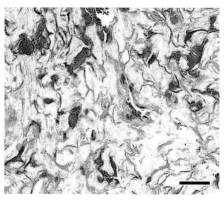

| A | B |

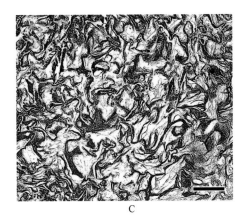

C

图5-13 加载人牙髓干细胞的矿化胶原支架在动物体内诱导成骨的茜素红染色结果

A.阴性对照组，普通培养液内培养2周的人牙髓干细胞–未硅化胶原支架复合体；B.成骨诱导液内培养2周的人牙髓干细胞–未硅化胶原支架复合体；C.成骨诱导液内培养2周的人牙髓干细胞–纤维内硅化胶原支架复合体

（牛丽娜 周 唯 戴诗琪）

参 考 文 献

古丽莎，2010.混合层仿生再矿化机制及应用研究.广州：中山大学.

黄冠玮，邹玲，2010.人工龋模型的建立方法.国际口腔医学杂志，37（5）：537-540.

贾志宏，丁立鹏，陈厚文，2015.高分辨扫描透射电子显微镜原理及其应用.物理，（7）：446-452.

林琪，林昱，谢云德，等，2020.基于X射线衍射的激光消融改变人牙本质表层晶体结构的研究.激光与光电子学进展，57（23）：277-282.

刘燕，2011.脱矿牙本质–树脂混合层的引导组织再矿化机制及应用研究.武汉：华中科技大学.

孙佳琦，2014.纤维内硅化胶原促人牙髓干细胞成骨分化的研究.西安：第四军医大学.

唐成芳，2013.原花青素对牙本质及粘接界面耐脱矿和再矿化能力影响的实验研究.西安：第四军医大学.

吴娜，孙建勋，周学东，2008.龋齿研究的物理模型.国际口腔医学杂志，35（4）：365-368.

周唯，2016.提高粘接剂吹拂气体压力对牙本质混合层抗龋性能影响的研究.西安：第四军医大学.

Bertassoni LE，Habelitz S，Marshall SJ，et al，2011. Mechanical recovery of dentin following remineralization in vitro—an indentation study. J Biomech，44（1）：176-181.

Burwell AK，Thula-Mata T，Gower LB，et al，2012. Functional remineralization of dentin lesions using polymer-induced liquid-precursor process. PLoS One，7（6）：e38852.

Gu LS，Huffman BP，Arola DD，et al，2010. Changes in stiffness of resin-infiltrated demineralized dentin after remineralization by a bottom-up biomimetic approach. Acta Biomater，6（4）：1453-1461.

Jeon RJ，Matvienko A，Mandelis A，et al，2007. Detection of interproximal demineralized lesions on human teeth in vitro using frequency-domain infrared photothermal radiometry and modulated luminescence. J Biomed Opt，12（3）：034028.

Kim J，Arola DD，Gu L，et al，2010. Functional biomimetic analogs help remineralize apatite-depleted demineralized resin-infiltrated dentin via a bottom-up approach. Acta Biomater，6（7）：2740-2750.

Kim J，Vaughn RM，Gu L，et al，2010. Imperfect hybrid layers created by an aggressive one-step self-etch adhesive in primary dentin are amendable to biomimetic remineralization in vitro. J Biomed Mater Res A，93（4）：1225-1234.

Liu Y，Li N，Qi YP，et al，2011. The use of sodium trimetaphosphate as a biomimetic analog of matrix phosphoproteins for remineralization of artificial caries-like dentin. Dent Mater，27（5）：465-477.

Liu Y，Mai S，Li N，et al，2011. Differences between top-down and bottom-up approaches in mineralizing thick，partially demineralized collagen scaffolds. Acta Biomater，7（4）：1742-1751.

Moron BM，Comar LP，Wiegand A，et al，2013. Different protocols to produce artificial dentine carious lesions *in vitro* and *in situ*：hardness and mineral content correlation. Caries Res，47（2）：162-170.

Pedrosa VO，Flório FM，Turssi CP，et al，2012. Influence of pH cycling on the microtensile bond strength of self-etching adhesives containing MDPB and fluoride to dentin and microhardness of enamel and dentin adjacent to restorations. J Adhes Dent，14（6）：525-534.

Phillips DM，1998. Electron microscopy：use of transmission and scanning electron microscopy to study cells in culture. Methods Cell Biol，57：297-311.

Qi YP，Li N，Niu LN，et al，2012. Remineralization of artificial dentinal caries lesions by biomimetically modified mineral trioxide aggregate. Acta Biomater，8（2）：836-842.

Ryou H，Niu LN，Dai L，et al，2011. Effect of biomimetic remineralization on the dynamic nanomechanical properties of dentin hybrid layers. J Dent Res，90（9）：1122-1128.

Tay FR，Pashley DH，2009. Biomimetic remineralization of resin-bonded acid-etched dentin. J Dent Res，88（8）：719-724.

Tay FR，Pashley DH，2008. Guided tissue remineralisation of partially demineralised human dentine. Biomaterials，29（8）：1127-1137.

Xu RC，Yu F，Huang L，et al，2019. Isocyanate-terminated urethane-based dental adhesive bridges dentinal matrix collagen with adhesive resin. Acta Biomater，83：140-152.

Yu F，Xu RC，Huang L，et al，2020. Isocyanate-terminated urethane-based methacrylate for *in situ* collagen scaffold modification. Mater Sci Eng C Mater Biol Appl，112：110902.

第六章

金属和陶瓷材料粘接实验

第一节 概 述

金属和陶瓷是口腔临床应用极为广泛的修复材料。有关金属和陶瓷的粘接是影响相关修复体使用寿命的重要因素。例如，烤瓷熔附金属修复体中，涉及金属基底与牙体组织的粘接、饰面瓷与金属的粘接；全瓷修复体中，涉及氧化锆基底与牙体组织的粘接，也涉及氧化锆基底与饰面瓷间的粘接；烤瓷熔附金属修复体和全瓷修复体的修补中，涉及金属和陶瓷与树脂的粘接；正畸临床上，金属或陶瓷托槽与牙釉质的粘接固位涉及金属或陶瓷与牙釉质和树脂的粘接。研究金属与陶瓷材料粘接有助于改进粘接方法、提高粘接强度、选择合适的粘接剂及研发新型粘接材料，从而更好地服务口腔临床实践。

为了提高金属和陶瓷的粘接强度，通过表面处理使材料表面粗化或进行化学调节都是常用的方法，因此金属和陶瓷材料的粘接实验不仅是直接测试相关粘接强度和耐久性等指标，还包括分析这些表面处理对材料表面和粘接界面的变化表征。这里介绍的金属与陶瓷的粘接实验，主要围绕物理表征、化学表征及粘接性能测试等几个方面进行。因为金属和陶瓷与牙体硬组织的理化性能有较大差别，尽管许多测试方法已在牙体硬组织粘接实验中介绍，但一些粘接实验的测试或结果分析也有针对性的变化。

物理表征涉及润湿性、粗糙度、结构力学及流动性等相关性能的实验。表面润湿性理论认为粘接表面的润湿性对粘接剂的渗入起着重要的作用，表面润湿性越好，粘接强度越高。通过提高金属、陶瓷等材料表面的湿润性可以提高其粘接性能。目前接触角测量是粘接表面润湿性能检测的主要方式，接触角小于90°时，表面润湿性好，接触角大于90°时，则表面润湿性差。金属及陶瓷材料表面良好的润湿性，有利于粘接剂在其表面平铺，从而增大接触面积，改善粘接性能。粗糙度也与粘接性能呈正相关，临床上通过酸蚀、打磨、喷砂等处理玻璃陶瓷表面，可提高粗糙度，增强粘接性能。结构及微裂纹观察也是评价粘接性能的重要指标，目前扫描电镜（SEM）和原子力显微镜（AFM）都是观察粘接结构的常用手段，SEM和AFM都可进行金属及陶瓷粘接界面微观形貌的观察，但二者又各有其特点。SEM景深大，图像富有立体感，放大范围广，可直接观察金属陶瓷材料及粘接界面等微观组织和形貌，分析微区成分；AFM观测不破坏样本，可用于几乎所有样本，观察样本表面起伏和三维形貌图像，并可进行粗糙度计算和粒度分析等。材料的力学性能是指材料抵抗各种外加载荷的能力，力学性能检测涉及弯曲与压缩性能检测、断裂韧度试验、疲劳性能检测、表面硬度检测、磨耗及有限元分析等。这些涉及材料力学及工程学等方面的知识，金属及陶瓷材料力学性能的测定，可作为材料粘接方法选择和改进的依据。

化学表征从分子层面评价金属与陶瓷的粘接效能，涉及傅里叶变换红外光谱（FTIR）、X射线衍射（XRD）、X射线光电子能谱（XPS）、固体核磁共振（SSNMR）及质谱等的检测。目前这些检测手段可对偶联剂等材料的分子结构、作用机制等进行深入研究。偶联剂是一种由含有两种不同官能团的分子构成的化合物，这两种官能团性质完全不同，一种是亲无机物官能团，一种是亲有机物官能团。亲无机物官能团易于和无机物表面起化学反应，亲有机物官能团能与合成树脂或其他聚合物发生化学反应或生成氢键，这样的偶联剂被称作"分子桥"，在无机物和有机物之间形成了一个界面中介层，更容易将两种不同性质的材料结合在一起，从而大大提高复合材料的性能。目前在陶瓷粘接领域的常见偶联剂为硅烷偶联剂，这是一种由硅氧烷官能团和有机官能团组成的有机硅化合物，目前研究证实利用硅烷偶联剂处理后，粘接表面的润湿性能增强，粘接强度明显提高，尤其对表面富含羟基的陶瓷、金属、合金等口腔修复材料效果明显，被广泛应用于长石质瓷和玻璃陶瓷等粘接材料的预处理中，但其在氧化锆等陶瓷材料中作用不明显。近年来也有学者使用激光或等离子体等对陶瓷材料表面进行改性处理，从而增强粘接性，这些材料表面的改性涉及分子结构的变化，需要多种方式的化学表征检测。

金属与陶瓷材料粘接性能测试主要涉及拉伸和微拉伸粘接强度测试、剪切和微剪切粘接强度测试等。粘接强度是指在粘接界面发生断裂时，单位面积内的最大载荷，是评价粘接性能的主要标准。粘接强度根据其作用类型的不同可分为拉伸强度、剪切强度、撕裂强度和剥离强度，其中应用最多的是拉伸强度和抗剪切强度。测试粘接试件单位面积所承受的垂直于粘接界面的最大拉伸力，即拉伸粘接强度；测试试件单位面积所承受的平行于粘接界面的最大剪切力则是剪切粘接强度。金属、陶瓷材料与牙体组织的粘接强度取决于金属或陶瓷材料和牙体组织两个结合界面的粘接效果，粘接界面受到外力作用时，力可以通过界面连续传播，由于黏附力、粘接剂的内聚强度及被粘物体内聚强度的不同，当粘接界面出现断裂时，可出现粘接界面破坏、被粘物体的内聚破坏、粘接剂的内聚破坏及混合破坏等。拉伸强度测试结果更能代表界面间的粘接力大小，而剪切强度测试反映材料内聚应力大小。有研究表明，导致修复体出现粘接失败的主要应力是剪切力，抗剪切强度实验也最能代表人类牙齿的咀嚼状态，所以剪切强度测试在口腔金属与陶瓷材料粘接性能测试中更为常见。

（于金华　周　洲）

第二节　粘接表面的物理表征

一、粗糙度测量

口腔临床修复中金属和陶瓷修复体通过树脂粘接剂与牙体粘接，其粘接强度主要依赖于树脂粘接剂与修复体表面的化学结合，以及金属或陶瓷经粗化处理后形成的微机械锁合作用。可以通过增大金属和陶瓷修复体粘接面的粗糙度，增加粘接比表面积，促使粘接界面形成良好的微机械锁合，提高粘接强度，同时粗化处理后的试件具有良好的润湿性，是实现化学粘接的重要条件，因此粗糙度在金属和陶瓷的粘接实验中是一个非常重要的检测指标（表6-1）。常用的一些表面粗化技术包括喷砂、酸蚀、激光刻蚀等。

表6-1　几种粗糙度测量方法的比较

方法	分辨率（nm）	样本要求	优势	不足
白光干涉法	纵向分辨率：0.05 横向分辨率：50	样本表面高精度、超光滑	较高的垂直分辨率，高效测量	深度的测量精度会受到数值孔径的限制
数字全息法	纵向分辨率：0.1 横向分辨率：300	表面非散光特性	较高的垂直分辨率，高效测量，实时测量	测量速度易受限，横向分辨率受限
共聚焦显微法	纵向分辨率：1 横向分辨率：50	非透明或半透明材料	高效测量，抗散射光干扰	垂直分辨率受物镜数值孔径限制
共聚焦色差显微法	纵向分辨率：10 横向分辨率：1000	样本表面非球形	抗散射光干扰，受材料影响小	被测表面含有局部球形形貌时，探头可能会得到错误的共焦点
点自动对焦法	纵向分辨率：1 横向分辨率：10	非透明或半透明材料	高精度，可提取颜色信息	受机械振动及温度的影响较大
变焦法	纵向分辨率：10 横向分辨率：数值孔径（NA）0.45	非高精度、非较粗糙表面	高效测量，抗震，可提取颜色信息	目前基于变焦法原理的粗糙度测量仪器较少
光切法	纵向分辨率：953 横向分辨率：1316	非粗糙表面、非高精度表面	高效测量，实时测量，成本低	光切法的垂直分辨率最高只能达到微米级，无法应用于高精度表面的检测
激光三角法	纵向分辨率：100 横向分辨率：100	非高精度、非较粗糙表面	无损、实时、材料适应性较广	直射式三角法：分辨率低，受干扰光影响较大；斜射式三角法：测量范围小，仪器体积大，安装校准困难
扫描电镜	纵向分辨率：10 横向分辨率：2	试件不小于$10mm^2$	测量范围大	成像深度较大会导致成像模糊；分辨率与扫描探针显微镜相比较低
扫描隧道显微法	原子级 纵向分辨率：0.01 横向分辨率：0.1	表面光滑	空间分辨能力强	测量三维粗糙度要求严格
扫描近场光学显微法	纵向分辨率：20 横向分辨率：2	表面光滑	动态测量	仪器价格高昂且光学探针在测量时易碰撞损坏
原子力显微镜	原子级 纵向分辨率：0.01 横向分辨率：0.1	表面光滑	应用范围广	测量范围小

（一）表面轮廓仪检测

1. 材料与设备

材料与设备详见第二章第二节"粗糙度测量"，还需配备体视显微镜、恒温箱、无水乙醇、去离子水。

2. 实验条件

实验条件详见第二章第二节"粗糙度测量"。

3. 样本制备

将金属或陶瓷制备成一定规格的片状样本，于体视显微镜下选择完好的样本，确定处理面。每个陶瓷片以600目、800目、1000目、1200目碳化硅砂纸依次打磨抛光使各组试件的表面达到平整一致的初始状态，将试件用无水乙醇及去离子水超声各清洗10min，置于恒温箱中烘干备用。

金属或陶瓷样本待评估的表面经过表面粗化处理后，使用表面轮廓仪测试试件的表面粗糙度值（精确度为0.001μm/0.01μm）。具体方法：确定分组及各组最小样本数，在每一个试件测试面上随机选取3个点，取样长度设置为0.8mm，取样方向与金属或陶瓷打磨和抛光方向垂直，以确保粗糙度标准统一，计算均值即为R_a。

4. 参数设置

参数设置详见第二章第二节"粗糙度测量"。

5. 典型实例分析

本实例的目的是分析不同表面处理对纳米复合陶瓷块表面粗糙度的影响。

图6-1是应用表面轮廓仪（Contour GT-X 3D光学显微镜）观察的结果：A为对照组，陶瓷表面常规抛光处理；B为喷砂组，即陶瓷表面用50μm的氧化铝颗粒在距离样本表面约10mm处在0.25MPa气压下持续喷砂20s；C为二氧化硅涂层组，即Cojet系统用30μm含有硅涂层的氧化铝颗粒在距离样本表面约10mm处在0.25MPa气压下持续喷砂20s。结果显示，对照组陶瓷表面较光滑，未见明显的凹陷或凸起，只见少许划痕；喷砂组陶瓷表面呈现出分布不规律、大小不等的凹槽，形成较大的凹陷和凸起，表面粗糙度高于二氧化硅涂层组。

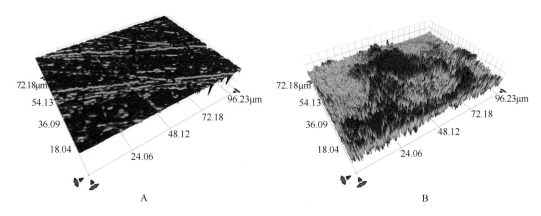

A　　　　　　　　　　　　　　　B

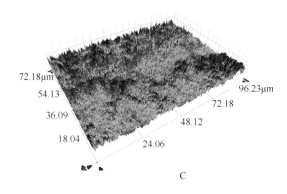

图6-1　不同处理后的陶瓷表面用表面轮廓仪检测的结果

A. 对照组；B. 喷砂组；C. 二氧化硅涂层组

表6-2单因素方差分析结果表明，与对照组相比，喷砂及涂层组陶瓷片表面粗糙度显著增加（$P < 0.05$），且喷砂处理产生的粗糙度值最高。

表6-2　三组陶瓷粗糙度平均值结果统计分析

组别	粗糙度（mm）	
	平均值 ± 标准差	95%CI
对照组	14.4±3.7	8.5～20.4
喷砂组	3133.1±56.0	3044.0～3222.2
二氧化硅涂层组	336.4±12.8	316.1～356.7
P值	< 0.001	

6. 常见问题及注意事项

（1）测量前检查探头与试件测试面是否清洁。调整测试角度使探头在测量时平稳移动。当机器长时间未使用、使用条件发生变化或更换探头时，应先进行探头校准再测试。

（2）当试件表面粗化处理不均一时，表现为同一样本各点粗糙度值不同甚至相差很大，可能的原因：喷砂处理不当，局部停留时间过长或过短，喷砂距离和角度不能稳定控制，导致表面粗糙度不均一。

（二）原子力显微镜检测

1. 材料与设备

材料与设备详见第二章第二节"粗糙度测量"。

2. 实验条件

实验条件详见第二章第二节"粗糙度测量"。

3. 样本制备

原子力显微镜制样对样本导电性没有要求，但观测面必须平整。原子力显微镜测量范围比较广泛，适用于多种环境，可在真空、空气和溶液中进行。试件稳定地放置于原子力显微镜的观测台，调节焦距，测定表面粗糙度，然后通过配套分析软件进行分析统计。

4. 参数设置

参数设置详见第二章第二节"粗糙度测量"。

5. 典型实例分析

本实例的目的是评估不同的表面处理对氧化锆陶瓷表面粗糙度的影响。

以下是使用原子力显微镜（Mahr Perthometer PGK）观察处理后的氧化钇稳定四方相氧化锆陶瓷块（Y-TZP）在大气环境下以轻敲模式测量表面粗糙度的实例，频率为448kHz，结果通过相应的PicoScan软件导出。用低速切割机将氧化锆陶瓷制备成2mm×15mm×15mm的样本，于体视显微镜下选择完好的样本，确定处理面。每个陶瓷片以600目、800目、1000目、1200目碳化硅砂纸依次打磨抛光使表面平整一致。将瓷片分为2组，室温下分别以40%氢氟酸（HF）溶液酸蚀10min、30min，然后将试件用无水乙醇及去离子水超声清洗各10min，置于恒温箱中烘干后用原子力显微镜观察。结果如图6-2所示：从在室温下40% HF溶液酸蚀Y-TZP瓷片10min（图6-2A）和30min（图6-2B）后的原子力显微镜观察结果可见，40% HF溶液酸蚀30min后的表面凹陷和凸起明显比酸蚀10min时大。从表6-3的粗糙度结果中可见酸蚀30min后Y-TZP瓷片表面粗糙度大于酸蚀10min处理的瓷片样本。

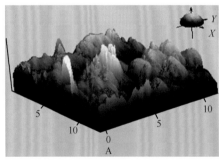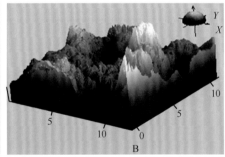

图6-2 不同表面处理的Y-TZP瓷片表面原子力显微镜观察结果

A. 40% HF溶液酸蚀10min；B. 40% HF溶液酸蚀30min

表6-3 不同表面处理的Y-TZP瓷片表面粗糙度 （单位：nm）

表面处理	表面粗糙度	最大值	最小值
40% HF溶液酸蚀10min	798.61±202.76	1198.74	145.37
40% HF溶液酸蚀30min	1079.38±288.25	1478.12	346.93

6. 常见问题及注意事项

（1）原子力显微镜在使用过程中锥形针尖会变钝、尖端增宽，从而导致分辨率下降，为了保证分辨率，必须经常更换针尖。在观察样本后（尤其是液态中观察），针尖会被样本污染，再次使用前需要清洗，并且针尖会对生物样本造成损伤。在测量时须注意对样本表面机械性能进行预估以选择适合的探针，对机械性能差异较大的不同结构进行连续检测时，也须及时更换探针以获得准确的测量结果，同时也避免损伤仪器。

（2）当试件表面粗化处理不均一时，表现为同一样本各点粗糙度值不同甚至相差很大，可能的原因：喷砂处理不当，局部停留时间过长或过短，喷砂距离和角度不能稳定控制，导致表面粗糙度不均一。

二、润湿性评价

金属或陶瓷在粘接实验过程中经过不同的表面处理、改性或涂布不同的粘接剂，材料粘接界面的性能会发生改变。

金属或陶瓷表面润湿性的好坏是影响其粘接性能的因素之一。材料表面自由能越高，其润湿性越好，粘接剂在粘接过程中越容易铺展和渗透，从而增强粘接效果。因此，在金属和陶瓷粘接性能检测实验中，处理后的材料表面θ值越小，越有利于增强粘接性能，该指标可与粗糙度结合来评估待测样本的粘接性能。

（一）材料与设备

材料与设备详见第二章第二节"润湿性评价"，还需配备体视显微镜、恒温箱、无水乙醇、去离子水。

（二）实验条件

实验条件详见第二章第二节"润湿性评价"。

（三）样本制备

将金属或陶瓷制备成2mm×15mm×15mm的样本，于体视显微镜下选择完好的样本，确定处理面。每个样本片以600目、800目、1000目、1200目碳化硅砂纸依次打磨抛光，使各组试件的表面达到平整一致的初始状态，将试件用无水乙醇及去离子水超声清洗各10min，置于恒温箱中烘干备用。

（四）参数设置

参数设置详见第二章第二节"润湿性评价"。

（五）常见问题及解析

1. 样本标准化处理不一致

实验组和对照组预处理不一致，导致初始粗糙度相差较大。图6-3A中表观接触角θ_2与粗糙度造成的实际接触角θ_1不同，表现为在亲水表面，接触角与粗糙度成反比，粗糙度增加，接触角减小；而在疏水表面，随着粗糙度增加，接触角增加。因此，如果试件在标准化处理时未保持一致，则材料的润湿效果会受到不同的影响。

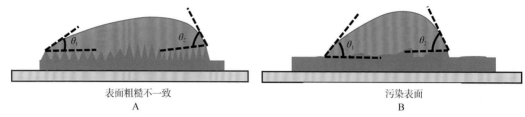

表面粗糙不一致
A

污染表面
B

图6-3　粗糙度对接触角的影响（A）和清洁度对接触角的影响（B）

2. 清洁度对界面润湿性的影响

污染的表面会妨碍润湿。表面污染物位于水滴和材料表面之间，会减小附着力；而清洁的表面能提供最佳的润湿性，接触角也会更小（图6-3B）。值得注意的是，污染物不同，对润湿性的影响也会不同。

3. 环境因素对界面润湿性的影响

随着温度的升高，液相中的分子间作用力增大，表面张力减小，润湿性增大，接触角减小；此外，检测时间不能过长，随着检测时间延长，液滴蒸发，接触角也会发生变化。对于不确定的样本，尤其是亲水性或疏水性很强（$\theta < 10°$ 或 $\theta > 150°$）的样本，可以先试验测试，初步观察样本情况。

三、表面形态学观察

（一）扫描电镜观察

1. 材料与设备

材料与设备详见第二章第二节"表面形态学观察"，此外还需配备体视显微镜、恒温箱、无水乙醇、去离子水。

2. 实验条件

实验条件详见第二章第二节"表面形态学观察"。

3. 样本制备

样本制备同本章第二节"表面轮廓仪检测"。样本粘接面喷金，将其置于进样台上，真空下采用二次电子信号模式观察表面形貌情况。

4. 参数设置

参数设置详见第二章第二节"表面形态学观察"。

5. 典型实例分析

分析喷砂对Y-TZP陶瓷表面形态的影响。

以下是应用扫描电镜（S4800）观察喷砂对Y-TZP陶瓷表面形态的影响。制备尺寸为2mm×15mm×15mm的Y-TZP陶瓷样本，于体视显微镜下选择完好的样本，确定处理面。每个陶瓷片以600目、800目、1000目、1200目碳化硅砂纸依次打磨抛光使表面平整一致，将瓷片分为2组：抛光组，不做任何处理；喷砂组，在0.2MPa的压强下距处理面10mm处以110μm的氧化铝喷砂20s，气枪口距离瓷块表面10mm，成45°角，然后将试件用无水乙醇及去离子水超声清洗各10min，烘干后待测面喷金，置于进样台，用扫描电镜观察各组的形态结构（图6-4）。

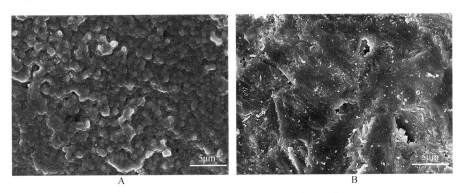

图6-4 喷砂对氧化锆陶瓷表面形貌的影响
A. 抛光组；B. 喷砂组

如图6-4所示，A为抛光组，试件表面平整光滑、结构致密，可以分辨氧化锆晶体形状和辨别晶界；B为喷砂组，可以看到表面致密，分布明显的凹槽样划痕，但晶粒结构和晶界消失。

（二）原子力显微镜检测

金属和陶瓷材料表面结构的观察除了使用扫描电镜外，还可以使用原子力显微镜。

1. 材料与设备

材料与设备详见第二章第二节"表面形态学观察"。

2. 实验条件

原子力显微镜工作室与外界隔离，具备降噪控温条件，可根据情况购买厂家提供的工作室。

3. 样本制备

根据实验目的对样本待测面进行打磨、抛光等，待测面用原子力显微镜观察。

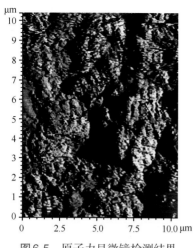

图6-5　原子力显微镜检测结果

4. 参数设置

X、Y轴上的运动精度：0.5nm；Z轴上的运动精度：0.25nm；扫描范围：20μm×20μm；模式：轻敲式；扫描频率：448Hz。

5. 典型实例分析

本实例采取二氧化硅涂层法处理材料表面，用原子力显微镜观察处理后的样本形貌。

以下是使用原子力显微镜（PicoPlus）以轻敲模式检测处理后瓷片表面形貌的实例（图6-5）。将标准化处理后的氧化锆瓷片采用CoJet系统，用30μm含有硅涂层的氧化铝颗粒在距离样本表面约10mm处在0.25MPa气压下持续喷砂20s，进行硅涂层处理。

四、力学性能测试

口腔修复材料的力学性能是其对口腔修复效果最主要的影响因素，包括弯曲及压缩强度、断裂韧度、疲劳性能、表面硬度、磨耗性能等。无论材料如何改性，力学性能都是评价口腔修复材料的基本标准，在金属或陶瓷的粘接实验中，喷砂、酸蚀、激光等处理都有可能使金属或陶瓷内部或表面产生微观的裂纹和缺陷，改变其机械强度，因此机械性能的检测是必不可少的。

（一）弯曲与压缩性能

弯曲与压缩强度测试主要用于检测材料承受弯曲或压缩载荷的能力并反映塑性指标的挠曲度，是材料力学性能试验的重要方法。

在金属和陶瓷材料的粘接实验中，力学测试除以上用途外，还可用于评价金-瓷结合、瓷-瓷结合强度。由于制备相应的金-瓷和瓷-瓷结合试件更符合临床修复体的结构特征，因此可使用抗弯强度测试直接评价双层材料对垂直于结合界面载荷的耐受力，这样的评价特点更能反映相应结构的修复体在临床上承受外力的能力。

1. 材料与设备

材料与设备主要包括万能试验机、低速切割机、扫描电镜、超声波清洗机、烘箱、三用气枪、喷砂枪、氧化铝/氧化钛（根据实验选择喷砂所用的砂粒及粒径）、碳化硅砂纸（600目、800目、1000目、1200目）、无水乙醇、去离子水。

2. 实验条件

实验条件详见第二章第五节。

3. 样本制备

（1）检测金－瓷、瓷－瓷结合的样本制备参考国际标准化组织（ISO）的ISO 9693，将基底金属或基底瓷制备成尺寸为（25±1）mm×（3±0.1）mm×（0.5±0.05）mm的6个试件，并按照使用说明书进行清洁、喷砂处理。将制备好的试件置于万能试验机，调整跨度为（20.0±0.1）mm，试件瓷层面向下，金属面向上，压头于试件金属面的中点施压，加载速度设置为（1.5±0.5）mm/min，直至瓷层与金属层发生剥离，结束加载，得到加载曲线，记录此时的力值。用扫描电镜观察金－瓷分离界面。

金－瓷结合强度（τ）根据公式$\tau_b=k\times F_{fail}$计算，其中F_{fail}为金－瓷断裂时的加载力，k为与试件金属基底厚度和弹性模量有关的变量。

（2）对于单个试件测试的样本形态参考ISO 6872对陶瓷的要求或ISO 22674对金属材料的要求进行三点或四点抗弯试验，陶瓷试件横截面：宽（w）4.0mm±0.2mm、厚（b）2.1mm±1.1mm，倒角（c）0.12mm±0.03mm（对于厚度较小如$b<2.0$mm的试件，建议倒角最大为0.1mm）的矩形。金属试件制备为长31.0mm±1.0mm、宽11.0mm±1.0mm、厚1.2mm±0.2mm的形态。

陶瓷试件三点抗弯加载头中心的距离即跨度（L）为（12±0.5）～（40±0.5）mm，四点抗弯加载头中心的距离（l）为16～40mm（图6-6），待测试件的长度至少要超过跨度（L或l）2mm，并且b/L或$b/l\leqslant 0.1$。金属试件要求各支点之间跨度至少20mm，但不超过30mm。将试件放置在万能试验机上，按照上述要求放置试件，调整传感器压力及加载速度，开始加压直至试件断裂，计算机自动记录试件断裂瞬间的载荷，三点抗弯法计算弯曲强度的公式如下：

$$\sigma=\frac{3P\times L}{2w\times b^2}$$

其中，P为试件断裂时的载荷（N），L为跨距（mm），w为试件宽度（mm），b为试件厚度（mm）。

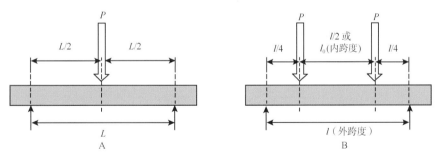

图6-6　三点抗弯（A）和四点抗弯（B）示意图

四点抗弯法计算弯曲强度的公式（当试件上方加载头未在l/4处时）如下：

$$\sigma=\frac{3P\times(l-l_0)}{2w\times b^2}$$

其中，P为试件断裂时的载荷（N），l为外跨距（mm），l_0为内跨距（mm），w为试件宽度（mm），b为试件厚度（mm）。

4. 参数设置

压头直径：（1.5±0.2）～（4±0.2）mm；传感器量程：10～1000N或2500N；加载速度：陶瓷为1.0mm/min±0.5mm/min，金属为1.5mm/min±0.5mm/min。

（二）断裂韧度

喷砂、酸蚀等处理都可能改变金属或陶瓷表面微观形貌、陶瓷晶相等，引起硬度、断裂韧度等机械性能的变化，断裂韧度用于评估金属或陶瓷样本经过表面处理后修复体机械性能的变化。

1. 材料与设备

材料与设备详见本节"弯曲与压缩性能"。

2. 实验条件

实验条件详见第二章第五节。

3. 样本测试

根据ISO 6872三点抗弯样本制备要求进行制样。断裂韧度的计算可以利用三点弯曲试验：试件的受力面应该采用W1.5金刚石研磨膏抛光达到▽5（光洁度等级），保证棱角相互垂直，边棱纵向倒角R0.5。长度和宽度的尺寸误差不超过0.02mm。然后用圆形金刚石刀片先行线性切割预制裂纹切口，切口深度为a，尺寸比例应控制在a/W=0.35～0.6。金刚石刀片的厚度应不超过0.25mm。制备好的试件于万能试验机上完成三点弯曲试验，加载速度为0.5mm/min，跨距为30mm。记录每一组试件断裂时的最大载荷值，再按公式计算每一个试件的断裂韧度值，断裂韧度值K_{IC}计算公式如下：

$$K_{IC} = Y\left[\frac{P_{max} \times S_0 \times 10^{-6}}{B \times W^{3/2}}\right]\left[\frac{3 \times (a/W)^{1/2}}{2 \times (1-a/W)^{3/2}}\right]$$

$$Y = Y(a/W) = \frac{1.99 - (a/W) \times (1-a/W) \times [2.15 - 3.39 \times (a/W) + 2.7 \times (a/W)^2]}{1 + 2 \times (a/W)}$$

其中，P_{max}为断裂时的临界载荷，S_0为跨距，a是切口深度，B为样本横截面宽度（3mm），W样本横截面长度（4mm），Y是基于a/W的无量纲因子。

断裂韧度还可以利用表面硬度计算

$$K_{IC} = 0.16 \times H \times a^{1/2} \times (b/a)^{-3/2}$$

其中，K_{IC}为断裂韧度（MPa·m$^{1/2}$），H为维氏硬度（GPa），a为压痕对角线平均长度（$(a_1+a_2)/2$（μm），b为裂纹扩展平均长度（$(b_1+b_2)/2$（μm），如图6-7所示。

4. 参数设置

显微维氏硬度计加压载荷：9.807N；加压时间：10s；扫描电镜工作电压：15kV；放大倍数：×500。

5. 典型实例分析

本实例对比烧结次数（1次、3次、5次）对Y-TZP陶瓷机械性能的影响。

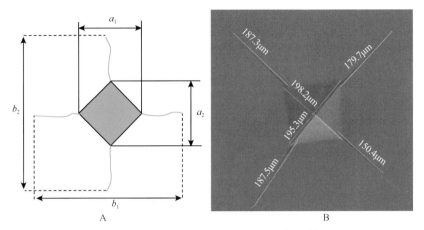

图6-7 裂纹压痕示意图（A）和裂纹的扫描电镜图（B）

以下是应用压痕法测算其断裂韧度的方法：将Y-TZP瓷片按照厂家要求制备试件并分3组烧结，分别烧结1次、3次、5次，以未处理组为对照，试件表面裂纹由显微维氏硬度计（FM-700）加压，裂纹由扫描电镜（FEI Quant 650）观察并测量，根据测量结果计算断裂韧度。根据公式计算K_{IC}值，每个亚组8个样本。

（三）疲劳性能

疲劳指的是材料在循环交变载荷作用下发生的性能变化，会降低材料的使用寿命。金属和陶瓷在粘接实验中经过不同表面处理，其表面机械性能可能会发生变化，使材料的抗疲劳能力改变，因此仍需对处理后的修复材料进行抗疲劳检测。对于修复材料疲劳的机制研究尚有争议，目前普遍认为疲劳破坏主要是材料内部微裂纹扩展，即材料内部微裂纹在应力及环境作用下不断扩展并最终导致材料的失效。疲劳试验包括循环疲劳和静态疲劳，由于修复体在口腔内并非单一受力，因此循环疲劳的研究更有利于预测材料使用寿命。

1. 材料与设备

材料与设备主要包括微型轴向疲劳试验机、万能试验机、低速切割机、烘箱、超声波清洗机、体视显微镜、三用气枪、喷砂枪、氧化铝/氧化钛（根据实验选择喷砂所用的砂粒及粒径）、碳化硅砂纸（600目、800目、1000目、1200目）、无水乙醇、去离子水。

2. 实验条件

实验条件详见第二章第五节。

3. 样本测试

根据ISO 6872三点抗弯样本制备要求进行制样，随机抽取1/2试件测试三点弯曲强度（试件数量需≥15方可进行后续Weibull分析），其余一半试样用于疲劳试验。按照本节"弯曲与压缩性能"中弯曲强度测试方法测试试件弯曲强度（σ）。用弯曲强度均值的60%作为疲劳试验的最大载荷（σ_c）。

对材料疲劳性能的研究有多种方法，包括加载一定循环次数（如1×10^4次）后记录不同分组试件的断裂情况；加载一定循环次数后对比试件弯曲强度的变化；加载一定载荷对比试件断裂时的循环次数等。

4. 参数设置

加载模式：正弦波循环；频率：8Hz；加载速度：0.5mm/min。

5. 典型实例分析

本实例比较两种纤维根管桩核系统和金属铸造桩核修复后牙体组织的抗疲劳强度。

以下是应用疲劳测试机（JZK-20型）比较两种纤维根管桩核系统和金属铸造桩核修复后牙体组织的抗疲劳强度的实例（表6-4）。收集21个离体上颌中切牙，常规根管治疗术后截除牙冠，将其随机等分成A、B、C三组。A组用Aestheti-Plus石英纤维桩、复合树脂核系统及烤瓷冠修复；B组用C-POST碳纤维桩、复合树脂核系统及烤瓷冠修复；C组用Cr-Co铸造金属桩核进行桩核及烤瓷冠修复。包埋于底座后进行抗疲劳强度测试，加载力100～120N，频率9.9～10.1Hz，振幅1.5～2.0mm，加载部位为舌面切1/3与中1/3交界处。记录试件破坏时的加载次数及试件破坏的模式，若经100万次测试后仍未破坏，记为"无破坏"。

表6-4　三种桩核系统修复后牙体组织疲劳强度测试结果统计

编号	测试次数（万次）		
	A组	B组	C组
1	95.64	100.8	100.8
2	100.8	100.8	100.8
3	100.8	100.8	100.8
4	93.71	98.65	92.31
5	91.98	100.8	100.8
6	100.8	90.16	100.8
7	100.8	100.8	100.8
试件破坏数	3	2	1

结果统计：三种桩核系统修复后的离体牙中均有发生根折，但发生根折的部位不同，A组有3例离体牙出现树脂核与牙本质分离，B组有2例，而C组有1例发生试件破坏，其余6例离体牙未出现明显的牙体组织或修复体破坏。结论：Cr-Co铸造金属桩核系统是一种较为成熟的桩核系统。

（四）表面硬度

表面硬度是指在外力作用下材料表面抵抗变形或损伤的能力，代表着材料抵抗弹性形变、塑性形变和破坏的能力，是修复材料重要的力学参数。材料的表面硬度可能因表面粗化处理改变，如喷砂导致Y-TZP陶瓷表面硬度和韧性增加，故粘接实验中对金属或陶瓷表面硬度的检测也是必不可少的。

硬度检测主要有两种方法。一类是静态法，这类方法在测试过程中作用力缓慢而无冲击作用，又可以分为静压法（即压痕法，如布氏硬度、洛氏硬度、维氏硬度、努氏硬度测试）和划痕法（如莫氏硬度测试），其中布氏硬度、洛氏硬度、维氏硬度最为常用，相关信息见表6-5；另一类测试方法是动态法，这类方法中的作用力在施加过程中具有冲击性（如肖氏硬度和里氏硬度），肖氏硬度和里氏硬度试验用于大型不可移动的试件，主要取决于压痕的深度、压痕投影面积或压痕凹坑面积的大小。根据施加载荷的大小，压痕法又分为宏观压痕法、显微压痕法和纳米压痕法。宏观压痕法和显微压痕法属于静力压痕试验，纳米压痕法属于压入压痕试验。硬度检测方法由于简便快速，被广泛用于材料机械性能的测试。需注意，相同材料在不同的条件（如试样温度不同或表面粗糙度不同等）下测量，或采用不同的测试方法，其硬度值可能不同。

表6-5 常用的三种硬度测试方法

测试方法	编写	压头	原理	优势	应用
布氏硬度	HB	球形压头（钢或超硬合金）	测试面上出现凹坑时的负载力与凹坑表面积的比值	测量精度高，基本能反映材料的平均硬度	因凹坑较大，适用于硬度不均的材料，不适用于较小的试件
洛氏硬度	HR	金刚石圆锥压头或硬质合金球形压头	从检测仪中直接读数	压痕小（对试样的外观没有损害影响），可测量高硬度，可直接读数，操作方便，效率高	适用于表面较平整的试件
维氏硬度	HV	金刚石四棱锥压头	测量菱形压痕对角线的长度，根据维氏硬度计算公式计算硬度	测量精度最高，压痕小，试样外观和使用性能不受影响	应用范围较广

1. 材料与设备

材料与设备主要包括显微维氏硬度计、扫描电镜/体视显微镜、低速切割机、烘箱、超声波清洗机、三用气枪、喷砂枪、氧化铝/氧化钛（根据实验选择喷砂所用的砂粒及粒径）、碳化硅砂纸（600目、800目、1000目、1200目）、无水乙醇、去离子水。

2. 实验条件

实验室等级：普通洁净实验室。
环境要求：环境整齐洁净，实验台面平整、光滑。
人数要求：1人。

3. 样本测试

样本制备同本章第二节"表面轮廓仪检测"。表面显微维氏硬度采用显微维氏硬度计测试。每个试件均匀选取3~5个点进行测试，随后试件用扫描电镜或体视显微镜观察并

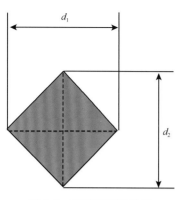

图6-8 硬度压痕示意图
注：对角线长度$d=(d_1+d_2)/2$

测量凹坑对角线长度（图6-8）。显微维氏硬度公式如下：

$$HV = 1.8544\, P/d^2$$

其中，HV为维氏硬度（MPa），P为加载载荷（N），d为凹坑对角线平均长度（mm）。

4. 参数设置

HV模式；加载载荷：3kg（推荐的加载载荷为9.8N）；加载时间：5s/10s。

（五）磨耗

磨耗最早表述为摩擦，于1966年由Jost提出，是指相对接触运动的两个表面之间的摩擦、磨损。在口腔医学中最早是指修复材料在口内使用过程中因摩擦而受损。随后摩擦学应用到各个行业领域。对金属和陶瓷修复体的粘接面进行表面处理时，可能会对修复体材料整体的机械性能产生影响，此时耐磨性作为机械性能的指标之一也需要进行评价。

1. 材料与设备

材料与设备主要包括微摩擦磨损试验机、烘箱、超声波清洗机、喷砂枪、电子天平、三维表面轮廓仪、激光扫描共聚焦显微镜、滑石瓷、人工唾液（NaCl 0.4g、KCl 0.4g、$CaCl_2 \cdot 2H_2O$ 0.795g、$Na_2HPO_4 \cdot 2H_2O$ 0.78g、$Na_2S \cdot 2H_2O$ 0.005g、尿素1g、蒸馏水1000g）、氧化铝/氧化钛（根据实验选择喷砂所用的砂粒及粒径）、碳化硅砂纸（600目、800目、1000目、1200目）、无水乙醇、去离子水、自凝树脂。

2. 实验条件

实验条件详见第二章第五节。

3. 样本测试

使用微摩擦磨损试验机进行磨耗实验。样本为长15.0mm、宽15.0mm并用树脂包埋成高5.0mm的试件，以便安装到试验机的上夹具内。下夹具为直径10mm的Al_2O_3对磨球。所有试件制备完成后用无水乙醇清洗3次，每次15min，随后用去离子水冲洗2次，每次15min，烘箱烘干，电子天平称重（精确到0.0001g）并记录重量，所有试件完成后密封保存于干燥清洁容器中，避免一切磨损、污染。注意根据不同的实验目的，试件可以是任何修复材料，也可以为牙釉质等，对磨的上下试件也可以根据实验目的更换。

固定上下试件，于液池内注入人工唾液模拟口内环境，调节试件位置，使上下试件表面均匀接触并浸润于人工唾液中。微摩擦磨损试验机可以设定为往复运动，也可以是圆周运动，可自行选择。口腔中咀嚼压力为3～36N，咀嚼运动距离为2～4mm，因此加载力及摩擦行程的选择可以在该数值范围内，但也有文献中加载力超过此范围，用于检测修复材料抗磨损性能。循环次数一般为1～25 000次；将人工唾液设定为37℃，每次测试完成后均须更换对磨试件。微摩擦磨损试验机配套软件记录磨损过程中各组件受力变化、动态摩擦力及摩擦系数。磨耗实验完成后干燥样本,使用电子天平称量并记录上下试件各个样本质量(mg),记录试件损失的质量。在磨耗实验结束后用三维表面轮廓仪或激光扫描共聚焦显微镜观察分析试件的磨痕形貌及体积损失。

4. 参数设置

负载:3~36N;行程:2~4mm;频率:2Hz;循环次数:1~25 000次。

5. 典型实例分析

本实例通过对不同表面处理的氧化锆瓷片微磨损性能检测,进一步评估对样本机械性能的影响。以下是Y-TZP瓷片与树脂粘接界面应用不同方式处理后微磨耗性能检测方法和结果。实验组为喷砂组,对照组未做任何处理,试件为直径13mm、厚度1mm的圆形瓷片(根据不同测试仪器及测试要求可对试件的形状进行更改),采用微摩擦磨损试验仪UMT-2检测,测试时间:0.5h;载荷:30N;摩擦行程2mm。图6-9为摩擦系数随磨损时间的变化曲线:两组试件在摩擦往复运动的初始阶段摩擦系数上升,随后逐渐下降,在250s后进入稳定摩擦阶段,实验组摩擦系数稳定性高于对照组,对照组0.5h平均摩擦系数为0.3292,实验组0.5h平均摩擦系数为0.4117。磨损后试件用光学轮廓仪(MicroXAM-800)检测(图6-10),可见往复运动的磨损痕迹。由图6-10可见对照组磨损表面犁沟较多,喷砂处理的氧化锆瓷片的磨损表面较为平整,犁沟较少。

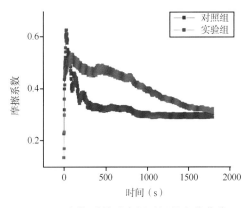

图6-9　摩擦系数随磨损时间的变化曲线

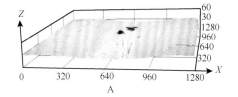

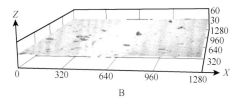

图6-10　磨损试件的轮廓图
A. 对照组;B. 喷砂组

(六)三维有限元

三维有限元分析(three-dimensional finite element analysis/method,FEA/FEM)是一种三维模拟结构力学并计算分析的数字技术,最早在1943年由Richard Courant提出,1969年Friedenberg将这种技术应用于医学,随后逐渐应用于口腔领域。在口腔修复粘接领域可以利用有限元的分析技术模拟粘接实验过程,分析模拟实验的结果,为实验过程提供参考,进一步优化实验材料或实验方法等。

1. 材料与设备

材料与设备主要包括配备有限元分析软件的计算机、待模拟的试件。

2. 实验条件

三维有限元分析软件常用的有 ANSYS、ADINA、ABAQUS、MSC。

3. 样本模拟

（1）二维图像：根据实验目的进行样本制备，用 CT 对要模拟的试件进行断层扫描，获得试件二维图像；也可直接用有限元分析软件构建三维模型。

（2）三维几何模型：将样本二维图像导入 Mimics 软件中，设置图像的 X 轴、Y 轴、Z 轴，根据样本材料设置材料性能相关参数，采用阈值选取技术设定阈值区间，这样试件与包埋材料就得以区分。利用软件自带的工具，通过三个方向的视图去除多余的噪点，进行光滑处理，去除尖锐棱角，并对模型单元进行校正。使用 Mimics 的 FEA 模块对模型进行网格划分，建立三维几何模型。

（3）三维有限元模型的建立：用有限元分析软件打开三维文件，将面网格组成的试件模型转化为体网格，即可建立实体模型。有限元模型的条件假设：①所有部件均为均质、各向同性和线弹性；②各组成部件间无滑动（完美结合）；③所有部件无缺陷。

4. 参数设置

有限元分析参数主要参照具体实验要求及目的设置。

5. 典型实例分析

本实例的目的是利用三维有限元技术模拟氧化锆陶瓷与树脂粘接材料粘接试件的剪切强度测试。以下是用 ABAQUS 6.14 软件对比剪切过程中粘接试件的 von Mises 应力（VMS）分布和粘接材料内的 von Mises 应变分布。实验组为高填料含量流动树脂（填料质量分数 81%），以光固化树脂水门汀 Choice 2（填料质量分数 72%）作为对照。

将氧化锆瓷片随机分成 2 组制作瓷片/树脂水门汀（或流动树脂）/复合树脂柱结构的粘接试件用于剪切力测试，测试结果用于有限元模拟实验中。

使用 ABAQUS 6.14 软件创建与剪切粘接强度测试中粘接试件、加载头尺寸、位置完全相同的具有良好力学相似性和几何相似性的三维有限元模型：瓷片大小设置为 10mm×10mm、厚度设为 1.0mm，树脂柱厚度设为 2mm，粘接剂厚度设为 50μm（不大于临床要求的最高 100μm），施加的应力设为 50N（低于粘接强度测试的最低断裂载荷），使用 2mm×3mm 的矩形刚性杆将力施加在树脂柱的顶部。设置所有材料为各向同性、均匀和线性弹性。分析加载过程中每个试件粘接界面的 VMS 分布，并计算峰值。

如图 6-11 所示，粘接界面最大应力靠近加载力附近，Choice 2 树脂水门汀组最大应力值大于流动树脂组。各组最大 VMS 值见表 6-6。

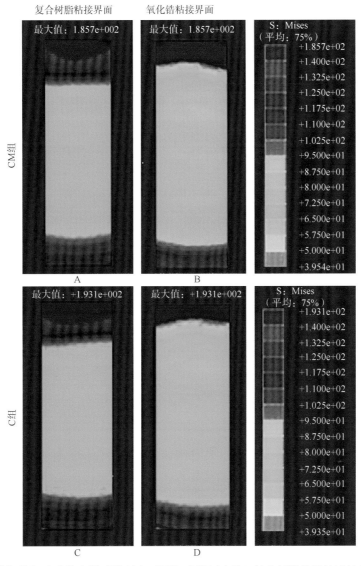

图6-11 模拟剪切试验的有限元模型中不同瓷/树脂水门汀/复合树脂柱粘接试件的应力分布

A. 流动树脂组（CM组）复合树脂粘接界面；B. CM组氧化锆粘接界面；C. Choice 2树脂水门汀组（C组）复合树脂粘接界面；
D. C组氧化锆粘接界面

表6-6 粘接界面最大应力值

组别	最大 VMS（MPa）	
	粘接层	样本数目
流动树脂组（CM组）	186.1	30
Choice 2树脂水门汀组（C组）	192.9	30

6. 有限元分析的优缺点

有限元分析可以将无限的复杂结构简化成有限单元，使复杂问题简单化，应用范围广，适用于各种力学分析。作为一种新兴的可靠工具，其理论基础与方法还需不断改进和成熟，仍具有一定的局限性，尤其是对材料的特性及机械环境的精确建模，因此要求使用过程中能够获得最贴近真实的建模数据。此外，有限元分析计算工作量较大，计算时间长，占用计算机内存大，对设备要求较高。

第三节　粘接表面的化学表征

一、傅里叶变换红外光谱分析

在金属、陶瓷修复体临床粘固时，为了提高粘接修复的效果，通常需要使用处理剂预先进行化学调节。傅里叶变换红外光谱分析可以通过吸收峰的出现或改变分析处理前后金属或陶瓷材料表面化学键的变化。

（一）材料与设备

材料与设备详见第二章第三节。

（二）样本制备

样本制备详见第二章第三节。

（三）参数设置

参数设置详见第二章第三节。

金属和陶瓷的粘接实验中，常用的红外图谱采集方法包括透射法、镜面反射法、衰减全反射法、漫反射法等（详见第二章第三节）。

（四）典型实例分析

本实例检测 Y-TZP 陶瓷与不同粘接剂之间化学键的形成。将瓷块磨成粉末，与/不与预处理剂混合，再分别与三种粘接剂混合，以未做处理的瓷粉、未混合的预处理剂及未混合的三种粘接剂为对照，应用傅里叶变换红外光谱仪（NEXUS870）进一步评估 Y-TZP 瓷块与粘接剂之间的化学变化，采集模式为透射模式。

获得的原始数据用软件处理分析，常用的软件有 OMNIC、Origin 等。本实验中 Z-Prime Plus 是一种氧化锆（ZrO_2）粘接前的预处理剂，Single Bond Universal、Clearfil Universal Bond 和 All Bond Universal 是三种通用型粘接剂。

如图 6-12 所示，$3750 \sim 3000cm^{-1}$ 为羟基（—OH）吸收峰，$1700cm^{-1}$ 左右为 C═O 吸收峰，磷酸（PO_3^{2-}）中 P—O 的吸收峰在 $1000cm^{-1}$ 左右。Z-Prime Plus、Single Bond Universal、Clearfil Universal Bond 和 All Bond Universal 分别出现在 $1703cm^{-1}$、$1711cm^{-1}$、$1716cm^{-1}$ 和 $1705cm^{-1}$ 处的峰表示 O═P—OH 吸收峰，与 Z-Prime Plus 混合后转移到 $1696cm^{-1}$、$1704cm^{-1}$、$1701cm^{-1}$ 和 $1700cm^{-1}$。与 Y-TZP 混合后羟基（—OH）吸收峰也在发生变化，从 $3411cm^{-1}$

（Z-Prime Plus）、3417cm^{-1}（Single Bond Universal）、3404cm^{-1}（Clearfil Universal Bond）和 3417cm^{-1}（All Bond Universal）转移到3392cm^{-1}、3409cm^{-1}、3398cm^{-1}和3404cm^{-1}。当Z-Prime Plus和Y-TZP与三种粘接剂中的一种混合时，O=P—OH和羟基吸收峰与单独使用Z-Prime Plus或粘合剂时观察到的峰没有显著差异，表明使用通用型粘接剂前使用Z-Prime Plus预处理剂并没有发生化学成分的变化。

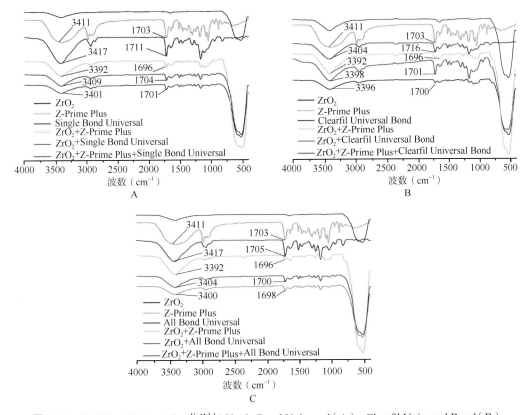

图6-12 Y-TZP、Z-Prime Plus分别与Single Bond Universal（A）、Clearfil Universal Bond（B）、All Bond Universal（C）混合物的傅里叶变换红外光谱图

二、X射线衍射分析

此处X射线衍射（XRD）主要用于检测金属或陶瓷经不同方法处理后材料的晶相是否发生变化，以及各晶相的组成比例等。

（一）材料与设备

材料与设备详见第二章第三节。

（二）实验条件

实验条件详见第二章第三节。

（三）样本制备

XRD检测的金属或陶瓷样本可以是粉末状，也可以是非粉末状，在样本制备直至衍射实验结束的整个过程中，必须保持样本理化性质稳定。样本制备详见第二章第三节。

（四）参数设置

工作环境：室温；靶材：镍过滤铜靶辐射（$\lambda=1.5418\text{Å}$）；操作电压：40kV，管流：40mA；扫描范围（2θ）：25°～80°，步长：0.02°，速度：2° 2θ/min。

（五）典型实例分析

本实例的目的是分析喷砂对Y-TZP陶瓷晶相的改变。实验组对Y-TZP陶瓷进行喷砂处理，陶瓷表面用110μm的氧化铝颗粒在距离样本表面约10mm处于0.2MPa气压下持续喷砂20s，对照组不做任何处理，以下是用X射线衍射仪（D8 ADVANCE）检测喷砂前后的氧化锆表面晶相改变。测试参数：室温，镍过滤铜靶辐射（$\lambda=1.5418\text{Å}$），速度0.02°/min，起始角度25°，终止角度80°。

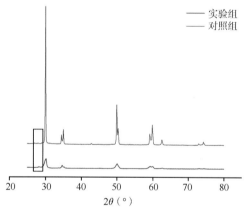

—— 实验组
—— 对照组

图6-13　氧化锆样本喷砂与未处理组的XRD图谱

XRD数据分析常用的软件为Jade，导入原始文件后与PDF标准卡片或JCPDS标准卡片对照，判断物相。已知四方晶相是维持氧化锆机械性能的重要原因，因此XRD可以通过检测氧化锆的晶相变化，预测样本临床应用耐久性。

图6-13显示，氧化锆样本在氧化铝喷砂后单斜相体积含量增多（方框部分）。根据Garvie和Nicholson提出的公式计算单斜相分数，对比喷砂处理前后的单斜相含量：

$$X_m = \frac{I_m(-111) + I_m(111)}{I_m(-111) + I_m(111) + I_m(101)}$$

其中，X_m是单斜晶系，$X_m(-111)$和$X_m(111)$是单斜晶系（−111）（$2\theta=28.1°$）和单斜晶系（111）（$2\theta=31.17°$）在其特征性角度的强度，$I_m(101)$是四方晶系（101）（$2\theta=29.9°$）在其特征性角度的强度。

单斜相的体积分数（V_m）计算公式：

$$V_m = \frac{1.311X_m}{1 + 1.311X_m}$$

根据公式计算可得喷砂与未处理组的氧化锆单斜相体积分数分别为52.81%、44.29%，可见氧化锆陶瓷样本喷砂后单斜相体积分数增加。

三、X射线光电子能谱分析

此处X射线光电子能谱（XPS）用于检测和表征金属或陶瓷材料接受表面处理后表面

的化学元素种类、含量和化学键的变化。

（一）材料与设备

材料与设备详见第二章第三节。

（二）实验条件

实验条件详见第二章第三节。

（三）样本制备

样本制备详见第二章第三节。

（四）参数设置

参数设置详见第二章第三节。

（五）典型实例分析

本实例对比不同溶剂合成的含10-MDP预处理剂与氧化锆粘接界面的化学亲和力。氧化锆瓷粉通过清洁处理后，在避光条件下浸泡在6种预处理剂中，6种预处理剂组成成分见表6-7。处理后的粉末在丙酮中超声清洗10min，离心、干燥后，应用X射线光电子能谱仪（Escalab 250xi）检测。参数：单色A1 Kα射线（hv=1486.6eV），步长0.050eV，用XPS Peak 4.1进行分析。

表6-7　6种含10-MDP的预处理剂组成成分（质量百分比）

分组	10-MDP	CQ	EDMAB	乙醇	丙酮	水
1	10	0.3	0.9	88.8	0	0
2	10	0.3	0.9	0	88.8	0
3	10	0.3	0.9	44.4	44.4	0
4	10	0.3	0.9	53.3	26.6	8.9
5	10	0.3	0.9	26.6	53.3	8.9
6	10	0.3	0.9	0	0	88.8

注：CQ，樟脑醌，光引发剂；EDMAB，4-二甲基氨基苯甲酸乙酯，助引发剂。

图6-14B为宽谱扫描，其中10-MDP所用溶剂为乙醇（a），丙酮（b），50%乙醇和50%丙酮（c），60%乙醇、30%丙酮和10%水（d），30%乙醇、60%丙酮和10%水（e），水（f）（以上百分比均为质量分数），表明样本表面主要由O、C、Zr、P四种元素组成，除了f组，其他五组吸收光谱相似且峰值强度高。图6-14C为O1s窄谱扫描：a中533.6eV处的伸缩峰代表C—O键，532.3eV处为P—O—H键的特征峰，531.1eV处左右的伸缩峰可能是P—O—Zr键，位于530.0eV处的伸缩峰代表Zr—O—Zr键。同理，b～e表示上述

四个键的形成。f中水作为10-MDP溶剂，在531.6eV、530.6eV和528.9eV处的伸缩峰为P—O—Zr键、OH⁻和Zr—O—Zr键。该实例以P—O—Zr键所占的相对百分比作为10-MDP与氧化锆粘接界面化学亲和力的评价指标，表明10-MDP中磷酸基团与陶瓷中ZrO_2形成化学键的量。用每个元素的峰面积与灵敏度因子等的比值作为权重计算百分比，通常用软件处理得到，峰面积计算如图6-14A。结果表明以水为溶剂的10-MDP的P—O—Zr键百分比最小，只有极少量的ZrO_2与10-MDP实现化学偶联。

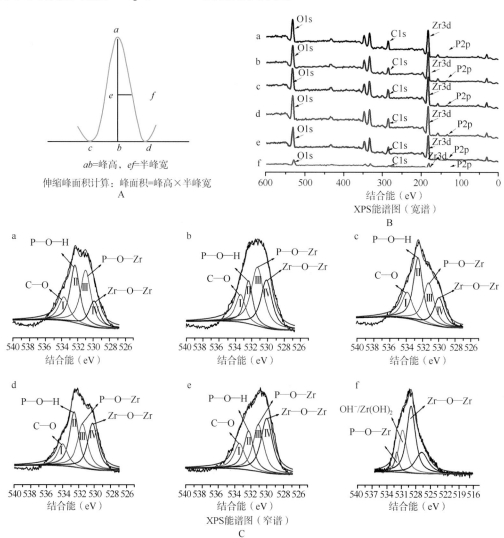

图6-14　陶瓷与树脂粘接界面用不同溶剂溶解的10-MDP处理后的XPS图

10-MDP所用溶剂：a. 乙醇；b. 丙酮；c. 50%乙醇和50%丙酮；d. 60%乙醇、30%丙酮和10%水；e. 30%乙醇、60%丙酮和10%水；f. 水

四、激光拉曼光谱分析

拉曼光谱可以用于对金属和陶瓷材料表面的物质进行定性及定量分析，还可以对材料

的晶相结构进行分析。例如，金属或陶瓷表面涂层后，可以用拉曼光谱判断涂层的构成及含量，氧化锆陶瓷经过喷砂、激光辐照等粗化处理后晶相的变化等。参照拉曼图谱中的频率，可确定物质组成成分；根据拉曼峰的强度确定该物质的总量；根据拉曼图谱中偏振确定晶体的对称性和取向；根据拉曼峰的宽度确定晶体的质量等。

（一）材料与设备

材料与设备详见第二章第三节。

（二）实验条件

实验条件详见第二章第三节。

（三）样本制备

样本制备详见第二章第三节。

（四）参数设置

参数设置详见第二章第三节。

（五）典型实例分析

本实例的目的是分析氧化锆陶瓷表面使用硅烷化学处理后，硅烷在材料表面的化学吸附情况。

将Y-TZP陶瓷块分为6组，用NaOH溶液进行Y-TZP表面羟基化，以未处理组（NT）和仅NaOH处理组（H）为对照，羟基化后的瓷块用四种不同的硅烷溶液处理作为实验组（H—HC═CH₂、H—CH₃、H—SH、H—NH₂），使用激光拉曼光谱仪（WITec RISE）检测氧化锆表面样本化学信息。

参数设置：激光光源532nm，功率20mW，光谱范围$100 \sim 4000 cm^{-1}$，采集时间10s，结果用PeakFit进行分析。

如图6-15所示，$147 cm^{-1}$、$265 cm^{-1}$、$465 cm^{-1}$和$641 cm^{-1}$处的伸缩峰为Y-TZP的特征峰。NaOH处理组（H），端基为H—NH₂、H—SH、H—CH₃和H—HC═CH₂的四种硅烷改性的Y-TZP样本与空白组（NT）相比，$641 cm^{-1}$处的特征峰峰值强度降低。$2800 \sim 3000 cm^{-1}$处的伸缩峰指的是硅烷改性后Y-TZP出现的三个不对称甲氧基/乙氧基，该峰在端基为H—SH的硅烷改性的Y-TZP

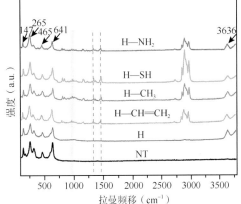

图6-15 氧化锆陶瓷试件经过不同处理后的拉曼图谱

表面最宽。此外，950～1100cm^{-1}处的窄峰表示Si—O键，1310cm^{-1}、1454cm^{-1}处的伸缩峰表示C—C和C—H键，3636cm^{-1}处的伸缩峰为O—H键。

（陈　刚　王　莹　谢海峰）

第四节　粘接强度测试

一、拉伸和微拉伸测试

金属烤瓷修复体、金属烤塑修复体和双层结构的全瓷修复体中，粘接涉及两个界面，一方面是作为基底的金属或陶瓷借助水门汀粘固于基牙上，也就是基底的金属和陶瓷材料与树脂水门汀之间的粘接界面；另一方面是基底与饰面之间的粘接界面，即金-瓷结合、瓷-瓷结合、金属-树脂结合。

口内使用树脂修补金属烤瓷、烤塑修复体或全瓷修复体时，粘接强度也是重要的评价指标。

在本节中，拉伸和微拉伸测试可以用于检测基底瓷或金属内冠表面处理如喷砂、化学调节后与水门汀之间的粘接强度，也可用于检测基底与饰面材料间或修补材料间的结合强度。

需要注意的是，由于金属和陶瓷强度高、硬度大，样本的二次切割和制备困难。根据以往文献统计和Meta分析结果，拉伸和剪切测试在金属和陶瓷的粘接强度评价中应用得更多，但仍需注意两者与微拉伸测试和微剪切测试在结合强度反应上的优劣。

（一）材料与设备

材料与设备主要包括计算机辅助设计（computer aided design，CAD）/计算机辅助制造（computer aided manufacture，CAM）设备、烤铸一体炉、低速切割机、光固化灯、体视显微镜、数显恒温水浴锅、超声波清洗机、电子数显游标卡尺、万能力学试验机、微拉伸强度测试仪、扫描电镜、气枪、待测试样（陶瓷或金属）、陶瓷处理剂、氰基丙烯酸粘接剂、碳化硅砂纸（320目、400目、600目）、自凝塑料、粘接试件固定夹具及加载头、小毛刷、氢氟酸凝胶、硅烷偶联剂、粘接剂、金刚砂刀片、去离子水或无水乙醇。

（二）实验条件

实验条件详见第二章第五节。

（三）样本制备与测试方法

1. 试件的制作

（1）金属-树脂或陶瓷-树脂试件的制作：金属样本参照产品适用的加工方法使用CAD/CAM、切割、翻模铸造等方法制备，制作成5.0mm×3.0mm×3.0mm的试件。

陶瓷样本参照产品适用的加工方法使用CAD/CAM、热压铸、切割、烧结成型等方法（加工方式根据各类陶瓷产品要求）制作成5.0mm×3.0mm×3.0mm的试件。

试件粘接面依次使用320目、400目、600目的碳化硅砂纸进行湿打磨，确保试件粘接表面初始状态的一致性。试件加工打磨后在去离子水或无水乙醇中超声荡洗5～10min，流水冲洗，干燥。

根据实验设计，对金属或陶瓷试件粘接面进行预处理，应用粘接剂（与粘接面相同尺寸），在表面逐层堆筑光固化复合树脂，分层依据复合树脂要求光照固化，直至高度达5mm，打磨粘接试件树脂部分，确保尺寸与金属或陶瓷端的一致性。具体树脂堆塑可参照第二章第五节堆塑方法。

（2）金–瓷试件或瓷–瓷试件的制作：作为修复体基底材料的金属或瓷块制备同上文描述。

根据实验设计，对基底材料的结合面进行预处理，按照粘接面尺寸，根据饰面瓷加工相应方法在预处理的基底材料表面烧结或热压铸瓷粉厚度为4～5mm的瓷层，完成后修整结合处边缘多余的饰面瓷材料，暴露金–瓷或瓷–瓷结合界面。

2. 拉伸测试

用数显游标卡尺测量各试件粘接面的长和宽，计算横截面积S（mm^2）。将试件连接到万能力学试验机的夹具上，将拉伸速度设置为1mm/min，直至样本断裂。记录测试试件断裂力值。计算拉伸粘接强度值（MPa）=最大载荷（N）/粘接面积（mm^2）。

3. 微拉伸测试

按照上述拉伸试验中相同的步骤，制备金属或瓷块基底，大小为5mm×5mm×5mm，根据实验设计对基底进行表面预处理，接着按照饰面瓷加工的要求，在基底表面烧结或热压铸厚度为4～5mm的饰面瓷层，修整边缘，暴露金–瓷或瓷–瓷结合界面。

使用低速切割机在流水状态下垂直于粘接面切割成粘接界面横截面积为0.9mm×0.9mm或1mm×1mm的柱状粘接试件，然后进行微拉伸测试，具体参照第二章第五节。

4. 观察断裂模式

上述试件经拉伸或微拉伸强度测试断裂后，于体视显微镜或扫描电镜下观察断裂模式，详见第二章第五节。扫描电镜分背散射与二次电子模式：背散射的图看不出立体感，但能更清晰地辨别元素不同区域的反差对比，而二次电子模式立体感强，但无法辨别元素不同区域的反差对比。两种模式均可用于断裂面断裂模式的判断，也可两者结合使用。

（四）参数设置

粘接破坏的加载速度：0.5mm/min或1.0mm/min。

（五）常见问题及注意事项

（1）试件测试面积大小对粘接强度的影响很大，一般微拉伸粘接强度测试要求试件

的粘接面积为 $0.5 \sim 1.5mm^2$，以保证应力分布均匀。样本的形状对粘接强度影响不大，但通常制备成条柱状，制作过程相对简单，可减少制作过程中对试件的磨损，减少实验误差。

（2）试件粘接面的初始状态影响粘接强度，所以需要通过预处理将试件表面标准化，如抛光、喷砂等。一般需根据实验的目的采用相应的预处理方式。

（3）试件的拉伸速度也会影响实验结果。微拉伸强度测试仪的测试速度是可调节的，常用的测试速度是 $0.5 \sim 1.0mm/min$。拉伸速度过快会导致试件屈服变形不能够完全进行，甚至会导致试样断裂。此外拉伸速度过快会导致仪器的测量不够及时，最终使结果的计算不够准确。拉伸速度过快还会使得变形不够充分。

（4）材料残留指数是衡量粘接效果的指标，计分高说明粘接剂与金属或陶瓷的粘接力相对较大。

（5）关于金属、陶瓷类的微拉伸测试，操作过程中发现，由于陶瓷的脆性，加工较为困难，微拉伸或微剪切都较少运用，但微拉伸和微剪切能够更直观地反映粘接强度或结合强度，因此如需测试，需注意此类问题。

二、剪切和微剪切测试

剪切测试是评价粘接强度最常用的方法之一；微剪切测试详见第二章第五节。这两种方法同样可以用于金-瓷结合、瓷-瓷结合、金属-树脂结合、陶瓷-树脂结合强度的测试。与前述拉伸/微拉伸试验中描述的问题相同，金属和陶瓷样本的二次切割和制备困难，因此剪切测试相对常用一些。

（一）材料与设备

材料与设备主要包括CAD/CAM设备、体视显微镜、数显恒温水浴锅、超声波清洗机、电子数显游标卡尺（精确度0.01mm）、万能力学试验机、微剪切强度测试仪、场发射扫描电镜，材料详见本节"拉伸和微拉伸测试"。

（二）实验条件

实验条件详见本节"拉伸和微拉伸测试"。

（三）样本制备与测试方法

1. 金属-树脂与陶瓷-树脂试件的制备

（1）剪切测试试件制作：将用于修复体基底的金属或陶瓷根据产品适用加工方法制作一定尺寸和形状的试件，具体尺寸可根据实验设计要求进行调节。按照实验设计对基底的结合面进行表面预处理。

在制备的金属或瓷块结合面上粘贴预先打有与设计的粘接面积相同直径圆孔（通常为2mm、2.5mm或3mm）的单面胶带，按照实验设计的粘接策略对表面进行预处理，使用粘接剂堆塑待测试的树脂材料，树脂层高度为2mm（具体尺寸可根据实验设计要求进行调节）。

（2）微剪切测试试件制作：参照上述剪切测试方法制作粘接试件，需要注意的是基底材料表面结合树脂的直径应符合微剪切测试的范围，树脂柱的形成方法可参照第二章第五节"微剪切测试"。

2. 金属–陶瓷与陶瓷–陶瓷试件的制备

（1）剪切测试试件制作：将用于修复体基底的金属或陶瓷根据产品适用加工方法制成一定尺寸和形状的试件，根据实验设计对基底材料进行表面预处理，按照饰面瓷加工的要求，在基底表面烧结或热压铸一定直径（通常为2mm、2.5mm或3mm）、厚度约2mm的饰面瓷柱。完成后修整结合处边缘多余的饰面瓷材料，暴露金属–陶瓷或陶瓷–陶瓷结合界面。

（2）微剪切测试试件制作：参照上文金属–陶瓷或陶瓷–陶瓷微拉伸测试，制得结合界面为1mm×1mm或0.9mm×0.9mm的柱状试件，试件具体长度可按照实验设计自行确定。

3. 测试方法

测试方法参照第二章第五节"微剪切测试"。

4. 断裂面观察

上述试件经剪切或微剪切强度测试断裂后，于体视显微镜或扫描电镜下观察断裂模式，记录结果，具体参照上文"微拉伸测试"。

（四）参数设置

粘接破坏的加载速度：0.5mm/min或1.0mm/min。

（五）典型实例分析

评估采用相同处理方法的氧化锆与不同树脂水门汀A和B粘接后的剪切强度。制作一批10mm×10mm、厚度为2mm的氧化锆作为基底，上方堆塑树脂水门汀A与B，其直径约为2mm，厚度约为5mm，试件见图6-16，使用万能力学试验机测量其剪切强度。

结果：两组剪切强度见表6-8，通过比较发现，A组剪切强度强于B组（$P < 0.001$），树脂水门汀A更适用于粘接氧化锆的全瓷冠，两者粘接可以得到更强的粘接强度。

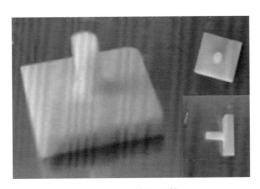

图6-16　剪切试件

表6-8 两组剪切强度 （单位：MPa）

组别	平均值 ± 标准差
饰面瓷A	7.89±1.69
饰面瓷B	6.06±1.01

（六）常见问题及注意事项

试件形状、粘接面积、夹具种类、加载速度和方向、加载载荷等多种因素均可影响剪切和微剪切测试结果。另外，由于陶瓷的脆性，微剪切试件切割过程中常出现瓷碎裂的情况，此时应调整切割载荷和切割刀片的转速以减少试件损坏。因剪切测试与拉伸测试的部分处理相同，故注意事项也相同，可参照拉伸测试具体事项。

（吴大明 王 琦 谢海峰）

参 考 文 献

何宝凤，丁思源，魏翠娥，等，2019. 三维表面粗糙度测量方法综述. 光学精密工程，27（1）：78-93.

唐有祺，2003. 从劳厄发现晶体X射线衍射谈起. 物理，32（7）：424-426.

王岩伟，2018. 金属表面润湿性表征及其对凝固行为影响研究. 淄博：山东理工大学.

Aladağ A，Cömlekoğlu ME，Dündar M，et al，2011. Effects of soldering and laser welding on bond strength of ceramic to metal. J Prosthet Dent，105（1）：28-34.

Amaral M，Belli R，Cesar PF，et al，2014. The potential of novel primers and universal adhesives to bond to zirconia. J Dent，42（1）：90-98.

Arslan M，Tosun I，2021. Fracture load and microcrack comparison of crowns manufactured from tooth-shaped and traditional blocks. Microsc Res Tech，84（1）：111-118.

Bacchi A，Spazzin AO，De Oliveira GR，et al，2018. Resin cements formulated with thio-urethanes can strengthen porcelain and increase bond strength to ceramics. J Dent，73：50-56.

Becher PF，1983. Slow crack growth behavior in transformation-toughened Al_2O_3-ZrO_2（Y_2O_3）ceramics. J Am Ceram Soc，66（7）：485-488.

Bormashenko E，2015. Progress in understanding wetting transitions on rough surfaces. Adv Colloid Interface Sci，222：92-103.

Borrero-Lopez O，Guiberteau F，Zhang Y，et al，2019. Wear of ceramic-based dental materials. J Mech Behav Biomed Mater，92：144-151.

Bunaciu AA，Udriştioiu EG，Aboul-Enein HY，2015. X-ray diffraction：instrumentation and applications. Crit Rev Anal Chem，45（4）：289-299.

Dias de Souza GM，Thompson VP，Braga RR，2011. Effect of metal primers on microtensile bond strength between zirconia and resin cements. J Prosthet Dent，105（5）：296-303.

Ember KJI，Hoeve MA，McAughtrie SL，et al，2017. Raman spectroscopy and regenerative medicine：a review. NPJ Regen Med，2：12.

Fornazari IA，Brum RT，Rached RN，et al，2020. Reliability and correlation between microshear and microtensile bond strength tests of composite repairs. J Mech Behav Biomed Mater，103：103607.

France RM，O'Toole L，Short RD，et al，1995. X-ray photoelectron spectroscopy（XPS）and time-of-flight secondary ion mass spectrometry（ToF-SIMS）analysis of UV-exposed polystyrene. Macromol Chem Phys，

196（11）：3695-3705.

Friedenberg R，1969. "Direct analysis" or "finite element analysis" in biology：a new computer approach. Curr Mod Biol，3（2）：89-94.

Heintze SD，Cavalleri A，Forjanic M，et al，2008. Wear of ceramic and antagonist—a systematic evaluation of influencing factors *in vitro*. Dent Mater，24（4）：433-449.

Heintze SD，Ilie N，Hickel R，et al，2017. Laboratory mechanical parameters of composite resins and their relation to fractures and wear in clinical trials—a systematic review. Dent Mater，33（3）：e101-e114.

Houde DJ，Berkowitz SA，2020. Biophysical characterization of proteins in developing biopharmaceuticals. 2nd edition. Amsterdam：Elsevier：97-121.

Huhtamäki T，Tian X，Korhonen JT，et al，2018. Surface-wetting characterization using contact-angle measurements. Nat Protoc，13（7）：1521-1538.

Josephson BA，Schulman A，Dunn ZA，et al，1991. A compressive strength study of complete ceramic crowns. Part II. J Prosthet Dent，65（3）：388-391.

Karatas O，Gul P，Gündoğdu M，et al，2020. An evaluation of surface roughness after staining of different composite resins using atomic force microscopy and a profilometer. Microsc Res Tech，83（10）：1251-1259.

Khan H，Yerramilli AS，D'Oliveira A，et al，2020. Experimental methods in chemical engineering：X-ray diffraction spectroscopy—XRD. Can J Chem Eng，98（6）：1255-1266.

Kruzic JJ，Arsecularatne JA，Tanaka CB，et al，2018. Recent advances in understanding the fatigue and wear behavior of dental composites and ceramics. J Mech Behav Biomed Mater，88：504-533.

Kutsuma R，Koizumi H，Nogawa H，et al，2021. Effect of surface treatment with potassium hydrogen difluoride and ammonium hydrogen difluoride on bond strength between layered veneering porcelain and zirconia. Int J Adhes Adhes，105：102777.

Kwok DY，Neumann AW，1999. Contact angle measurement and contact angle interpretation. Adv Colloid Interfac，81（3）：167-249.

Lanza A，Ruggiero A，Sbordone L，2019. Tribology and dentistry：a commentary. Lubricants，7（6）：52.

Leung BT，Tsoi JK，Matinlinna JP，et al，2015. Comparison of mechanical properties of three machinable ceramics with an experimental fluorophlogopite glass ceramic. J Prosthet Dent，114（3）：440-446.

Matinlinna JP，Lung CYK，Tsoi JKH，2018. Silane adhesion mechanism in dental applications and surface treatments：a review. Dent Mater，34（1）：13-28.

Monaco C，Arena A，Scheda L，et al，2020. *In vitro* 2D and 3D roughness and spectrophotometric and gloss analyses of ceramic materials after polishing with different prophylactic pastes. J Prosthet Dent，124（6）：781.e1-787.e8.

Orowan E，1949. Fracture and strength of solids. Rep Prog Phys，12（1）：185-232.

Ozcan M，Kumbuloglu O，2009. Effect of composition，viscosity and thickness of the opaquer on the adhesion of resin composite to titanium. Dent Mater，25（10）：1248-1255.

Poulon-Quintin A，Ogden E，Large A，et al，2021. Chemical surface modification of lithium disilicate needles of a silica-based ceramic after HF-etching and ultrasonic bath cleaning：impact on the chemical bonding with silane. Dent Mater，37（5）：832-839.

Sano H，Shono T，Sonoda H，et al，1994. Relationship between surface area for adhesion and tensile bond strength—evaluation of a micro-tensile bond test. Dent Mater，10（4）：236-240.

Shen JZ，Kosmač T，2014. Advanced ceramics for dentistry. Oxford：Butterworth-Heinemann：77-102.

Sorozini M，Perez CDR，Rocha GM，2018. Enamel sample preparation for AFM：influence on roughness and morphology. Microsc Res Tech，81（9）：1071-1076.

Theodoro GT，Fiorin L，Moris I，et al，2017. Wear resistance and compression strength of ceramics tested in fluoride environments. J Mech Behav Biomed Mater，65：609-615.

Van Meerbeek B，Yoshida Y，Snauwaert J，et al，1998. A novel approach for characterisation of adhesive toothbiomaterial interfaces by ATM. Microsc Microanal，4（S2）：928-929.

Whitehouse DJ，1997. Surface metrology. Meas Sci Technol，8（9）：955-972.

Xie HF，Tay FR，Zhang FM，et al，2015. Coupling of 10-methacryloyloxydecyldihydrogenphosphate to tetragonal zirconia：effect of pH reaction conditions on coordinate bonding. Dent Mater，31（10）：e218-e225.

第七章

树脂基材料粘接实验与树脂基粘接材料的相关实验

第一节 概 述

树脂基材料是牙科粘接领域重要的材料之一。其中一些种类的树脂基材料本身可以作为胶黏剂使用，如树脂水门汀、流动复合树脂、树脂改性玻璃离子等。另外一些种类的树脂基材料作为常用的直接或间接修复材料，在恢复牙体缺损时也涉及粘接固位。因此，本章树脂基材料相关实验涵盖了以上两方面的内容。为了读者更好地理解牙科粘接领域中树脂基材料的作用和相关实验内容，本部分将对牙科粘接领域涉及的树脂基材料进行简单介绍。

一、树脂基充填和修复材料

树脂基修复材料是以可聚合树脂为基体，以无机填料为增强材料的一类复合材料。其因出色的美学效果、良好的力学和耐磨性能，并且操作简便，适用范围广泛，已成为牙体缺损治疗的首选材料，常用的树脂基修复材料包括复合树脂、自粘接树脂、流动树脂、大块充填树脂、声波树脂、纳米聚合瓷及纤维桩等。

（一）粘接强度测试

树脂基材料在口内可用于直接或间接修复，这一过程涉及该修复材料与牙釉质、牙本质、金属、瓷及树脂基粘接材料等之间的粘接。不同界面间粘接强度的常用检测方法主要包括剪切/拉伸测试、微剪切/微拉伸测试。剪切/拉伸测试中，试件的粘接面积通常在 $7\sim28mm^2$，因此也被称作"宏观测试"。实验操作简便，使用仪器设备较少，但由于较大的粘接面积导致沿粘接剂界面的应力分布不均匀，试件的内聚破坏率较高。微剪切/微拉伸测试的试件粘接面积要求低于 $2mm^2$，可以评估同一样本中不同区域的粘接强度，并且试件的粘接破坏百分比更高。在相同实验条件下，微剪切/微拉伸试验得到的粘接强度数值要高于宏观测试。此外，利用水储或冷热循环作为模拟口内老化过程的手段，检测粘接的耐久性。

树脂基修复材料中，较为特殊的是纤维桩的粘接。纤维桩的修复过程包括根内段和根上段，根内段部分分别涉及纤维桩与树脂水门汀及根管牙本质壁的粘接，根上段部分涉及纤维桩与复合树脂核的粘接。根上段部分同前文类似，常用微拉伸测试作为检测手段。根下段部分，常采用推出实验、薄片推出实验及微拉伸测试。推出实验检测的是剪切力，由于推出实验过程中粘接破坏的发生平行于桩-水门汀-根管壁界面，因此相较于传统的剪切测试更具有说服力，并可以更好地模拟临床实际情况。

（二）物理性能测试

树脂基充填或修复材料在固化过程中出现的聚合收缩会影响修复体的边缘适配性，导致远期修复体周围微渗漏的产生，影响长期粘接效果。评价聚合收缩的检测方法有多种，直接法包括体积收缩的检测、线性收缩的检测、牙尖位移的检测；间接法包括微渗漏或纳米微渗漏的检测、三维有限元分析、微型CT检测分析等。

树脂基充填或修复材料的透光性，可使光线传达到粘接界面，从而使树脂水门汀得以固化。通常采用分光光度法进行透光度测试，或针对不同部位、不同厚度修复体下的树脂水门汀进行聚合度测试。

（三）材料表面处理的表征分析

在口内用作间接修复的树脂基材料，如纳米聚合瓷和纤维桩等，通常需要进行一定的表面处理以达到良好的粘接效果。表面处理通常包括物理方法和化学方法：物理方法主要为了增加材料表面的粗糙度，增强粘接过程中的微机械嵌合作用；化学方法则是为了改善材料表面功能基团，使粘接界面形成化学结合。

对于纳米聚合瓷的表面处理，物理方法主要包括氢氟酸酸蚀、氧化铝颗粒喷砂、摩擦化学法硅涂层、Nd：YAG激光处理等；化学方法主要为表面硅烷化处理。针对纤维桩的表面处理，物理方法主要包括氧化铝喷砂、氢氟酸酸蚀、磷酸酸蚀、过氧化氢蚀刻、有机溶剂蚀刻、等离子体照射、紫外线照射等；化学方法为硅烷化处理。

（四）填料及基质的结合表界面分析

除了以上宏观测试，树脂基充填或修复材料的粘接研究还包括无机填料与有机树脂基质间的结合，其可影响相关材料聚合收缩能力、聚合度、体积稳定性、机械强度和粘接性能等。影响填料与树脂基质间结合的因素又涉及树脂基质单体的分子结构优化、基质单体种类、填料体系和结构的设计、填料的表面改性、粘接功能单体应用等方面。其中涉及诸如润湿性评价、扫描电镜（SEM）/透射电镜（TEM）表面形貌观察、量子化学分析及傅里叶变换红外光谱（FTIR）、X射线光电子能谱（XPS）、X射线衍射（XRD）、核磁共振（NMR）等分析化学技术。

二、树脂基粘接材料

树脂基粘接材料是指含有树脂基质成分、具备粘接性能的一类复合材料，如树脂水门汀、树脂改性玻璃离子等，因操作简便，临床上常用作修复体与牙体之间的粘接剂。

（一）粘接强度测试

粘接性能测试是评价树脂基粘接材料粘接效果最直观有效的方法，常用的粘接性能测试包括粘接强度和粘接耐久性测试，是利用体外实验测试树脂基粘接材料如树脂水门汀与各类材料间的即时粘接强度和老化处理后的粘接强度。

常用的测试方法包括剪切试验、微剪切试验、拉伸试验、微拉伸试验等。通过制备不同材料与树脂粘接材料的粘接样本，在剪切/拉伸力的作用下记录粘接界面发生破坏时的粘接强度。

常用的老化处理方式包括不同温度、时长条件下的水储和冷热循环等。通过水和温度变化对粘接界面持续的老化作用，评价粘接试件的粘接耐久性，为临床选择粘接材料提供指导。

（二）物理性能测试

不同树脂基粘接材料自身的物理性能及化学组成均会对粘接效果产生影响。对于树脂基粘接材料物理性质的研究，主要包括力学性能（弯曲与压缩强度、断裂韧度）、流体黏度、吸水率和溶解度、边缘封闭性等。为了达到长期稳定的粘接效果，树脂基粘接材料需要具备较高的机械强度、良好的流动性、较低的吸水率和溶解度、良好的边缘封闭等。

由于普通的剪切/拉伸粘接强度测试忽略了粘接层内应力的性质与分布特点，并且测试结果对粘接剂的应用方法、实验设计与过程及材料自身机械强度的差异较为敏感，因此也有利用断裂韧度试验作为粘接强度测试的补充，通过四点抗弯测试计算粘接界面的应变能释放率来评估材料间的粘接强度。该方法能够在界面上实现稳定的裂纹扩展，可以直接比较各种材料和粘接剂间的粘接质量。

作为牙科粘接材料，树脂基粘接剂在粘接界面的厚度越薄，粘接强度越高，这需要其具备较高的流动性。以树脂水门汀为例，根据文献报道，粘接剂厚度为50μm时可以达到良好的粘接强度，可以通过共聚焦显微镜观察使用染色剂处理后的树脂水门汀的粘接试件，或利用显微拉曼光谱（MRS）通过对相关化学键的检测及数据拟合，评估树脂水门汀在牙釉质/牙本质中的扩散情况。SEM及TEM可以用于测量粘接剂层的厚度。

边缘封闭性是评价胶黏剂质量的重要指标。通过制备树脂基粘接材料与其他材料的粘接样本，将试样经过老化和粘接界面处理后，使用亚甲蓝染色，利用光学显微镜观察及微型CT检测评估微渗漏和纳米渗漏效果。相较于染色后切片观察的二维层面，微型CT检测可以从三维空间角度评估微渗漏，更为直观准确。

（三）成分改变的影响

树脂基粘接材料中含有的树脂基质、无机填料、引发剂及添加的一些抑菌或有离子释放功能的成分对粘接可能的影响，均需要测试评估。

例如，树脂改性玻璃离子水门汀中含有的HEMA基质成分本身具有粘接性质，可以直接用于牙体的充填修复，但其单体释放与细胞毒性有关。为了减少HEMA单体释放，具有更好生物相容性的甲基丙烯酸四氢糖基酯（THFM）可以部分替代HEMA。不同树脂基质是否会引起聚合度的改变可以通过FTIR检测，以增加聚合度，减小聚合收缩，增强粘接效果。

不同品牌的自粘接树脂水门汀中通过添加不同的功能性单体起到酸蚀粘接的效果，但是对牙本质粘接界面的润湿性、渗透能力不同，影响了粘接性能。其中常用的功能性单体如甲基丙烯酰氧基乙基磷酸氢苯酯（phenyl-P）、4-甲基丙烯酰氧基偏苯三酸（4-MET）、4-甲基丙烯酰氧基偏苯三酸酐（4-META）、二甲基丙烯酸甘油酯（GPDM）、10-甲基丙烯酰氧基癸基磷酸二氢酯（10-MDP）、二季戊四醇五丙烯酸酯磷酸盐（PENTA）等，可以通过特定的元素测定来判断粘接界面发生的化学反应，如10-MDP中的磷元素可以通过使用电感耦合等离子体质谱（ICP-MS）技术检测磷元素的含量，从而推测化学吸附的效果。也可采用上文提及的FTIR、XPS、XRD、NMR等方法检测相关化学键。

但上述化学键检测方法大多属于定性测试，对含有化学键的定量分析往往存在误差。为了更加准确地评估不同单体与牙体或修复体进行化学结合的过程，量子化学及热力学计算也被引入粘接测试领域。通过构建材料自身及粘接反应方程式的化学模型，预测反应的发生机制和过程，热力学计算的结果可更为精确地比较不同化学反应的优先级。

第二节　粘接表面的物理表征

一、粗糙度测量

树脂基修复或充填材料和树脂基粘接材料的表面粗糙度测量可采用表面轮廓仪或原子力显微镜，常用的测试指标为轮廓算术平均偏差（R_a）（详见第二章第二节"粗糙度测量"）。

（一）表面轮廓仪检测

1. 材料与设备

材料与设备详见第二章第二节"粗糙度测量"。

2. 实验条件

实验条件详见第二章第二节"粗糙度测量"。

3. 样本制备

（1）树脂基修复或充填材料试件的制备：在树脂基材料的粘接研究中，粗糙度测量一般用于评价一些表面粗化处理对树脂基材料修复体粘接面粗糙度的影响，进而评估后期对粘接效果的促进作用，因此主要针对树脂基间接修复材料。使用低速切割机将待测树脂材料切割为厚度2mm的样本片（该尺寸可根据实验材料调整）。

（2）表面初始粗糙度的标准化处理：试件测试面依次以600目、800目、1000目等碳化硅砂纸逐级打磨湿抛光，或者使用抛光盘按照由粗到细的顺序逐级抛光，转速15 000r/min，抛光时间20s。抛光过程完成后，置于无水乙醇中超声清洗5～10min，烘干备用。

如果研究内容是检测树脂材料进行某种或某些表面处理后的表面粗糙度，试件在进行相应的表面处理后，使用无水乙醇超声清洗5～10min，烘干备用。

4. 参数设置

表面轮廓仪选择接触模式，使用尖端半径为5μm的金刚石探针以0.5mm/s的速度从样本表面获得二维或三维轮廓，具体参数如截断值、测量距离、分辨率等根据具体实验情况而定。测量方向与样本平面垂直，记录R_a，单位为微米（μm）。每个测试面随机选择3个点进行测试，计算算术平均值作为表面粗糙度结果。每个样本在开始测量前，表面轮廓仪均需使用参考模块进行校准。

（二）原子力显微镜检测

1. 仪器设备

仪器设备主要包括原子力显微镜、低速切割机、金相抛光机、超声波清洗机。

2. 实验条件

实验条件详见第二章第二节"粗糙度测量"。

3. 样本制备

样本制备同本节"表面轮廓仪检测"。

4. 参数设置

原子力显微镜选择敲击模式或接触模式。样本表面使用氮化硅探针进行扫描，该探针采用悬臂梁和7～10N恒定弹簧。原子力显微镜的平面分辨率取决于尖端的曲率半径，垂直分辨率一般可设定为0.1nm。在每个样本中随机选取至少三个区域进行测量，三个区域互不重叠，测试面积（10～50）μm×（10～50）μm，分辨率512像素×512像素。其余参数视具体实验情况而定。使用原子力显微镜内置软件进行表面粗糙度计算。

5. 典型实例分析

本实例的目的在于评估使用紫外线照射前后，纤维桩表面粗糙度的改变。

准备3根纤维桩（RelyX Fiber Post），使用低速切割机将纤维桩从中央纵切，一分为二，将其置于无水乙醇中超声清洗10min，干燥。一半样本（n=3）立即使用原子力显微镜（PicoPlus，Molecular Imaging）测试表面粗糙度。测试采用接触模式，测试面积40μm×40μm，硅探针恒力0.15N/m，扫描频率1Hz。另一半样本采用紫外线照射30min，紫外线波长253.7nm，距离10cm。照射结束后，使用原子力显微镜测试表面粗糙度，参数设置同前。测试结果使用t检验进行统计学分析（SPSS 21.0）。

根据测量结果，紫外线照射前后的纤维桩表面粗糙度R_a值分别为262.8nm±74.2nm、713.4nm±92.3nm。

二、力学性能测试

（一）弯曲与压缩性能

弯曲和压缩强度是评价材料机械强度的重要指标。弯曲强度反映了材料抗弯曲的能力，用来衡量材料的弯曲性能；而压缩强度是用来表征材料抵抗压缩载荷而不失效的能力。树脂基粘接材料（如树脂水门汀、流动复合树脂、树脂改性玻璃离子等）自身的机械强度会对粘接效果产生影响。粘接材料具有良好的机械强度，可以增强渗入粘接界面的树脂突抗力，有利于微机械固位作用。

1. 仪器设备

仪器设备主要包括电子万能试验机、金相抛光机、光固化灯、超声波清洗机、恒温水浴锅、电子卡尺。

2. 实验条件

实验条件详见第六章第二节"弯曲与压缩性能"。

3. 样本制备

（1）三点抗弯强度测试：根据ISO 4049的标准要求，制备中空的金属黄铜或不锈钢模具，中空部分长25mm、宽2mm、厚2mm。模具内表面均匀涂布薄层分离剂，待分离剂自然风干后，将树脂材料填充于模具内，上下两侧表面覆盖透明聚酯薄膜，用载玻片压平，并保证上下平行，使多余的树脂材料排出模具外（图7-1）。由于常用的光固化灯的光导棒顶端直径约10mm，故对样本上下两面各分三段分别光照3×20s进行固化。移除模具后，使用砂纸去除试件飞边，并对试件表面进行抛光（抛光过程需小心，注意勿对试件表面造成损伤），使用电子卡尺测量试件尺寸，控制最终各边误差范围小于0.01mm。每组至少制作10个试件。试件制备完成后，置于37℃恒温水浴锅中浸泡24h后进行测试。

注意所有试件制作完成后，应避免一切表面磨损及受力、撞击等。

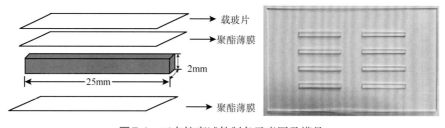

载玻片
聚酯薄膜
2mm
25mm
聚酯薄膜

图7-1　三点抗弯试件制备示意图及模具

（2）压缩强度测试：制备内径3mm、高3mm的聚四氟乙烯或不锈钢模具，模具的制作及注意事项同"三点抗弯强度测试"。

4. 参数设置

（1）三点抗弯强度测试：根据ISO 4049的标准要求，将试件固定在电子万能试验机的夹具上，两端支点间的跨距为20mm，调整标尺刻度，使试件下方两支点与中央距离相等。加载头以0.75mm/min±0.25mm/min或50N/min±16N/min的加载速度对准试件跨距中点垂直加压，记录试件断裂时的最大加载值（图7-2A）。按照以下公式计算弯曲强度（σ，单位MPa）：

$$\sigma = \frac{3FL}{2bh^2}$$

其中，F为施加在试件上的最大弯曲载荷（N），L为跨距（mm），b为宽度（mm），h为厚度（mm）。

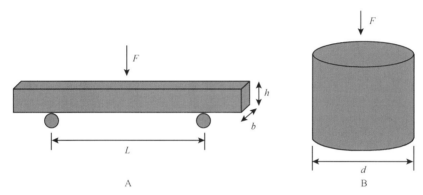

图7-2　三点抗弯强度测试（A）及压缩强度测试（B）示意图

（2）压缩强度测试：将试件置于电子万能试验机平台上，使用球形加载头以0.75mm/min±0.25mm/min的加载速度对准试件圆心处垂直加压，记录试件形成裂纹或折裂时的最大加载值（图7-2B）。按照以下公式计算压缩强度（CS，单位MPa）：

$$CS = \frac{F}{\pi (d/2)^2} = 4F / \pi d^2$$

其中，F为施加在试件上的最大压缩载荷（N），d为试件直径（mm）。

5. 典型实例分析

（1）三点抗弯强度：本实例的目的在于比较常用的四种树脂水门汀的三点抗弯强度。

准备尺寸为25mm（长）×2mm（宽）×2mm（厚）的不锈钢模具，模具内表面涂布分离剂，吹薄风干。将以下四种树脂水门汀按照厂家推荐方式混合：RelyX Unicem 2（RUC）、Panavia SA（PSA）、Clearfil SA（CSA）、Multilink Implant（MI）。将混合后的树脂水门汀充填于模具内，按照上述样本制备方法每组分别制备10个试件（图7-3），试件

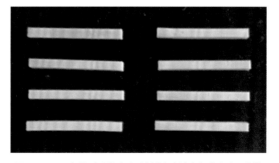

图7-3　三点抗弯测试中所制备的树脂水门汀试件

表面依次以600目、800目砂纸抛光，使用电子卡尺（MNT-150）确定最终各边长度误差小于0.01mm，37℃水浴浸泡24h。随后将各组试件固定于万能试验机（Instron ElectroPuls E3000）上进行三点抗弯强度测试，两端支点间跨距20mm，加载头速度为0.5mm/min。按照上述公式计算三点抗弯强度数值。所得结果使用单因素方差分析及LSD多重比较方法进行统计分析（SPSS 21.0）。

结果如表7-1所示，MI组的三点抗弯强度略大于其他三种树脂水门汀，其余三种水门汀的三点抗弯强度差异无统计学意义。各组数值均符合ISO 4049要求的50MPa最低标准。

表7-1　各组树脂水门汀三点抗弯强度（平均值 ± 标准差）　　　（单位：MPa）

组别	RUC	PSA	CSA	MI
弯曲强度	100.3 ± 9.8^a	88.2 ± 7.7^a	95.4 ± 7.3^a	122.1 ± 11.8^b

注：表中相同字母上标表示差异无统计学意义（$P>0.05$），不同字母上标表示差异有统计学意义（$P<0.05$）。

（2）压缩强度测试：本实例的目的在于评估老化对不同树脂水门汀压缩强度的影响。

按照上述压缩强度测试样本制备方法，分别制作以下四种树脂水门汀试件（$n=20$）：RelyX Ultimate（RUL）、RelyX Unicem 2（RUC）、Multilink Speed CEM（MLS）、Multilink Automix（MLA）。试件尺寸为直径3mm、高3mm。试件表面依次采用600目、800目砂纸逐级湿抛光，使用电子卡尺（MNT-150）确认试件直径误差不超过0.01mm。每组各取一半试件37℃水浴浸泡24h，一半试件使用冷热循环机（TC-501F）进行老化处理，分别在5℃和55℃温度下各停留15s，重复10 000次循环。随后将试件置于万能试验机（Instron ElectroPuls E3000）上进行压缩强度测试，加载头移动速度为0.5mm/min。记录试件折裂时的最大载荷，代入上述公式进行压缩强度计算。所得结果使用Shapiro-Wilk测试检查正态分布性，使用双因素方差分析比较水门汀种类及老化因素对压缩强度的影响（SPSS 21.0）。

老化前后各组试件的压缩强度测试结果如表7-2所示。双因素方差分析结果显示，水门汀种类及老化因素对树脂水门汀的压缩强度有影响。这一结果说明，老化因素对树脂水门汀的机械强度存在影响，可能会导致远期粘接强度的降低。

表7-2　各组树脂水门汀37℃水储24h后和10 000次冷热循环后的压缩强度结果　（单位：MPa）

组别	24h	老化后
RUL	290.5 ± 10.4^a	285.2 ± 15.7^a
RUC	281.4 ± 16.8^a	274.2 ± 14.8^a
MLS	243.2 ± 8.7^b	220.9 ± 7.3^c
MLA	340.7 ± 19.8^d	321.3 ± 13.5^e

注：表中相同字母上标表示差异无统计学意义（$P>0.05$），不同字母上标表示差异有统计学意义（$P<0.05$）。

6. 常见问题及解析

（1）试件质量缺陷：模具内表面过于粗糙或者未涂布分离剂，导致树脂试件固化后取出困难，用力强行取出导致试件直接断裂或者在试件内部/表面产生微裂纹，从而影响最终的力学强度测试。

（2）试件尺寸缺陷：试件制作后未进行抛光及尺寸测量确认。由于模具本身可能存在尺寸误差，以及试件制备过程中产生的误差，直接代入公式计算导致最终结果不准确。

（3）压缩测试试件较厚，超过普通树脂的一次固化深度。在制作时未进行分层充填，导致试件内部固化不全，从而影响其力学强度。

（二）断裂韧度

断裂韧度用来表征材料阻止裂纹扩展的能力大小，是衡量材料韧性好坏的一个定量指标。断裂韧度试验是材料出现裂纹时表现出的对脆性断裂抗力的检测方法。在复杂的口腔环境中，粘接界面依然是一个薄弱环节。从最初的固化环节到使用过程中的咀嚼压力下，树脂基粘接材料界面可能会出现继发龋、微裂纹等，最终导致粘接失败。树脂基粘接材料的断裂韧度高，说明具有更好的韧性，可有效抵抗使用过程中材料表面所产生的裂纹的扩展，防止出现内聚破坏模式的粘接失败。

1. 仪器设备

仪器设备主要包括电子万能试验机、金相抛光机、光固化灯、超声波清洗机、恒温水浴锅、电子卡尺、体视显微镜。

2. 实验条件

实验条件详见第六章第二节"断裂韧度"。

3. 样本制备

（1）单边缺口（single-edge notched，SEN）试件法：断裂韧度测试采用单边缺口试件。试件尺寸要求见图7-4。制备长25mm、宽2.8mm、高5mm的不锈钢或黄铜模具，将直刀刀片插入模具中央的槽中，由此形成特定长度的尖锐中央凹口，其深度（a）是试件高度（w）的一半，即$a/w=0.5$。裂纹平面垂直

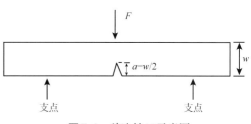

图7-4 单边缺口示意图

于试件长边。模具内均匀涂布薄层分离剂，待分离剂自然风干后，将树脂材料填充于模具内，上下两侧表面覆盖透明聚酯薄膜，用载玻片压平，并保证上下平行，使多余的树脂材料排出模具外，使用光固化灯对样本上下两面各分四段分别光照4×20s进行固化。每个试件制作完成后刀片都需要进行更换。树脂固化后小心移除模具，依次使用600目、800目等砂纸对试件表面进行抛光，抛光过程中注意勿对试件表面造成损伤。使用电子卡尺测量试件尺寸，控制试件最终各边误差范围小于0.01mm。试件使用无水乙醇超声清洗10min，并置于37℃恒温水浴锅中浸泡24h后进行测试。

（2）压痕测量法：制备内径5mm、高1mm的聚四氟乙烯模具（该尺寸可根据实验设计调整），模具内表面均匀涂布薄层分离剂，待分离剂自然风干后，将树脂材料填充于模

具内，上下两侧表面覆盖透明聚酯薄膜，用载玻片压平，并保证上下平行，使多余的树脂材料排出模具外，使用光固化灯对样本上下两面分别光照20s进行固化。树脂固化后移除模具，依次使用600目、800目等的砂纸对试件表面进行抛光，抛光过程中注意勿对试件表面造成损伤。

4. 参数设置

（1）单边缺口试件法：使用三点抗弯强度测试方法，测试前使用电子卡尺精确记录每个试件的宽度和厚度，使用体视显微镜精确测量V形凹槽深度，精确到0.01mm。将试件固定在电子万能试验机的夹具上，试件两端支点间的跨距为20mm，调整标尺刻度，使试件下方两支点与中央距离相等。加载头以0.75mm/min±0.25mm/min的加载速度对准两支点间中点垂直加压，记录试件断裂时的最大加载值。根据以下公式计算断裂韧度（K_{IC}，单位：MPa·m$^{1/2}$）：

$$K_{IC} = \frac{3FL}{bw^{3/2}} \times \gamma$$

$$\gamma = 1.93(a/w)^{1/2} - 3.07(a/w)^{3/2} + 14.53(a/w)^{5/2} - 25.11(a/w)^{7/2} + 25.8(a/w)^{9/2}$$

其中，F 为最大载荷（N），L 为跨距（mm），w 为试件高度（mm），b 为试件宽度（mm），a 为V形凹槽长度（mm）；γ 为几何形状系数。

（2）压痕测量法：使用显微维氏硬度计的金刚石压头在试件表面制备菱形压痕，见图7-5，载荷200g，停留时间10s，测得试件的维氏硬度值。使用扫描电镜在15kV工作电压、500倍放大倍数下观察压痕及裂纹长度。使用如下公式计算试件断裂韧度（K_{IC}，单位：MPa·m$^{1/2}$）

$$K_{IC} = 0.203 \times H \times a^{1/2} \times (c/a)^{-3/2}$$

其中，H 为维氏硬度（GPa），a 为压痕对角线平均半长（mm），c 为从压痕中心测量的裂纹扩展平均长度（mm），见图7-5。

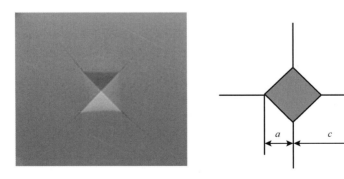

图7-5　菱形压痕典型图例

a代表压痕对角线平均半长；c代表裂纹扩展平均长度

5. 典型实例分析

树脂水门汀在固化过程中的聚合收缩及不同方向的咀嚼压力下，可能出现微裂纹，并随着裂纹扩展最终出现粘接失败。本实例的目的在于检测目前常用的三种树脂水门汀的断裂韧度大小，从而评价其对抗裂纹扩展的能力，并评价冷热循环老化处理对水门汀断裂韧度的影响。

按照上述方法制备以下三种树脂水门汀的V形单边切口试件：RelyX Ultimate（RUL）、RelyX Unicem 2（RUC）、Multilink Automix（MLA）。每种水门汀分别制备16个试件，试件尺寸为25mm（长）×3mm（宽）×5mm（高），并使用金相抛光机PG-1依次以600目、800目砂纸逐级打磨湿抛光，然后用电子卡尺（MNT-150）测量每个试件的宽度、高度及V形沟槽深度。一半试件在37℃恒温水浴锅中浸泡24h后，将试件固定在电子万能试验机（Instron ElectroPuls E3000）上进行三点抗弯强度测试，两端支点间跨距20mm，加载头速度为0.75mm/min。记录试件断裂时的最大加载值，按照上述公式计算断裂韧度（K_{IC}）。一半试件使用冷热循环机（TC-501F）进行老化处理，分别在5℃和55℃温度下各停留15s，重复5000次循环。所得结果使用双因素方差分析及LSD多重比较方法进行统计学分析（SPSS 21.0）。

表7-3展示了以上三种树脂水门汀老化前后的断裂韧度数值，各组树脂水门汀之间及老化前后结果差异无统计学意义（$P > 0.05$）。

表7-3 冷热循环老化前后各组树脂水门汀断裂韧度结果 （单位：MPa·$m^{1/2}$）

	24h	老化后
RUL	0.81±0.02	0.77±0.04
RUC	0.89±0.06	0.83±0.08
MLA	1.0±0.05	0.82±0.03

6. 常见问题及解析

（1）同上文三点抗弯强度测试中的常见问题及解析部分，模具内表面过于粗糙或者未涂布分离剂，或者未使用电子卡尺精确测量尺寸，影响最终结果。

（2）V形沟槽过深或过浅，或者沟槽尖端形态不符合要求，未形成标准裂纹，影响最终结果。

（三）疲劳性能

在牙科粘接领域，通过在体外模拟口腔的咀嚼功能状态，检测树脂水门汀等树脂基粘接材料与修复体之间粘接界面的疲劳强度差异和疲劳失效方式，以评价不同材料在临床应用中的耐久性。

1. 仪器设备

仪器设备主要包括电子万能试验机、低速切割机、燃烧炉、金相抛光机、水浴锅、体视显微镜、扫描电镜、超声波清洗机、光固化灯。

2. 实验条件

实验条件详见第六章第二节"疲劳性能"。

3. 样本制备

使用低速切割机将待测试的瓷块切割为大小均一的瓷片，使用金相抛光机在流水下对试件的粘接面进行湿抛光，并根据厂家说明在燃烧炉里进行完全烧结。最后置于无水乙醇中超声清洗30min，无油空气吹干备用。然后进行相应的粘接程序，具体操作应依据使用的粘接产品说明相应调整。随后堆塑2mm厚的复合树脂，光固化时间通常可设定为20s或40s，制备为瓷–树脂粘接试件，或在两个瓷片的粘接面使用树脂水门汀制备为瓷–瓷粘接试件。

粘接试件制备完成后浸泡于蒸馏水中并置于37℃的水浴锅内24h，根据实验设计储存相应时间后取出进行疲劳性能测试。

4. 参数设置

在待测样本中心通过直径为40mm的球形/半球形不锈钢/碳化钨加载头施加循环载荷，用钢基体控制试样在扁平金属底座上的定位（或使用自凝树脂包埋并根据不同型号的万能试验机进行固定），将装置浸入蒸馏水中。根据ISO 6872，可以用110μm厚的胶带固定在每个待测样本的尾端，以改善试样与活塞的接触和负载应用期间的应力扩散，并在加载头和胶带之间放置一层10μm厚的聚乙烯，以减少接触应力集中，避免接触损坏。

疲劳试验中的应力可以是静态、动态或周期性的，其中大多数研究使用的是与临床最为相关的循环加载法。到目前为止，这些疲劳试验参数的选择还没有标准化，其中最常用的是阶跃应力法。

对于瓷–树脂粘接样本可以从250N的负载先循环10 000次，以调整试样和加载头的接触，然后逐步增加载荷，进行步长为50N的加载直至高达1150N，10 000个循环/步，加载速度为0.5mm/min，频率为20Hz。通过位移传感器检测树脂的位置，以树脂碎裂或脱离为疲劳失效。

对于瓷–瓷粘接样本可以从200N的负载先进行5000次循环，然后进行步长为200N的加载直至高达2800N，10 000个循环/步，加载速度为0.5mm/min，频率为20Hz，直到出现裂纹。

在每次试验结束时，记录疲劳失效载荷和失效循环次数。在万能试验机开始上下加载模拟后连续进行至少15个试样试验。根据Collins的研究结果，15个试样足以实现准确的疲劳测量。

5. 典型实例分析

本实例的目的是评价老化处理对三种不同树脂粘接剂与氧化锆粘接后疲劳性能的影响。

将制备好的氧化锆瓷片（10mm×10mm×2mm）随机分为3组（n=30），每组分别使用三种树脂水门汀Panavia F2.0、Multilink Automix、RelyX Unicem，与预先准备好的牙本质样本（10mm×10mm×2mm）粘接（按照厂家建议的粘接程序）。每组中一半直接进行疲劳测试，另一半经过20 000次冷热循环老化后进行疲劳测试。疲劳测试采用阶跃应力法，从200N的负载先循环10 000次，然后逐步增加载荷，进行步长为50N的加载直至高达2500N，10 000个循环/步，加载速度为0.5mm/min，频率为20Hz。通过位移传感器检测树脂的位置，以树脂碎裂或脱离为疲劳失效。测试结果使用双因素方差分析和事后（LSD）两两比较进行统计分析。

结果如表7-4所示，老化之前三种树脂水门汀之间没有显著性差异，不含MDP的Multilink Automix与含MDP的两种树脂水门汀（Panavia F2.0、RelyX Unicem）相比，在老化处理后呈现出疲劳载荷的显著降低（$P < 0.01$）。

表7-4　三组不同树脂水门汀粘接后氧化锆瓷片的疲劳强度　　　　（单位：N）

组别	老化前			老化后		
	平均疲劳失效载荷	初始载荷	步长增量	平均疲劳失效载荷	初始载荷	步长增量
Panavia F2.0	2130.04 ± 52.20^a	1210	65	1924.50 ± 52.80^b	1070	65
Multilink Automix	2005.43 ± 89.84^a	1124	65	1620.43 ± 56.84^c	1035	55
RelyX Unicem	2142.52 ± 76.78^a	1152	70	1897.27 ± 82.42^b	1146	60

注：表中相同字母上标表示差异无统计学意义（$P > 0.05$），不同字母上标表示差异有统计学意义（$P < 0.05$）。

6. 常见问题及解析

（1）加载头位置偏移，应力未集中在待测试件中心，导致出现侧向力，影响测试结果的准确性。

（2）测试未在流水条件下进行，反复疲劳测试过热，致使粘接界面破坏或树脂柱提前脱落。

（四）表面硬度

表面硬度是材料表面抵抗另一物体压入时所引起的塑性形变的能力。表面硬度测试包括布氏硬度、洛氏硬度、维氏硬度和显微硬度等。洛氏硬度采用测量压入深度的方式，硬度值可直接读出，操作简单快捷，但精度不佳。维氏硬度（HV）以120kg内的载荷和顶角为136°的金刚石方形锥压入器压入材料表面，测量压痕对角线长度，再按公式计算硬度的大小。测量范围广泛，测量精度高。布氏硬度具有较大的压头和较大的试验力，得到的压痕较大，因而能测出试样较大范围的性能。测量结果较为准确，但测量过程复杂，对材料表面破坏较大。显微硬度压痕极小，操作简便，适用于测量特殊材料和形状的硬度。

在树脂基粘接材料的评价中，表面硬度除了可以直接反映树脂材料自身的机械性能，还可以作为反映树脂材料聚合度的间接指标，聚合度的微小变化会使硬度值产生很大的变化。评价树脂材料时，最常用的是维氏硬度。

1. 材料与设备

材料与设备主要包括显微维氏硬度计、扫描电镜、光固化灯、自粘接树脂水门汀、尼龙模具。

2. 实验条件

实验条件详见第六章第二节"表面硬度"。

3. 样本制备

选用一定尺寸的尼龙模具，将待测试的树脂材料样本填入，按照实验设计或材料说明制作固化的待测树脂材料试样，注意表层覆盖薄膜阻氧，如有氧阻聚层形成，应对测试面打磨抛光。

4. 参数设置

对固化后的试样进行压痕试验，以测量表面维氏硬度。

压痕是使用显微维氏硬度计在50g的恒定载荷下负载15s形成的。每个样本随机选取三个点进行测量，取平均值表示该试件的表面硬度。使用扫描电镜在15kV下以5000倍放大率评估金刚石压痕。使用连接到维氏硬度压头的显微镜内的千分尺螺旋规测量金刚石锥压头压痕产生的对角线长度，以获得平均对角线长度（d）。维氏硬度是根据方程式计算压痕的表面积获得的，其中较深的压痕表明硬度降低。

维氏硬度根据以下公式计算：

$$H=0.1891F/d^2$$

其中，F是断裂时的载荷（N），d是压头留下的平均对角线半长（mm）。

5. 典型实例分析

实例一：THFM被认为可以替代部分HEMA基质添加在树脂改性玻璃离子中，增加树脂聚合度的同时减少单体释放带来的细胞毒性，但这种基质成分的变化是否会造成其硬度的改变目前并不明确。本实例的目的是将THFM按照三种不同比例替代树脂改性玻璃离子中的HEMA，比较三种改性后玻璃离子与未添加THFM玻璃离子的表面硬度，探究HEMA浓度的变化对硬度的影响。选择商用Fuji Plus树脂改性玻璃离子，按照商用液剂中成分配制实验性液剂，以未添加THFM仅含有HEMA为对照组，分别用THFM替代液剂中30%、50%、70%的HEMA，所有液体均与相应的市售粉末混合，根据制造商建议的粉末：液体混合比为2：1。使用定制模具制备10mm×10mm×2mm的玻璃离子样本，模具内涂布分离剂，每组10个样本，样本抛光后超声清洗5min，进行压痕测试并通过公式计算表面硬度。结果使用单因素方差分析及LSD多重比较方法进行统计分析。

Levene试验表明，表面维氏硬度数据呈正态分布（$P=0.200$），且方差齐性（$P=0.256$）。单因素方差分析和LSD测试结果表明，四种浓度HEMA玻璃离子的表面硬度没有显著性差异（$P=0.679$，$F=0.381$）。每组的表面硬度结果如表7-5所示。添加THFM后，不同浓度的THFM没有改变玻璃离子的表面硬度。这表明THFM在提高树脂改性玻璃离子聚合度的同时，仍然能够维持其足够的硬度。

表7-5　四种浓度HEMA玻璃离子的表面硬度　（单位：HV）

	HEMA 浓度			
	100%	70%	50%	30%
表面硬度	193.04 ± 6.20^a	205.90 ± 8.68^a	195.98 ± 9.72^a	208.38 ± 4.96^a

注：表内相同的字母上标表示差异无统计学意义（$P>0.05$）。

实例二：本实验的目的是通过测量树脂水门汀光固化后不同时间的表面硬度比较两种类型树脂水门汀的聚合情况。选择两种传统树脂水门汀A、B和两种自粘接树脂水门汀C、D，采用尼龙模具制备直径4mm、高度1mm的树脂水门汀样本，表面覆盖聚酯薄膜后进行光固化20s，取出样本后进行表面抛光。每组各制备20个试样，并在光固化后24h、1周、1个月、3个月进行表面硬度测试。结果使用双因素方差分析和事后（LSD）两两比较进行统计分析。

统计结果（表7-6）表明，表面硬度不受树脂水门汀类型影响（$P>0.05$），但与光固化后时间有关（$P<0.001$），两种因素之间没有交互作用（$P>0.05$）。LSD检验表明，在四种树脂水门汀中，表面硬度随着时间延长而增加，并在1周时达到峰值。1周后各组的表面硬度没有明显改变。这表明不同类型的树脂水门汀在固化后仍然存在缓慢聚合现象，聚合物网络中的剩余单体和游离自由基持续相互作用，增加了聚合度，增强了表面硬度，与多数文献中的树脂基材料检测结果一致。

表7-6　四组树脂水门汀的表面硬度（平均值±标准差）　　　（单位：HV）

时间	传统树脂水门汀		自粘接树脂水门汀	
	A	B	C	D
24h	223.04 ± 7.20^a	235.90 ± 3.68^a	225.98 ± 4.52^a	238.38 ± 5.21^a
1周	274.52 ± 2.31^b	276.85 ± 4.73^b	273.94 ± 7.85^b	270.64 ± 7.82^b
1个月	269.33 ± 4.68^b	279.76 ± 5.65^b	268.54 ± 6.54^b	263.34 ± 2.54^b
3个月	263.18 ± 6.79^b	273.24 ± 2.38^b	271.34 ± 4.39^b	258.05 ± 3.37^b

注：表中相同字母上标表示差异无统计学意义（$P>0.05$），不同字母上标表示差异有统计学意义（$P<0.05$）。

6. 常见问题及解析

（1）样本测试选取的三个点距离过近，未能够达到均匀的统计结果，造成表面硬度数据偏差。

（2）试件表面未进行抛光，或抛光过程未严格按照逐级抛光的原则，造成试件表面形成划痕或明显不平，影响表面硬度的测试结果。

（五）三维有限元

三维有限元分析是对结构力学的一种分析方法，通过单元的构建模拟真实力学结构，推算出现实可能的结果。在牙科粘接领域，通过CAD软件完成不同粘接样本的模型设计，将模型传送到CAE软件中进行有限元网格划分并分析计算，模拟分析出实际力学作用下的结果，推测不同条件下不同位置应力大小和分布情况的变化，进行疲劳分析等，从理论角度预测粘接效果和应力改变，为临床选择不同的粘接或修复材料、不同的修复角度设计提供新思路。

1. 仪器设备

仪器设备主要为计算机（配置要求显卡至少2GB以上；有限元分析软件，如Abaqus、ANSYS、MSC、LS-DYNA、Dytran等）。

2. 样本制备（图7-6）

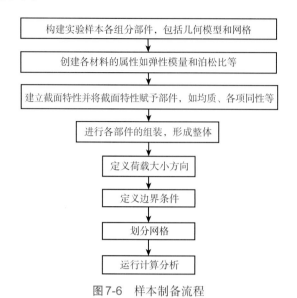

```
构建实验样本各组分部件，包括几何模型和网格
            ↓
创建各材料的属性如弹性模量和泊松比等
            ↓
建立截面特性并将截面特性赋予部件，如均质、各项同性等
            ↓
进行各部件的组装，形成整体
            ↓
定义荷载大小方向
            ↓
定义边界条件
            ↓
划分网格
            ↓
运行计算分析
```

图7-6　样本制备流程

3. 参数设置

具体材料的参数设置按照实际情况及厂家提供的数据，如试样及各实验组件的长宽高、弹性模量和泊松比、加载力的大小等。

4. 典型实例分析

本实例选用三种不同弹性模量的复合树脂Filtek Z100、Filtek Z250和Filtek Z350，使用有限元分析软件构建复合树脂、树脂水门汀与氧化锆的粘接样本的三维有限元模型。模型是根据剪切粘接试验中使用的试样尺寸设计的。图7-7A为构建的剪切粘接样本。该模型由22 857～33 477个六面体单元组成，这些六面体单元代表该模型的各向同性材料。假设所有材料均为均质和各向同性。

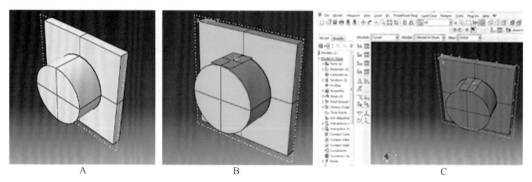

图7-7　剪切粘接样本（A）、剪切试验模拟过程的三维有限元模型（B）和三维有限元模型加载应力的过程（C）

为了模拟剪切试验，将氧化锆长方体的边界节点固定，在任何方向上都不移动。使用2mm×3mm的矩形加载头在复合树脂顶部加载力以模拟实际情况。选择Assembly进行加

载头和剪切试件的组装，图7-7B为加载头于剪切样本组装后的模拟状态。

选择Load对加载力方向进行模拟设置，如图7-7C所示。

选择Job—Job manager—Submit运行有限元模拟，分析von Mises应力分布和树脂水门汀层的应变分布，并计算出树脂水门汀层不同部分的最大主应力峰值。

根据剪切粘接试验中使用的试样尺寸，树脂水门汀层的厚度设计为典型的50μm。将模型设计为3mm宽的加载平台和3mm厚的三种复合树脂柱。具体参数来自制造商，树脂水门汀层RelyX Veneer弹性模量为7.2GPa，泊松比为0.27；氧化锆弹性模量为210GPa，泊松比为0.3；复合树脂Filtek Z100、Filtek Z250和Filtek Z350分别为弹性模量14.5GPa、泊松比0.3，弹性模量11GPa、泊松比0.3，弹性模量11.3GPa和泊松比0.45。设置加载力为50N和300N。

模拟加载力后粘接界面的应力分布见图7-8。对于由不同树脂复合材料组成的模型，在模拟的三种复合树脂中，灰色区域为应力峰值，其次为红色区域，代表应力主要集中在粘接界面与加载头接触的顶点。在Filtek Z250中发现最大主应力的峰值，其次是Filtek Z350和Filtek Z100，主应力峰值随着复合树脂弹性模量的增加而减小。应力集中均出现在树脂水门汀与复合树脂粘接界面的顶部，这对应了实际剪切测试中出现粘接破坏的结果。50N或300N载荷的应力分布区域相似，但因施加载荷不同，主应力值不一致。

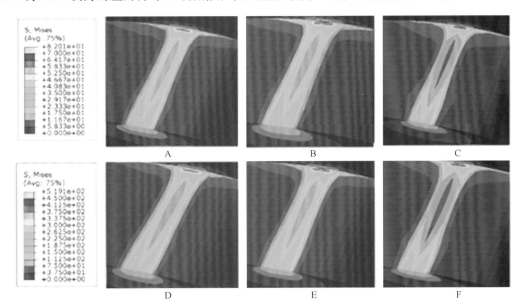

图7-8 模拟剪切粘接试验的有限元模型von Mises应力剖面图

复合树脂为Filtek Z100（A、D）、Filtek Z250（B、E）和Filtek Z350（C、F）。加载力为50N（A、B、C）和300N（D、E、F）

5. 常见问题及解析

（1）组装配件与加载应力时作用力的方向错误，导致有限元分析结果错误。

（2）待测样本的数据条件如弹性模量等设定不清晰，影响有限元分析的准确性。

（3）有限元模型建立精准度偏差导致与实际情况不完全一致，造成结果误差。

三、颜色及透明度稳定性评价

树脂基粘接材料对于全瓷修复体，尤其是玻璃基全瓷修复体粘接后的整体美学效果有重要影响。通过颜色及透明度稳定性测试可以评价不同树脂基粘接材料的美学特性和老化速度，为临床选择合适的树脂基粘接材料提供依据。

（一）材料与设备

材料与设备主要包括超声波清洗机、低速切割机、金相抛光机、燃烧炉比色仪、光固化灯、甘油、无水乙醇、尼龙模具。

（二）实验条件

实验条件详见第二章第二节"粗糙度测量"。

（三）样本制备

使用低速切割机将待测试的瓷块切割为大小均一的瓷片，湿抛光后根据厂家说明烧结，置于无水乙醇中超声清洗30min，无油空气吹干备用。通过一0.1mm厚的镂空圆孔尼龙模具在瓷片表面充填不同颜色的树脂水门汀，表面覆盖薄膜以避免氧阻聚层形成，光照20s固化后取下模具，瓷片样本待测试。

（四）参数设置

使用比色仪根据国际照明委员会（CIE）推荐的CIELab颜色系统（L^*：亮度；a^*：红绿度；b^*：黄蓝度）测量颜色参数。所有样本均在白色背景下测量（L^*：96.5；a^*：–0.5；b^*：1.2）。将比色仪的测量头垂直放置在每个样本表面的中心。每个试样连续测量3次CIELab颜色参数；计算并记录3个读数的平均值。在每5次读数后重新校准比色仪。

颜色变化的计算公式如下：

$$\Delta E=[(\Delta L^*)^2 + (\Delta a^*)^2 + (\Delta b^*)^2]^{1/2}$$

小于5.5的ΔE值被视为临床可接受，小于2.6的ΔE值被视为不可感知。

半透明度测试在黑色和白色背景下进行，测试时在试件和背景之间滴加甘油以确保光学连续性。半透明度的计算公式如下：

$$TP = [(L_B^* - L_W^*)^2 + (a_B^* - a_W^*)^2 + (b_B^* - b_W^*)^2]^{1/2}$$

其中，下标"B"表示黑色背景下的测定值，下标"W"表示白色背景下的测定值。

（五）典型实例分析

美学修复中粘接剂的颜色及修复体的颜色稳定性尤为重要，在粘接前选择合适的试色糊剂能够达到类似的颜色稳定效果。本实验通过比较不同颜色的试色糊剂对不同氧化锆颜色稳定性的影响，帮助选择合适的试色糊剂进行临床粘接。

选择8种不同颜色（1M1、1M2、2M1、2M2、2M3、3M2、4M2和5M2）的高透氧化锆Lava Plus分别切割并烧结成4种厚度——0.7mm、1.0mm、1.2mm和1.5mm，如图7-9所示。以5M3色度的氧化锆为基底模拟深色牙齿的颜色，使用5种颜色的试色糊剂

（Variolink N）进行粘接，分别为白色（W）、黄色（Y）、透明色（T）、漂白色（BL）或不透明色（OP）。比较各组的颜色变化。

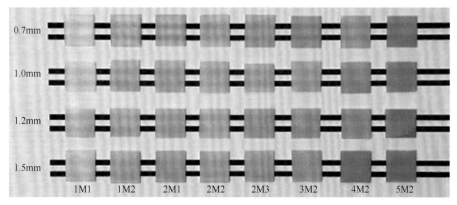

图7-9　8种不同颜色的高透氧化锆

结果如图7-10所示，氧化锆分为1M1色度（A）、1M2色度（B）、2M1色度（C）、2M2色度（D）、2M3色度（E）、3M2色度（F）、4M2色度（G）和5M2色度（H）。通过5M3色氧化锆模拟的深色牙齿，无论选择哪种颜色的试色糊剂，8种不同颜色的高透氧化锆在0.7～1.5mm的ΔE值均＜5.5；1.2～1.5mm的ΔE值均＜2.6。当使用透明、白色或黄色试色糊剂时，厚度为0.7～1.5mm的6种色调的氧化锆（1M1和4M2除外）的ΔE值＜2.6。

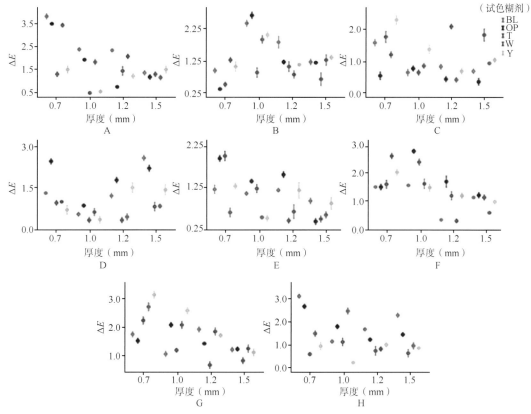

图7-10　不同色度及不同厚度氧化锆ΔE的平均值和标准差

无论使用哪种色板的试色糊剂，1.0～1.5mm厚的1M1色氧化锆的ΔE值均＜2.6；然而，当氧化锆厚度为0.7mm时，只有透明和黄色的试色糊剂产生的ΔE值＜2.6。同样，厚度为1.2～1.5mm的4M2色氧化锆的ΔE值＜2.6；但是，当试样厚度为0.7～1.0mm时，只有透明、不透明和漂白的试色糊剂产生的ΔE值＜2.6。

（六）常见问题及解析

（1）比色过程没有在同一光线条件或同一标准色度的黑白背景下进行，或标准白板和标准黑背景的颜色值不同导致实验结果偏差。

（2）测试时比色仪的测量头没有垂直放置在每个样本表面的中心，或接触紧密程度不一致，导致分光偏移，影响比色结果。

（3）比色仪的测量头过大而待测试样过小，影响结果的准确性。

（4）不同比色仪自身精度差异造成比色结果偏差。

四、体积稳定性评价

树脂基材料在固化过程中不可避免地存在聚合收缩产生的体积变化，影响粘接效果和粘接耐久性。树脂基材料的体积稳定性通过测试聚合前后体积收缩率评价。

（一）材料与设备

材料与设备主要包括光固化灯、阻氧凝胶（如凡士林）、CAD/CAM设备、微型CT扫描仪、冷热循环机、气枪、小毛刷、9.5%氢氟酸溶液、硅烷偶联剂、通用型粘接剂Single Bond Universal、光固化树脂水门汀Variolink Esthetic LC。

（二）实验条件

实验条件详见第二章第二节"粗糙度测量"。

（三）样本制备

按照第二章方法收集并处理离体牙，根据标准全瓷冠预备步骤进行牙体预备，通过CAD/CAM扫描制成相应的全瓷冠。

全瓷冠内侧粘接面用9.5%氢氟酸溶液酸蚀20s，流水冲洗2min后气枪吹干，在内表面滴加硅烷偶联剂，自然挥发60s后以气枪吹干。在瓷片表面涂布通用型粘接剂Single Bond Universal，自然挥发20s后用气枪轻吹5s，光固化10s后将光固化树脂水门汀Variolink Esthetic LC注入全瓷冠内面，放置在预备后的离体牙上，并在20N压力下固定，以达到所需的树脂水门汀厚度。用小毛刷去除多余的树脂水门汀后涂布阻氧凝胶。

（四）参数设置

在树脂水门汀光固化之前，将试样固定在微型CT扫描仪的附件上，峰值加速电压为160kV，阴极电流为250mA。样本扫描分辨率为12mm，整合时间为12min。测试程序在完全暗室中进行，不接触或移动微型CT扫描仪附件上的样本。

然后分别在冠的近中面、远中面和咬合面上光固化20s。按照与第一次扫描相同的设置进行第二次扫描。在第二次扫描后移除阻氧凝胶。

将3D图像数据导入Amira 6.7软件，以叠加扫描并比较聚合前后的树脂水门汀。使用标签场函数，目视确定每个样本的基于放射性的灰度阈值，以识别3D图像中的水门汀。

体积收缩率（Vol%）通过测量聚合前（V_{Before}）和聚合后（V_{After}）水门汀的总体积计算：

$$Vol\%=(V_{Before}-V_{After})/V_{Before}\times100\%。$$

（五）典型实例分析

树脂水门汀在修复体粘接中起重要作用，但长期应用在口腔的潮湿环境中可能对其树脂基质的体积收缩产生不利影响。本实例评估了冷热循环对四种不同树脂水门汀体积变化的影响。

将制备好的氧化锆瓷片（10mm×10mm×2mm）随机分为3组（$n=30$），每组分别使用四种树脂水门汀Panavia F2.0、Multilink Automix、RelyX Unicem、RelyX Ultimate与预先准备好的牙本质样本（10mm×10mm×2mm）粘接（按照厂家建议的粘接程序）。每组中一半试件于37℃水储24h后进行体积测试，另一半试件经过20 000次冷热循环老化后进行体积测试。体积测试按照上述参数使用微型CT扫描仪进行。体积收缩率（Vol%）通过测量24h水储（V_{Before}）和冷热循环后（V_{After}）水门汀的总体积计算：

$$Vol\%=(V_{Before}-V_{After})/V_{Before}\times100\%。$$

测试结果使用单因素方差分析和事后（LSD）两两比较进行统计分析（SPSS 21.0）。

结果如表7-7所示，经过冷热循环后四组树脂水门汀之间的体积收缩率没有显著性差异（$P>0.05$），且四组树脂水门汀的体积收缩率均在4%以下。这表明四种树脂水门汀均能够有效抵抗水解的老化作用。

表7-7 四组树脂水门汀冷热循环前后的体积变化

组别	体积收缩率（Vol%）		
	平均值 ± 标准差	范围	95% CI
Panavia F2.0	3.2±0.4[a]	3.0～3.9	3.0～4.3
Multilink Automix	2.8±0.5[a]	2.6～3.6	2.5～4.1
RelyX Unicem	3.5±0.8[a]	2.8～3.6	2.8～3.9
RelyX Ultimate	3.1±0.6[a]	2.9～3.7	2.7～4.0

注：同一列相同的字母上标表示差异无统计学意义（$P>0.05$）。

（六）常见问题及解析

（1）氧阻聚层没有完全达到边缘封闭的效果，待测试的未固化树脂水门汀部分固化，影响实验结果的准确性。

（2）3D图像数据分析时灰度阈值统计计算出现误差，影响体积稳定性的结果。

五、吸水率和溶解度

树脂基材料长期存在于口腔潮湿环境中，吸水会导致它出现变色、微渗漏、抗弯强度及弹性模量等物理机械性能的改变，并发生水解、氧化等化学变化，影响其结构和功能。同时，吸水后树脂基材料可能会析出未聚合单体、催化剂、填料等成分，产生局部甚至全身毒害作用。因此，树脂基材料的吸水率和溶解度有着较为严格的限制。

（一）仪器设备

仪器设备主要包括干燥器、低速切割机、金相抛光机、光固化灯、超声波清洗机、恒温水浴箱、电子卡尺、分析天平、干燥器。

（二）实验条件

实验条件详见第二章第二节"粗糙度测量"。

（三）样本制备

根据ISO 4049的标准要求，制备内径15mm、高1mm的聚四氟乙烯模具，模具内表面均匀涂布薄层分离剂，待分离剂自然风干后，将树脂材料填充于模具中，表面覆盖透明聚酯薄膜片，用载玻片压平，使多余的树脂材料排出模具外。由于试件直径较宽，试件两面均采用光固化灯分区光照 $n \times 20s$ 进行固化，光照分区间要求互相重叠，分区数量取决于光固化灯的光导棒直径。光照完成后，小心移除模具，使用砂纸去除飞边，依次以600目、800目、1000目的砂纸在流水下逐级湿抛光。抛光完成后，使用电子卡尺测量试件尺寸，要求最终直径不低于14.8mm。

每组至少制作5个试件。

（四）参数设置

初始测量前，使用去离子水将所有试件超声清洗10min，滤纸干燥。随后，将试件置于37℃±1℃的干燥器中保存22h。然后将试件转移至另一个干燥器中，23℃±1℃保存2h，再使用分析天平称取试件重量，精确至0.1mg。重复此操作循环，直到获得恒定的质量 m_1（μg）。恒定质量是指每个试件在任何24h内的质量损失不超过0.1mg，获得恒定质量需要2～3周。注意在每次称重后，需更换新鲜的干燥剂。

最终干燥完成后，使用电子卡尺对每个试件测量两次直径，并计算出平均直径（mm）。在试件的中心和圆周上选取四个等距的点测量试件厚度，计算平均厚度（mm）。使用平均直径和平均厚度，计算试件体积（V，单位：mm³）。

随后，将试件置于37℃±1℃的水中浸泡7天，将试件垂直放置，每个试件之间至少间隔3mm。7天后取出试件，使用去离子水冲洗，吸干表面水分直至无可见水分后，将试件在空气中挥动15s，称重，此重量记为 m_2（μg）。

称重后，将试件再次置于干燥器中，重复上述干燥循环，得到恒定质量 m_3（μg）。

使用以下公式计算吸水率（W_{sp}，单位：μg/mm³）和溶解度（W_{sl}，单位：μg/mm³）：

$$W_{sp} = (m_2 - m_3)/V$$

$$W_{sl} = (m_1 - m_3)/V$$

（五）典型实例分析

本实例的目的是比较两种自粘接型树脂水门汀与一种传统树脂水门汀的吸水率和溶解度，以检测在口腔潮湿的环境中水门汀的耐水解性。

选择一种传统树脂水门汀RelyX Veneer和两种自粘接型树脂水门汀RelyX Unicem 2、Multilink Automix，按照上述样本制备方法制备为直径15mm、厚1mm的试件（n=5）。将试件上下两面各分为四个区域，使用光固化灯（Elipar S10）分别光照固化20s，移除模具，使用砂纸小心去除试件飞边。湿抛光后用去离子水超声清洗（SK3200LHC）10min，使用滤纸吸干水分。使用电子卡尺（MNT-150）测量试件尺寸，保证最终直径误差不超过0.1mm。

将试件通过干燥器干燥处理后使用分析天平（AL204-IC）称取试件重量，获得恒定的质量 m_1。每次称重后，更换硅胶干燥剂。称得 m_1 后，使用电子卡尺测量试件尺寸，计算试件体积（V）。

然后，将试件置于恒温水浴箱中，温度设定为37℃。浸泡7天后取出，用流水冲洗，吸干水分后在空气中挥舞15s，称重得到 m_2。随后重复上述干燥循环，得到恒定重量 m_3。

使用上述公式分别计算各试件的吸水率和溶解度。测试结果使用单因素方差分析和事后（LSD）两两比较进行统计分析（SPSS 21.0）。

单因素方差分析和LSD测试结果表明，三种树脂水门汀的吸水率和溶解度均没有显著性差异（P=0.426，F=0.531；P=0.673，F=0.718）。实验结果如表7-8所示。根据ISO 4049标准要求，树脂材料的吸水率应低于40μg/mm³，溶解度应低于7.5μg/mm³，以上材料均符合ISO要求。

表7-8 三种树脂水门汀的吸水率和溶解度（平均值±标准差）（单位：μg/mm³）

组别	RelyX Veneer	RelyX Unicem 2	Multilink Automix
吸水率	14.62 ± 2.20^a	13.14 ± 2.38^a	15.40 ± 1.32^a
溶解度	3.5 ± 0.54^b	4.1 ± 0.21^b	2.9 ± 0.32^b

注：表中同一行相同的字母上标表示差异无统计学意义（$P > 0.05$）。

（六）常见问题及解析

（1）由于试件直径较大，光固化时未进行分区光照，导致试件固化不全，影响吸水性能。

（2）称重后未及时更换新鲜的干燥剂，导致干燥剂吸水性能减弱，所测得的恒定质量 m_1 或 m_3 偏大。

（3）试件表面污染，造成表面能的变化，影响吸水性能。

（陈冰卓　陈　莹　谢海峰）

第三节　粘接表面的化学表征

一、傅里叶变换红外光谱分析

当需要检测树脂聚合度时，傅里叶变换红外光谱（FTIR）常常是首选方法。通过测量目标吸收峰的强度并进行计算，就可以获得光照后的树脂聚合度，具体内容详见本章第五节"聚合度实验"。此外，FTIR可以对复合树脂水门汀中无机颗粒表面和修复材料表面进行表征分析。

（一）仪器设备

仪器设备主要包括傅里叶变换红外光谱仪、压片机、烘烤设备。

（二）实验条件

实验条件详见第二章第二节"傅里叶变换红外光谱分析"。

（三）样本制备

FTIR目前有透射、衰减全反射、漫反射、镜面反射4种采样技术，具体介绍详见第二章第三节"傅里叶变换红外光谱分析"。衰减全反射可作为树脂基修复材料粘接实验的首选方法。

树脂试件提交傅里叶变换红外光谱仪分析，使用Origin软件对生成的红外光谱进行绘制和分析。

（四）参数设置

试件扫描次数：32次；背景扫描次数：32次；分辨率：4.000cm^{-1}；采样速度：1.0次/秒；动镜速度：0.6329mm/s；光阀：100.00；检测器：DTGS KBr；分束器：KBr。

（五）典型实例分析

复合树脂材料中的无机填料需要进行表面处理来获得与树脂基质间的化学结合。二氧化硅是一种常用的无机填料，其表面经过硅烷化处理后，可以与硅烷偶联剂通过硅氧键（—Si—O—）结合，而硅烷偶联剂的另一端有机基团可以与树脂基质产生共聚合，从而提高无机填料与树脂基质间的结合，改善复合树脂的机械性能。

对于树脂水门汀中二氧化硅填料表面是否经过硅烷化处理，可以通过FTIR检测硅氧键进行判断。具体方法：将5%（质量分数）无硅烷化处理的二氧化硅颗粒添加到树脂粘接剂中，作为对照组，将5%表面硅烷化处理二氧化硅颗粒添加到树脂粘接剂中，作为实验组。将两组试件进行40s的光固化。采用衰减全反射法对固化后的试件进行FTIR检测，获得红外光谱图。检测中，FTIR的扫描范围设置为400～4000cm^{-1}。

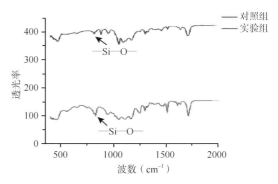

图7-11　两组树脂粘接剂光固化后的FTIR红外光谱图

硅氧键（—Si—O—）的红外特征吸收峰出现在波长800cm^{-1}的位置。如图7-11所示，在波长800cm^{-1}附近出现—Si—O—的特征性吸收峰，提示—Si—O—的存在，实验组在该范围内的透光率更低，提示—Si—O—的含量更高。

（六）常见问题及解析

水本身有红外吸收，会严重干扰试件谱图，而且会侵蚀吸收池的盐窗。如待测试件的溶剂为水剂，原则上不应采用FTIR进行检测。试件的研磨要在红外灯下进行，同时需要保持实验室干燥，防止试件吸水。

二、X射线衍射分析

X射线衍射（XRD）可用于定性分析试件的物相组成，如在树脂基材料表面改性实验中，可以检测材料表面的物相组成等，还可以定量检测试件的平均晶粒尺寸及微观应变、相对结晶度、某一特定组分的百分含量等。

（一）材料与设备

材料与设备主要包括X射线衍射仪、低速切割机、超声波清洗机、真空干燥机、喷砂机、待测树脂基材料或粘接剂、真空胶泥、毛玻璃机。

（二）实验条件

实验条件详见第二章第三节"X射线衍射分析"。
安全注意事项：符合X射线防护要求。

（三）样本制备

（1）块状试件（如固化后的树脂、树脂基陶瓷等）的制备：测量面应不小于10mm×10mm的平板，不得有弧面形成。可通过低速切割机切割获得平面，研磨过程中应采用湿研磨。使用超声波清洗机清洗后，充分干燥试件表面，根据实验需要对试件表面进行处理后，提交X射线衍射仪检测。可用真空胶泥将试件黏附在试件架上，但要特别注意胶泥不能高于测量面，否则胶泥也会参与衍射。

（2）粉末试件的制备：待检测试件粉末应尽可能均匀，填满试件槽，可取毛玻璃片（如载玻片在砂纸上磨成粗糙表面）轻压试件表面，将粉末压实，并将多余粉末刮掉，然后反复平整试件表面，使试件表面不高出玻璃试件架平面。

（四）参数设置

具体参数应根据仪器型号及检测材料性质决定，通常以连续模式进行扫描，分析树脂基材料的物相或晶相变化。需要实验者确定的参数包括工作电压、工作电流、扫描速度、扫描范围、开始角、结束角、步长、入射光束角度等。使用Origin软件或MDI Jade软件绘制XRD图谱并进行分析。具体操作参见第二章第三节"X射线衍射分析"典型实例分析部分。

（五）典型实例分析

图7-12展示了经过抛光、氧化铝喷砂和二氧化硅化学涂层处理的纳米复合陶瓷（一种含有氧化锆填料的树脂基可切削材料）的XRD图谱。抛光表面处理方法：试件表面依次用600目、800目、1000目砂纸打磨，然后用蒸馏水超声清洗10min。喷砂表面处理方法：用50μm氧化铝颗粒进行喷砂，垂直距离为10mm，0.25MPa，持续20s。二氧化硅化学摩擦法：用表面硅涂层的30μm氧化铝颗粒进行喷砂处理，垂直距离为10mm，0.25MPa，持续20s。实验参数：Ni滤过的Cu Ka射线（$\lambda=1.5418Å$），工作电压40kV，工作电流200mA，开始角25°，结束角80°，步长0.02° 2θ，扫描速度2° 2θ/min。

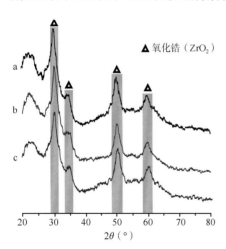

图7-12　不同表面处理的纳米复合陶瓷片的XRD图谱
a.抛光表面；b.喷砂表面；c.二氧化硅涂层表面

由于纳米复合陶瓷中存在大量的有机/无机非晶组分，很难识别氧化锆晶相，导致XRD检测到的是宽波段。在氧化铝颗粒喷砂和摩擦化学法二氧化硅涂层后，只检测到四方（t）-氧化锆相，没有单斜（m）-氧化锆相存在于三种处理的纳米复合陶瓷片中，而单斜（m）-氧化锆相是影响材料力学性能的因素之一。

（六）常见问题及解析

1. 试样制备中带入的缺陷

（1）块状试件如固化后的树脂材料，研磨过程中如果没有采用湿研磨，产生的高温会导致材料发生相变、氧化和应力，从而使检测峰产生偏移。

（2）在树脂基粘接材料的相关实验中，常需将彼此粘接的复合体研磨成粉末进行检测。在复合体试件的研磨过程中，材料差异导致研磨粒度达到要求的次序不同，所以要分步研磨、分筛，不可一磨到底。否则，一些材料的粒度过细，而有些材料的粒度还没有达到要求。小于10μm的材料会对X射线产生微吸收,使衍射强度降低。如果粉末过细,达到100nm以下,则会造成衍射峰宽化。相反,颗粒过粗时,参与衍射的晶粒数目不够,也会降低衍射强度。在计算混合物中各种材料的质量分数时,结果会低于实际的质量分数。

2. 参数设置导致的缺陷

扫描速度加快或时间常数增大,会导致滞后效应的加剧,并由此引起衍射峰高下降、线形向扫描方向拉宽、峰形不对称、峰位向扫描方向偏移。当选用较快扫描速度时,应适当地选用较小的时间常数,以平衡对滞后效应的影响。虽然用小的时间常数会造成线形的锯齿状轮廓,但只要选用适当,就能更准确地反映真实计数。

三、X射线光电子能谱分析

X射线光电子能谱(XPS)在树脂基材料的粘接实验中可用于检测材料表面的元素种类和化学键变化。

(一)仪器设备

仪器设备主要包括X射线光电子能谱仪、粉碎机(600目)、超声波清洗机、真空干燥机、低速切割机。

(二)实验条件

实验条件详见第二章第三节"X射线光电子能谱分析"。由于电子能谱中所测的电子动能在电子伏特(eV)范围,电子从试件到达分析器之间不能与任何物质相互作用,这就需要包括各种真空泵在内的高真空或超高真空系统,在实际测量中,真空一般在$10^{-8} \sim 10^{-11}$mbar,气压(P)$\leqslant$1e^{-7}Pa。

安全注意事项:制备粉末样片时应戴口罩及防护面罩。

(三)样本制备

试件制备同本章第三节"X射线衍射分析",需特别注意制备的试件应正反面平行。

(四)参数设置

常用的X射线源为Al Kα(结合能1486.6eV,能量步长0.05eV),洛伦兹-高斯比(L/G)固定在80%。具体参数应根据仪器型号及检测材料性质确定。可使用Origin软件对生成的XPS进行绘制和分析。软件具体操作步骤详见第二章第三节"X射线光电子能谱",也可使用XPS Peak4.1软件进行XPS分析。

(五)典型实例分析

将纳米复合陶瓷块(一种树脂基可切削材料)研磨成粉末,用600目筛进行筛选。使用不同的表面处理剂(硅烷偶联剂和含硅烷的通用型树脂粘接剂)对收集的粉末进行处理。调质后，在丙酮中超声清洗10min，离心10min，80℃下分离沉淀物并干燥。清洗和干燥程序重复5次。将粉末状试件制备成正反面平行的薄片，厚度1～2mm，直径5～10mm，表面平整无污染。以未处理粉末为对照，用X射线光电子能谱仪检测不同组的粉末。通过X射线光电子能谱仪检测不同处理后的纳米复合陶瓷表面Si—O—Si键的生成，可评估不同的表面处理方式对纳米复合陶瓷粘接性能的影响。

如图7-13所示，在对照组，533.0eV、532.1eV和531.17eV处的峰分别判断为C—O、Si—O—Si和Zr—O—Zr键。在硅烷偶联剂处理组，位于532.1eV的峰代表Si—O—Si键，来源于试件表面与硅烷偶联剂新形成的Si—O—Si。在含硅烷的通用型粘接剂处理组，位于532.1eV的峰代表Si—O—Si键，这是试件表面与通用型粘接剂中硅烷发生反应的结果。相较于对照组，两个实验组表面的Si—O—Si键与Zr—O/（Zr—O—Zr+Zr—O—P）键的峰面积比逐渐增大，表明Si—O—Si键的形成。由于Zr—O—Zr键被认为不与硅烷反应，Si—O—Si键与Zr—O—Zr键的峰面积比在对照组、硅烷偶联剂组和通用型粘接剂组中分别为1.224、2.864和1.566。

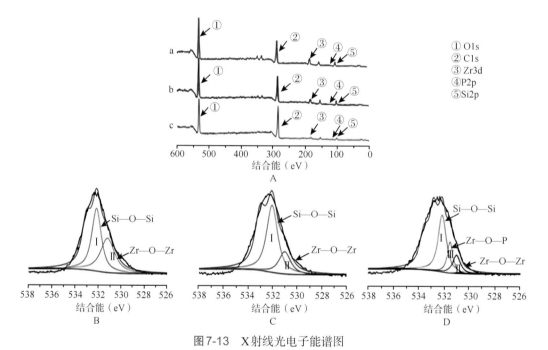

图7-13 X射线光电子能谱图

A. 树脂基材料粉末的X射线光电子能谱：a. 对照组；b. 硅烷偶联剂处理组；c. 通用型粘接剂处理组。树脂基材料粉末经不同表面处理后的X射线光电子能谱O1s能谱：B. 对照组；C. 硅烷偶联剂处理组；D. 通用型粘接剂处理组。Ⅰ（Si—O—Si）、Ⅱ（Zr—O—Zr）和Ⅲ（Zr—O—P）为主峰内的五个反卷积峰

（六）常见问题及解析

（1）试件表面污染不仅降低原始信号的强度，还出现污染物的干扰峰和背景信号的增强。试件污染不可避免，为减少污染，试件制备后应尽早送入试件真空室测试。

（2）试件表面不平整会导致谱峰的荷电加宽、畸变。

四、固体核磁共振分析

固体核磁共振（SSNMR）技术常用于检测树脂基粘接材料的表征，在原子水平提供构象信息，可用于检测新型树脂基粘接剂中是否加入新物质或生成新的化学键等。

（一）仪器设备

仪器设备详见第二章第三节"固体核磁共振分析"。

（二）实验条件

温度：17～23℃，温度波动小于1℃/h；湿度：30%～70%。

（三）样本制备

通过NMR法检测表征：将制备的固体材料提纯后研磨成粉末（60～80目）。

（四）参数设置

化学位移以ppm为单位，选取标准物为外部参照（0ppm）。

（五）典型实例分析

实验目的：使用³¹P-NMR对含MDP的树脂粘接剂进行化学表征检测。

实验方法：将0.1g含有MDP的树脂粘接剂光固化40s后，研磨并过筛（60～80目），在室温空气中干燥48h。将试件粉末置于固体核磁共振波谱仪（AVANCE Ⅲ HD 400M），并以结晶磷酸粉末作为外部参考（0ppm）记录化学位移（图7-14）。

（六）常见问题及注意事项

1. SSNMR对试件的要求

一般要求不少于0.2g的试件，固体粉末最佳，颗粒越小，测试效果越好。

2. SSNMR的测试模式

测试模式为魔角旋转（magic angle spinning，MAS）固体核磁，方法为ⅠCPMAS（交叉极化魔角旋转），大部分碳谱均为此方法；DDMAS（偶极去耦魔角旋转），H、Al、P、Na、B、F谱等采用此方法，Si谱采用两种方法均可。

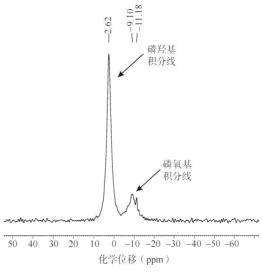

图7-14　含MDP的树脂粘接剂的³¹P-NMR图谱

3. 对磁性和导电性的要求

有磁性或导电性及腐蚀性的试件不能进行SSNMR。

4. 关于旋转边带的要求

SSNMR是在高速旋转下进行测试的，在试件峰的左右两侧会出现旋转边带峰，旋转边带峰与转速及试件相关。转速越高，旋转边带峰越小，离试件峰越远。

五、质谱分析

（一）气相色谱-质谱联用分析

气相色谱-质谱联用（gas chromatography-mass spectrometry，GC-MS）是一种鉴定技术，既充分利用色谱的分离能力，又发挥质谱的定性专长，实现了优势互补，结合谱库检索（如美国国家标准与技术研究院的NIST库），可以得到较满意的分离鉴定结果。

在有机分子的分离鉴定方面GC-MS发挥了重要的作用，一般来说，在300℃左右能气化的试件，可以优先考虑用GC-MS进行分析。进行GC-MS分析的试件应是有机溶液，水溶液中的有机物一般不能测定，须进行萃取分离变为有机溶液，或采用顶空进样技术。

对于牙科使用的树脂基材料而言，固化方式、固化时长等可能会影响树脂基质的聚合程度，一方面会影响材料的力学性能，从而影响修复后的效果，另一方面未聚合的残余单体可能会缓慢释放到患者的唾液中，从而影响患者的健康。

GC-MS技术可用于牙科树脂基材料在固化后释放单体的评估，GC-MS的检测对象一般为树脂材料的浸泡液，对于沸点在300℃（根据具体仪器的不同，范围可适当放宽至350℃）以下的树脂单体（如双酚A）的检测效果较好。对于实验室而言，可将固化后的树脂材料试件浸泡于水、甲醇、乙腈等溶液中一段时间后，对释放在浸泡液中未聚合的残余单体进行分离纯化，使用GC-MS技术定性或定量分析。

1. 材料与设备

材料与设备主要包括气相色谱-质谱联用仪、气相色谱柱、光固化灯、恒温箱、复合树脂、聚四氟乙烯模具（内径8mm、深2mm）、透明塑料条、玻璃板、载玻片、棕色带盖小玻璃瓶、甲醇（色谱级）、待测单体的标准品。

2. 实验条件

实验条件详见第四章第四节"质谱分析"。

3. 样本制备

（1）树脂基材料的试件制备：在聚四氟乙烯模具（内径8mm、深2mm）中制备圆柱形树脂块3块。将模具放在透明塑料条上，塑料条下方垫一玻璃板，确保底面平整。向模具中充填树脂材料。充填后，于模具上方放置一透明塑料条，隔绝氧气。在塑料条上方轻压一载玻片，压平树脂材料表面。对树脂进行光照2s。

（2）浸泡液的收集：将固化后的3块树脂块立刻放入同一个小玻璃瓶中，加入甲醇10ml浸没树脂，并密封玻璃瓶瓶口。于37℃恒温箱中储存7天，获得树脂浸泡液。

（3）浸泡液中待测物的校准：通过将浸泡液中检测到的树脂单体的质谱和保留时间与标准品比较，可对树脂单体进行定性鉴定。通过将特征质量峰面积与相应的预编译校准曲线（内标咖啡因）关联，对浸泡液中该单体的含量进行定量分析。

4. 参数设置

在GC-MS分析中，色谱的分离和质谱数据的采集是同时进行的。为了使每个组分都得到分离和鉴定，必须设置合适的色谱和质谱分析条件。

不同厂家、不同型号的气相色谱–质谱联用仪，在检测不同树脂单体时，所对应的参数设置均会有差别，应根据仪器说明进行调整。

下面以使用气相色谱–质谱联用仪（GCMS-QP2020）检测双酚A（BPA）为例，介绍实验参数。

（1）色谱（GC）条件。

柱型号：DB-5MS毛细管色谱柱（30m×0.25m×0.25μm）；气化温度：280℃；升温程序：100℃保持1min，以15℃/min速度升温至300℃并保持20min。

载气：氦气；载气流速：1ml/min；分流比：10∶1；进样量：2μl。

设置的原则：一般情况下均使用毛细管柱，极性试件使用极性毛细管柱，非极性试件采用非极性毛细管柱，未知试件可先用中等极性的毛细管柱，试用后再调整。

（2）质谱（MS）条件。

电离方式：电子轰击离子源（EI）；电离能量：70eV；扫描方式：全扫描质谱（20～500u）；离子源温度：220℃。

在所有条件确定后，将试件用微量注射器注入进样口，同时启动色谱和质谱，进行GC-MS分析。谱库：NIST17。

一般先通过全扫描模式记录试件，再通过选择离子监测模式对选定的离子进行检测。全扫描是对指定质量范围内的离子全部扫描并记录，得到的是正常的质谱图，这种质谱图可以提供未知物的分子量和结构信息。可以进行库检索。选择离子扫描最主要的用途是定量分析，由于它的选择性好，可以把由全扫描方式得到的非常复杂的总离子流色谱图变得十分简单，消除其他组造成的干扰。

5. 典型实例分析

本实例按上述试件制备方法与参数设置，定性检测了一种光固化复合树脂材料Polofil Supra在光固化2s后BPA的体外释放情况。待检测树脂单体为BPA，化学结构式及特征如图7-15所示。

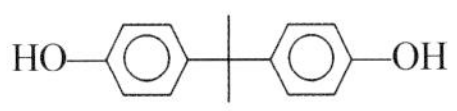

	中文名	英文名	英文别名	化学式	摩尔质量（g/mol）	CAS编号	沸点（℃）
HO—◯—┼—◯—OH	双酚A	4, 4'-isopropylidenediphenol	bisphenol A，BPA	$C_{15}H_{16}O_2$	228.29	80-05-7	250～252

图7-15 BPA的化学结构式及特征

本实验使用的气相色谱–质谱联用仪，采用的进样方式为"手动进样"，而非"自动进样器进样"。因无法进行准确定量，故只进行定性分析。对试件进行GC-MS分析，试件的总离子流色谱图（total ion chromatogram，TIC）见图7-16A。

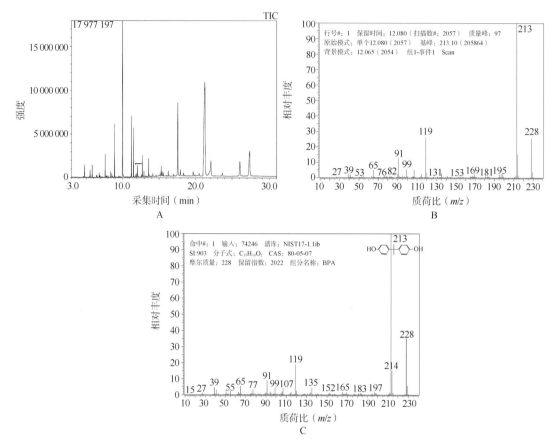

图7-16　试件的TIC图（A）、试件的质谱图（B）及BPA（谱库NIST17）的质谱图（C）

将GC-MS数据采集得到的总离子流中的质谱图（图7-16B）运用NIST17标准谱库进行检索，与谱库中的BPA质谱图（图7-16C）进行匹配。可知图7-16B中，在保留时间12.080min处，试件中分离的物质即为BPA。

实验结果表明，该光固化复合树脂在光照2s后的甲醇浸泡液中存在BPA。

6. 常见问题及解析

一般而言，在使用GC-MS法检测试件前，需使用气相色谱法初步确定待测试件中是否存在目标单体，大致确定GC-MS条件。气相色谱对于痕量物质检出的敏感性较GC-MS差，可能会导致假阴性结果。若预实验中使用气相色谱法无法检出待测树脂单体，可进一步优化实验方法，对树脂单体进行有效提纯后检测。根据待检测单体的不同，预处理的方式也有差异。以BPA为例，可以通过固相萃取法对浸泡液中的BPA进行选择性提取，并用甲醇定量稀释后再次进行实验。

（二）液相色谱 – 质谱联用分析

液相色谱 – 质谱联用（liquid chromatography-mass spectrometry，LC-MS）分析是一种鉴定技术，在有机分子的鉴定方面发挥非常重要的作用。一般来说，对于在300℃左右不能气化的试件，无法使用气相色谱 – 质谱联用（GS-MS）分析，则需要用LC-MS分析。

目前，LC-MS技术已被广泛用于牙科树脂基材料在固化后释放单体（如Bis-GMA、BPA）的定性/定量评估。LC-MS的检测对象一般为树脂材料的浸泡液。对于实验室实验而言，可将固化后含树脂材料的试件浸泡于水中或甲醇、乙腈等有机溶剂中，对释放至浸泡液中的游离单体进行分离纯化后，使用LC-MS技术定性/定量分析。对于临床试验而言，可以收集口内有树脂基材料粘接修复体的志愿者的唾液，对释放至唾液中的游离单体进行分离纯化后，使用LC-MS技术定性/定量分析。

1. 材料与设备

材料与设备主要包括液相色谱 – 质谱联用仪、液相色谱柱、离心机（视分离液体情况，可选择性使用）、滤膜（可选用孔径：0.45μm）、光固化灯、恒温箱、分析天平、复合树脂（用于制备含树脂基材料试件）、聚四氟乙烯模具（内径8mm、深2mm）、透明塑料条、玻璃板、载玻片、棕色带盖小玻璃瓶、甲醇（色谱级）、待测单体的标准品。

2. 实验条件

实验条件详见第四章第四节"质谱分析"。

3. 样本制备

（1）树脂试件的制作：在聚四氟乙烯模具中制备圆柱形树脂块3块。将模具放在透明塑料条上，塑料条下方垫一玻璃板，确保底面平整。向模具中充填树脂材料。充填后，于模具上方放置一透明塑料条，隔绝氧气。在塑料条上方轻压一载玻片，压平树脂材料表面。对树脂进行光照2s。

（2）树脂试件的浸泡：将固化后的树脂块立刻放入同一小玻璃瓶中，加入甲醇10ml浸没树脂，并密封玻璃瓶瓶口。于37℃恒温箱中储存7天，获得树脂浸泡液。

（3）浸泡液的稀释：定量吸取甲醇浸泡液并溶解于定量的甲醇中，用滤膜过滤。收集过滤液，再次使用甲醇定量稀释后的溶液即可用于LC-MS分析。

（4）标准溶液的配制：实验用标准溶液均为使用甲醇对待检测单体的标准品进行逐级稀释得到，于4℃冰箱中保存。

4. 参数设置

不同厂家、不同型号的液相色谱 – 质谱联用仪，在检测不同树脂单体时，所对应的参数设置均会有差别。以使用液相色谱 – 质谱联用仪Agilent 1290-6460检测双酚A（BPA）为例，介绍实验参数。

（1）液相色谱（LC）条件。

色谱柱：XDB-C$_{18}$色谱柱（2.1mmID×150mm×3.5μm）；流动相：90%甲醇溶液+10%

水；进样体积：1μl；流速：0.2ml/min；柱温：25℃或室温。

（2）质谱（MS）条件。

离子源：电喷雾电离源（ESI），负离子扫描（对于BPA而言，负电模式响应好）；质量扫描范围：100～1000u；干燥气温度：350℃；干燥气流速：10L/min；雾化气压力：3.1005×10^5Pa；鞘气温度：250℃；鞘气流速：10L/min；毛细管电压：3500V；喷嘴电压：500V；碎裂电压：135V；碰撞能量：0V。

通过保留时间和质谱与真实标准品的比较，对样本进行定性。

使用全扫描模式记录样本，再通过选择离子监测模式对选定的离子进行检测。选择离子监测模式最主要的用途是定量分析，由于它的选择性好，可以把由全扫描模式得到的非常复杂的总离子流色谱图变得十分简单，消除其他组造成的干扰。

5. 典型实例分析

（1）实验目的：使用LC-MS法，对甲醇溶液中未知浓度的BPA进行了定量检测。

（2）仪器与试剂：液相色谱–质谱联用仪（Agilent 1290-6460）、XDB-C$_{18}$色谱柱（2.1mm ID×150mm×3.5μm）、甲醇（色谱级）、BPA标准品。

（3）实验流程：通过连续稀释法，用甲醇制备2ng/ml、0.2ng/ml的BPA溶液，用于构建BPA校准曲线。通过LC-MS法对标准溶液与待测试件进行测试时，参数设置与上文一致。

（4）实验结果：在负离子模式下，对BPA标准品进行全扫描分析，总离子流色谱图出现保留时间为0.82min的峰（图7-17A）。BPA标准品对应的质谱图（图7-17B）显示BPA的质荷比（*m/z*）约为227。

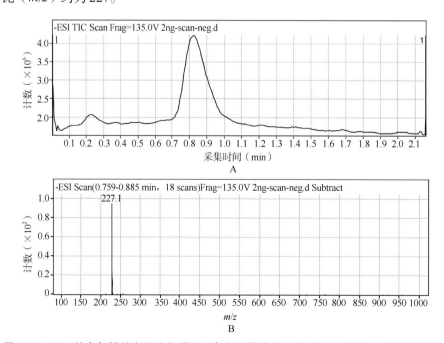

图7-17　BPA的全扫描总离子流色谱图（负离子模式）（A）和BPA标准品对应的质谱图
（*m/z*约为227）（B）

在选择离子监测模式下，选择质荷比=227的离子为检测离子，对浓度为20ng/ml的BPA标准品进行定量分析，即对保留时间为0.82min的色谱峰进行积分，结果见图7-18A。

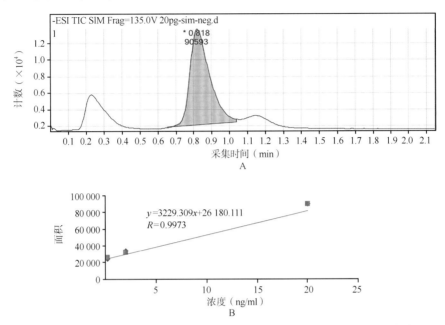

图7-18 选择离子监测模式下20ng/ml BPA标准品的峰面积图（A）和校准曲线（B）

选择浓度为0.2ng/ml、2ng/ml和20ng/ml的BPA标准品溶液，根据上述方法测定，构建三点校准曲线，并将结果进行线性拟合，见图7-18B。拟合曲线为$y=3229.309x+26\ 180.111$，相关系数$R=0.9973$。

对试件进行定量分析，结果见图7-19。根据标准曲线计算得出试件中BPA的浓度为2.59ng/ml。

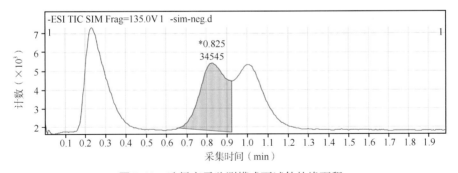

图7-19 选择离子监测模式下试件的峰面积

6. 常见问题及注意事项

（1）对于使用人工唾液等非有机溶液浸泡的树脂块，不可直接使用浸泡液进行检测。在定量吸取浸泡液后，需对浸泡液进行蒸发干燥，干燥后的固体粉末溶解于定量的甲醇中，并用滤膜过滤，过滤液再次使用甲醇定量稀释，稀释后的溶液用于LC-MS分析。

（2）部分实验需对待测单体进行有效提纯后检测。

由于各种干扰物质的存在及游离树脂单体的浓度可能为痕量水平，部分实验需进行有效提纯后检测。根据待检测单体的不同，预处理的方式也有差异。以BPA为例，可以通过固相萃取（SPE）法选择性提取浸泡液中的BPA，并用甲醇定量稀释后进行LC-MS分析。对于临床试验，需在提取的唾液中加入乙腈沉淀蛋白，振荡、离心，分离有机相，使用有机微孔滤膜过滤后进行LC-MS分析。

（三）电感耦合等离子体质谱分析

电感耦合等离子体质谱（ICP-MS）技术，用于分析试件中无机元素及同位素，能测定几乎所有的元素。其试件可为固体或液体，制备和引入相对于其他质谱技术简单。

在牙科树脂基材料的粘接效果评估上，ICP-MS主要用于检测粘接试件在长期浸泡液中无机元素含量的变化，以评估粘接界面的水解稳定性。

此外，将粘接力学测试（如剪切粘接强度测试）与粘接界面的水解稳定性测试（如ICP-MS测试）相结合，可以全面且深入地评估树脂基粘接材料的粘接耐久性，进一步解释老化处理后粘接强度下降的可能原因，进而探寻抑制其下降的方法策略，为临床应用提供实验基础和理论依据。

1. 材料与设备

材料与设备主要包括电感耦合等离子体质谱仪、喷砂装置、光固化灯、恒温箱、金相抛光机、氧化锆/氧化铝瓷片、树脂水门汀、底涂剂、蒸馏水、去离子水、抛光砂纸。

2. 实验条件

实验条件详见第四章第四节"质谱分析"。

3. 样本制备

（1）制作含树脂基粘接材料试件：根据实验目的选择合适的树脂基粘接材料、瓷块及粘接流程制作试件。

在探究树脂基粘接剂对陶瓷的粘接效果时，可设计"双瓷层试件"。使用树脂水门汀对合粘接两块正方形瓷片，去除四个侧面多余树脂水门汀，分别光照每个侧面。对制作完成的双瓷层试件的4个侧面进行抛光，去除氧阻聚层，完全暴露粘接界面。

根据实验目的，选择是否需在试件制作后于37℃蒸馏水中储存24h，以模拟口腔环境，确保粘接剂完全固化。

（2）试件浸泡：将制作的试件用去离子水洗涤2h，完全浸没于定量去离子水中，设置合适的浸泡时间。

（3）ICP-MS法检测浸泡液中的元素：选择浸泡后的不同时间节点，使用电感耦合等离子体质谱仪测试浸泡液中磷元素（或其他待测元素）的含量。

在各个测试时间点每次取用0.5ml浸泡液，测试完成后，浸泡液中补充同浓度的磷元素（或其他待测元素）标准溶液[同浓度的磷元素（或其他待测元素）标准溶液通过标准溶液逐级稀释制得]。每个测量重复3次，取平均值。

4. 参数设置

图谱范围：4～290u；模式：标准模式；分辨率：标准分辨率。

5. 典型实例分析

对于使用含有磷酸酯单体（10-MDP）的底涂剂或树脂水门汀粘接试件，可通过检测浸泡液中磷元素含量的变化，评估MDP与氧化锆/氧化铝晶体间化学键的水解情况，进而评估使用树脂水门汀粘接的氧化锆/氧化铝瓷的效果。

本实例的目的是通过ICP-MS法，检测一种自粘接型树脂水门汀粘接的Y-TZP陶瓷在耐久实验中磷元素的释放情况。

实验材料与设备主要包括94%氧化锆、6%三氧化二钇、Y-TZP陶瓷片（尺寸10mm×10mm×1.0mm）、自粘接树脂水门汀RelyX™ U200、Elipar Free-light2光固化灯、Lndp-Ⅱ喷砂机、PG-1金相抛光机、ICP-MS 7500ce电感耦合等离子体质谱仪。

样本制备步骤如下。

（1）制作双瓷层试件：对20枚Y-TZP瓷片进行喷砂处理后，按照上文样本制备方法制作试件。试件光照时间：每个侧面各光照40s。在金相抛光机上依次使用800目、1000目、1200目、1500目、2000目、2500目、3000目和4000目的碳化硅抛光纸对每个试件的4个侧面进行抛光。抛光后的双瓷层试件于37℃蒸馏水中储存24h。

（2）试件浸泡：用去离子水洗涤2h后，将试件分别装入10ml的PE管中，接着加入6ml去离子水，确保试件能够完全浸泡于去离子水中。

（3）ICP-MS法检测浸泡液中的元素：按照上文所述的检测方法，分别在浸泡1天、7天、14天、21天、30天、60天和90天检测浸泡液中的磷含量。

ICP-MS分析结果（表7-9）显示，第14天起，浸泡溶液中可以初步检测到磷元素。各测试时间点磷元素的含量变化表明磷元素释放具有时间依赖性，磷元素的浓度随着浸泡时间的延长而增加，第30天时磷元素的含量趋于一个相对稳定的数值不再增加。可能是由于未反应的磷酸酯单体释放或是磷酸酯单体与氧化锆化学反应的降解，氧化锆瓷与树脂水门汀在粘接后的长期浸泡液往往会表现出磷元素含量的变化。

表7-9 电感耦合等离子体质谱仪检测到的磷元素释放量 （单位：$\times 10^{-6}$mg/L）

	浸泡时间						
	1 天	7 天	14 天	21 天	30 天	60 天	90 天
磷元素的释放量	0	0.01	0.42	0.71	0.94	0.92	0.91

6. 常见问题及注意事项

（1）为了提高检测的准确度和精确度，要严格控制试件污染，推荐使用去离子水充分洗涤振荡试件后再浸泡试件，浸泡液需使用去离子水或其他不含磷元素的溶液。

（2）需确保磷元素只存在于树脂粘接剂的磷酸酯单体和MDP中，所用的其他材料均不含磷元素，否则会干扰后续对实验结果的解读。

六、激光拉曼光谱分析

激光拉曼光谱作为一种分子振动谱线，其原理为拉曼散射效应。不同化学键或基团特有的分子振动能产生特异性拉曼位移。在拉曼光谱的结果图中，X轴代表拉曼位移，对应化学基团；Y轴代表峰强度，和基团浓度成正比。不同材料有特征性的拉曼光谱，可用于定性反映物质的组分和结构信息。拉曼光谱在粘接实验中常常用来检测树脂粘接剂、水门汀中单体的转化率。拉曼光谱获得碳碳双键峰（波数1638cm^{-1}）和芳香双键峰（波数1608cm^{-1}）的峰高值。计算单体转化率=（$1-A_{固化后}/A_{未固化}$）×100%，其中$A_{固化后}$为固化后树脂基材料光谱碳碳双键峰值与芳香双键峰值的比值，$A_{未固化}$为未固化树脂基材料的碳碳双键峰值与芳香双键峰值的比值。单体转化率越高，代表树脂基材料的聚合效果越好。

（一）材料与设备

材料与设备主要包括激光拉曼光谱仪、光固化灯、固化模具（中空石英玻璃管）、树脂基材料、玻璃板载玻片、聚酯薄膜。

（二）实验条件

实验条件详见第二章第二节"激光拉曼光谱分析"。

（三）样本制备

按照实验的要求制作不同规格的树脂基材料试件，注意试件制备必须在避光条件下于中空石英玻璃管模具中完成。

（四）参数设置

检测树脂基材料的单体转化率时，拉曼光谱参数设置一般如下。曝光：30s；功率：10mW；放大倍数：×50；激光波长：514nm；光谱范围：100～4000cm^{-1}；检测点：3个；激光从表面位点垂直向下，每隔4μm聚焦一次，检查固化试样直至60μm处。

（五）典型实例分析

此实例研究光照时间对光固化和双重固化型树脂水门汀单体转化率的影响。

（1）实验分组：双重型树脂水门汀RelyX U200 Automix，光固化型树脂水门汀RelyX Veneer。

（2）制作树脂水门汀试件：在玻璃板上放置一层聚酯薄膜，将中空石英玻璃模具置于聚酯薄膜上，避光条件下，将光固化和双重固化的树脂水门汀注入直径7mm、高0.4mm的中空石英玻璃管模具中，避免产生气泡。待树脂水门汀注满后，在其上方再放置一层聚酯薄膜，并用重物静压10s，使其表面变平整，内部结构密实。

（3）光固化时间设定：光照时间分别设置为10s、20s、40s。

（4）激光拉曼光谱仪检测：在暗室中，取两组未固化树脂水门汀试件，在每个样本表面选3个点，间隔3mm，即刻用共聚焦显微拉曼光谱仪聚焦于3个检测点进行未固化材料表面的检测分析，读取光谱图作为上述待检试样光谱图的参照标准，随后以同样方法检测经过不同时间光固化后的各个试样。

（5）单体转化率计算：单体转化率=（$1-A_{固化后}/A_{未固化}$）×100%，其中$A_{固化后}$为固化后树脂水门汀光谱碳碳双键（波数1638cm^{-1}）峰值与芳香双键（波数1608cm^{-1}）峰值的比值，$A_{未固化}$为未固化的树脂水门汀的碳碳双键（波数1638cm^{-1}）峰值与芳香双键（波数1608cm^{-1}）峰值的比值。

（6）结果分析：如表7-10所示，无论是双固化还是光固化的树脂水门汀，表面单体转化率均随光照时间延长而增加，且同一时间下，光固化的树脂水门汀表面单体转化率高于双固化的树脂水门汀。

表7-10　两种固化类型树脂水门汀在不同光照时间下的单体转化率（平均值±标准差）（单位：%）

	光照时间		
	10s	20s	40s
RelyX U200 Automix	39.59±2.93	43.08±2.45	44.13±0.95
RelyX Veneer	51.34±1.92	53.54±1.52	55.03±2.95

（六）常见问题及解析

（1）试件制备过程中，部分试件未完全隔绝空气，空气中的氧气与激活的单体产生的自由基形成过氧基，会抑制单体间的聚合，阻碍高分子链的延伸，导致测得的单体转化率偏低。

（2）光固化灯随着使用时间延长，温度上升，会进入低电量模式，光照强度随之下降，即使光照时间相同，而光照强度不同，树脂水门汀的单体转化率亦会不同，从而影响实验结果的准确性。

（孟翔峰）

第四节　粘接强度测试

一、微拉伸测试

目前在树脂基材料粘接实验中，牙本质与树脂间的粘接强度通常采用微拉伸试验。与传统的拉伸试件相比，微拉伸试件因为粘接面积小，易于排除粘接界面存在的缺陷，拉伸时粘接界面应力分布更均匀，断裂模式更容易分辨。此外，对微拉伸试件的粘接界面进行老化模拟时，可以加快老化的进程，为实验人员节省大量的时间。

（一）仪器设备

仪器设备主要包括微拉伸试验机及夹具、体视显微镜、游标卡尺、低速切割机、光固化灯、气枪。

（二）实验条件

实验条件详见第二章第五节"微拉伸测试"。

（三）样本制备

1. 试件制作

以牙本质为例，如图7-20所示，用低速切割机去除牙釉质层，使用体视显微镜检查牙本质表面，以确保没有残留的釉质且无牙髓暴露。需注意，因为牙本质对脱水特别敏感，暴露在空气中可能会影响其粘接性能，所以牙齿应始终保持湿润。牙本质表面使用400目碳化硅砂纸湿研磨至表面平整光滑。

牙本质表面的树脂粘接步骤根据制造商的说明进行，将树脂粘接剂涂布于牙本质表面，用气枪吹至均匀分布不再流动，采用光固化处理10s，然后在其上堆塑超过4mm厚的复合树脂层。微拉伸试件多制成形状规整的长方体小棒。其由三部分组成，分别是牙本质层、树脂水门汀层和复合树脂层。

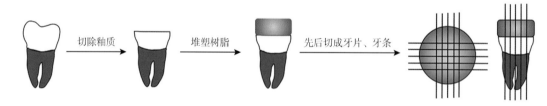

图7-20　试件制作简易流程

树脂堆塑完成后，先用低速切割机将牙本质–树脂块沿垂直向切成薄片，再切割成长条状小棒。使用低速切割机制作试件时需保证始终在流水状态下运转，避免高温产热对试件造成损伤，同时减小刀片的损耗。小棒的粘接面规格多为0.9mm×0.9mm或1.0mm×1.0mm。最终的试件长度至少8mm，两端的牙本质层和复合树脂层长度一致，中央为树脂水门汀（图7-21A）。试件完成后按照实验设计浸泡于储存液中，如37℃蒸馏水或人工唾液等。

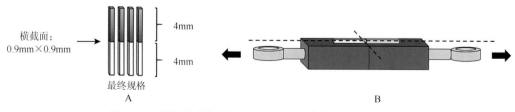

图7-21　微拉伸试件规格（A）和微拉伸装置（B）示意图

2. 试件测试

在进行实验前应再次检查试件，确保无缺损或残余釉质。

将试件末端用瞬干胶水粘固在试验机的夹具上，确保粘接面与夹具中线重合。以一定的实验速度施加应力，直到试件拉断（图7-21B）。用游标卡尺测量粘接界面实际面积，去除与预设面积差异过大的试件。拉伸强度以MPa表示，由断裂时施加的力（N）除以单个试件的实际粘接面积（mm²）得出。

微拉伸测试后，需及时使用体视显微镜观察断面，分析断裂模式。如果断面成分残留难以辨认，需进一步使用扫描电镜观察确定。

断裂模式一般可分为粘接界面（粘接）断裂模式、内聚断裂模式和混合断裂模式（同时存在界面断裂与内聚断裂）。

（四）参数设置

微拉伸试件的横截面尺寸通常设置为0.9mm×0.9mm或1.0mm×1.0mm；拉伸速度通常设定为0.75mm/min±0.30mm/min或50N/min±2N/min。

由于粘接面积较小、离体牙的牙本质性质各有差异，微拉伸试验获得的粘接强度值一般具有较大的变异系数（20%～50%）。若变异系数超过50%，建议对整个过程进行检查。

（五）典型实例分析

本实例的目的是采用微拉伸测试评价不同树脂水门汀与牙本质的初期（水储存24h）与耐久（水储存2年）粘接强度。实验中采用了3种类型的树脂水门汀，分别是酸蚀–冲洗型（Variolink N）、自酸蚀型（Multilink N）和自粘接型（Multilink Speed）。

如图7-22A显示，水储存24h后，自酸蚀型树脂水门汀的微拉伸粘接强度（μTBS）显著高于酸蚀–冲洗型及自粘接型树脂水门汀（$P < 0.01$）。而水储存2年后，酸蚀–冲洗型树脂水门汀的μTBS值与水老化处理前相比无显著性差异（$P > 0.05$），但自酸蚀型与自粘接型树脂水门汀的μTBS值均显著降低（$P < 0.05$）。

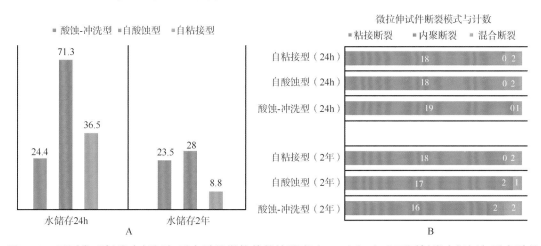

图7-22　不同类型树脂水门汀与牙本质的微拉伸粘接强度（MPa）（A）和不同树脂水门汀与牙本质的微拉伸断裂模式计数（B）

微拉伸试验除了记录粘接强度数据，也要观察每个试件的断裂模式并进行分类计数。如图7-22B所示，界面断裂是3种类型树脂水门汀的主要断裂模式，这提示μTBS值反映了界面的真实粘接强度。

（六）常见问题及注意事项

（1）采用牙本质/树脂水门汀/复合树脂的"三明治"试件时，要选择具有一定强度的复合树脂材料，并保证复合树脂新鲜制作，使其与树脂水门汀能够牢固结合，在微拉伸试验加载时，试件断裂尽可能发生在树脂水门汀与牙本质间的粘接界面，或者为树脂水门汀的内聚破坏，这样才能够准确判断水门汀与牙本质间的真实粘接强度。如图7-23所示，b型易被误认为混合断裂，其实断裂发生在复合树脂层，而c型易被误认为粘接断裂，其实断裂发生在树脂水门汀与复合树脂层的粘接界面。

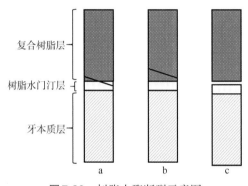

复合树脂层

树脂水门汀层

牙本质层

a   b   c

图7-23 树脂内聚断裂示意图

（2）粘接处理的操作敏感性较高，易影响实验结果，造成误差，因此粘接处理及试件制作时应尽可能地控制变量如粘接剂涂布时间、固化时间等，严格保持操作的一致性。

（3）由于牙的个体差异及微拉伸试件的规格局限，微拉伸试验结果中标准差的接受范围可适当放宽。同时，也可以通过规定离体牙捐赠人年龄范围及尽量使用靠近牙釉质的浅层牙本质来缩小差异。此外，也可以通过增加试件样本数来增加结果的真实性。若变异系数超过50%，建议对整个过程进行检查。

（4）微拉伸试件安装至夹持器时，应确保牙本质/复合树脂末端每个面都覆盖胶水，试件两端牢固粘在夹具上，以免由于安装不牢固影响实验。

（5）试件的粘接界面应与夹具中线重合，试件长轴与夹持器长轴保持一致。确保加载方向与粘接界面垂直，保证实验结果的准确性。

（6）微拉伸试验结果表格绘制时应包括明确的粘接强度平均值和标准差。数据是否具有显著性差异用字母标注表示。在进行数据分析时，不仅应比较不同处理条件的初期粘接强度，也应对不同储存时间的数据进行比较。在讨论部分应对所造成结果的原因进行分析，对与其他研究不一致之处加以说明。

二、微剪切测试

剪切试验可以测定材料在剪切力作用下的抗力性能，是检测材料机械性能的基本实验方法之一。对于机械性能不足的粘接体来说，常规剪切试验容易出现材料的内聚破坏，会干扰对界面真实粘接强度的判断。因此在这样的条件下，可以选择微剪切试验，同时微剪切试件体积小，可节约成本。

（一）材料与设备

材料与设备主要包括低速切割机、自动研磨机、万能试验机及夹持器和加载头、光固化灯、体视显微镜、打孔器、胶带（厚50μm）、待检测的树脂基粘接剂（如复合树脂水门汀、PMMA类树脂水门汀等）、粘接体（可以任意选择如牙齿、复合树脂材料、陶瓷、金属等）、储存液（如蒸馏水或人工唾液）、α-氰基丙烯酸乙酯瞬干胶水、外科缝线。

（二）实验条件

实验条件详见第二章第五节"微剪切测试"。

（三）样本制备

1. 试件制备

微剪切试验的试件多由三部分组成，分别为待检测树脂水门汀和两端与之粘接的材料。通常一端为复合树脂，另一端为粘接体。若检测试件不包含牙齿，每组至少准备10个试件。若检测试件包括牙齿，由于牙齿的差异性和粘接敏感性，根据ISO标准每组至少准备15个试件（ISO 29022：2013）。

根据万能试验机夹具的规格要求及不同的实验设计制作合适尺寸的试件，并按照制造商的说明进行粘接处理。试件制备主要包括一端陶瓷/离体牙/金属材料的制备和粘接面处理，以及另一端复合树脂柱的制备和与待测树脂水门汀的粘接处理。需注意的是，复合树脂柱的直径至少大于水门汀粘接面直径1mm，并且新鲜制作，以保证树脂水门汀与复合树脂粘接柱的粘接强度，避免对实验结果造成影响。可采用环状透明树脂作为模具，在其中充填复合树脂，脱模后获得复合树脂柱。粘接体需制成易于安装在万能试验机夹具上的规格，若采用离体牙安装至夹具，则需对离体牙做包埋或切割处理，制成规则的易于粘接的形状。用打孔器在厚度为50μm的胶带上打孔，将胶带粘于粘接体表面，可固定待测树脂水门汀的粘接面积。涂布树脂水门汀并将复合树脂柱压实后，光固化完成粘接处理，溢出的树脂水门汀需完全清理干净，使树脂水门汀与两端粘接材料紧密贴合。

试件完成后按照实验设计浸泡于储存液中，如37℃蒸馏水或人工唾液等。

2. 试件测试

利用α-氰基丙烯酸乙酯瞬干胶水将试件粘接在加载器具上，通过通用夹具安装至万能试验机上。

需采用特制的加载头，可用外科缝线（直径0.4～0.499mm）沿着试件表面圈住试件和加载头作为加载装置，尽量保证试件、缝线、加载头在一条直线上，以确保剪切力的实际加载方向与预期相一致（图7-24A）。

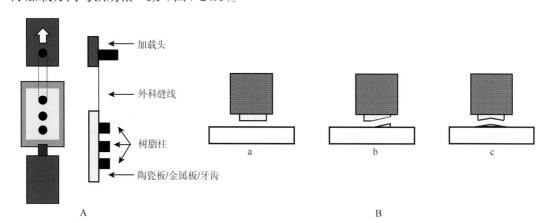

图7-24　微剪切试件测试图（A）和剪切试件断裂模式示意图（B）

a. 界面（粘接）断裂；b. 混合断裂（断裂包括界面及内聚断裂）；c. 水门汀内聚断裂（注：当测试粘接体强度高时，不易出现内聚断裂；当测试粘接体强度低时，则两者都可能出现内聚断裂）

按一定速度在粘接试件粘接界面处施加剪切力，加载直到试件断裂。记录断裂前的最大力（N）。计算公式：

$$\sigma=F/Ab$$

其中，σ 为应力，以MPa表示；F 为力，以N表示；Ab为粘接面积，以 mm^2 表示。

微剪切试验结束后，可用体视显微镜观察，进行断裂模式分类计数。

（四）参数设置

通常以1.0mm/min+0.5mm/min的剪切速度加载。

（五）典型实例分析

实例：不同类型树脂水门汀与牙科白榴石微晶玻璃陶瓷的剪切粘接强度。

本实例对含填料的双重固化型复合树脂水门汀（Variolink Ⅱ，VL Ⅱ）和不含填料的化学固化型PMMA类树脂粘固剂（Super Bond C&B，SB）与白榴石微晶玻璃陶瓷间的剪切粘接强度进行检测，采用30 000次冷热循环作为老化条件。

剪切试验结果表格绘制时应包括明确的粘接强度平均值和标准差。数据是否具有显著性差异用字母标注表示。粘接强度及断裂模式计数见表7-11和表7-12。

表7-11　不同树脂水门汀与白榴石微晶玻璃陶瓷的剪切粘接强度（平均值±标准差）（单位：MPa）

冷热循环次数（TC）	树脂水门汀类型	
	VL Ⅱ	SB
0	33.6±4.7	27.5±2.9
30 000	20.3±2.5	20.4±3.0

表7-12　不同树脂水门汀与白榴石微晶玻璃陶瓷的断裂模式计数

树脂水门汀	冷热循环次数（TC）	断裂模式计数		
		A	B	C
VL Ⅱ	0	10	0	0
	30 000	10	0	0
SB	0	4	6	0
	30 000	2	4	4

注：A.陶瓷/界面/树脂混合断裂；B.界面/树脂混合断裂；C.完全粘接界面断裂。

结果显示冷热循环前，VL Ⅱ组的粘接强度明显高于SB组，同时VL Ⅱ组的断裂模式主要表现为A型，而SB组主要表现为A型和B型，但冷热循环后，随着粘接界面的老化，VL Ⅱ组和SB组的粘接强度均出现显著降低，VL Ⅱ组的断裂模式无变化，但SB组表现为A、B型减少，C型增加。

（六）常见问题及注意事项

（1）对于研究粘接耐久性的实验，老化条件应尽量充分，否则不能反映实验结果的准确性。

（2）作为试件辅助粘接端的复合树脂柱直径要尽量大于粘接面直径1mm，且要确保新鲜制作，使其与树脂水门汀能够牢固结合，以避免在复合树脂与水门汀之间试件断裂，影响其与牙本质间粘接强度的准确判读。

（3）当粘接体与粘固剂容易出现内聚破坏时，对界面真实粘接强度的判读需要结合断裂模式的计数。

三、薄片推出实验

推出实验被推荐用于评价桩核材料在根管内与牙本质的粘接，其断裂与牙本质粘接界面近乎平行，真实地模拟了剪切，且推出实验测得的数值并不等同于粘接强度值，而是包含摩擦力、机械锁结力及化学粘接力等各项力值的总和，更贴近实际情况。

传统的推出实验因采用整个纤维桩或者较厚的牙根切片进行测定，界面应力分布不均匀，测定的固位强度值相对较低。薄片推出实验改良了传统的推出强度测定方法，通过减小试件厚度获得更均匀的应力分布。

薄片推出实验的优点：测得的数值更接近临床实际情况，简化粘接区域面积的计算；一个样本可以获得多个试件，节约样本量，同时还可以比较根管内不同深度的桩固位强度；避免试件制作过程造成的破坏，降低失败率，且夹具通用性强；可控制数据结果离散性太大等问题，降低压力分布变化所致的敏感性，所得数据为正态分布，变异在可接受的范围内。

（一）材料与设备

材料与设备主要包括高速涡轮牙科手机、低速马达、低速切割机、体视显微镜、万能试验机、恒温箱/水浴锅、电子卡尺、新鲜拔除的无龋的人单根管前牙（拔除1个月以内，储存于4℃的0.5%氯胺-T溶液中）。离体牙的纳入标准：锥形束CT（CBCT）显示为单根管，根长不小于13mm，根尖孔发育完全，直根管或者轻度弯曲根管。

桩道预备及粘接步骤准备：金刚砂车针、P钻、玻璃离子水门汀、待测纤维桩（配套钻）或待测粘接系统、吸潮纸尖、75%乙醇溶液、粘接剂、光固化灯。

（二）实验条件

实验条件详见第二章第二节"粗糙度测量"。

（三）样本制备

1. **离体牙的根管治疗及桩道预备**

所有实验操作均由同一熟练操作者完成。处理选择符合以上标准的离体牙，用蒸馏水冲洗干净，在釉牙骨质界冠方2mm处用低速切割机在持续水流冲洗冷却下垂直于牙长轴截冠，暴露根管口。常规根管治疗充填完善后，用玻璃离子暂封根管口，将所有样本置于生理盐水中37℃恒温储存。1周后，用高速涡轮牙科手机去除根管口暂封的玻璃离子，然后按照待测纤维桩预备要求，应用纤维桩配套钻逐级进行桩道预备，保留4mm的根尖封闭区。将桩道预备后的样本按照实验设计的不同桩道预处理方式处理。所有样本处理完成后再用蒸馏水冲洗根管内壁，最后用吸潮纸尖吸干备用。

2. **纤维桩的粘接**

用75%乙醇溶液清洁备用样本的桩道及纤维桩表面，吹干待用。按照说明书提示，将纤维桩插入桩道内，检查是否适合。按照实验设计的不同，严格按照操作手册的步骤进行粘接。使用输送头将粘接剂均匀导入桩腔内，将纤维桩边旋转边插入桩道内，避免产生气泡。用合适的压力将桩就位固定，用棉捻除去多余的粘接剂，最后用光固化灯照射，具体操作应依据使用的粘接产品说明做相应调整。

3. **薄片试件的制备**

样本储存于37℃蒸馏水中24h后，在牙根距根尖10mm处做标记点，将牙根固定于低速切割机的载物台上，从标记点的位置开始，在持续水流冷却下，用切割机沿垂直于牙根长轴的方向，分别向冠方和根方各切3片厚1mm的薄片，通过调整切割机的刻度旋钮控制薄片的厚度，精确到0.01mm。每个牙根切取6片，按照每片在牙根中的位置从冠方向根方分别标记为S1～S6（图7-25A）。

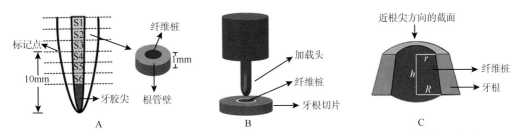

图7-25　薄片试件的切割（A）、薄片推出实验示意图（B）及粘接面积计算方法（C）

粘接试件制备完成后储存和人工老化，具体老化方法详见第四章第七节。

4. 薄片推出测试及数据分析

将试件固定于万能试验机的推出平台上，根据纤维柱直径的不同选用不同大小的加载头，调整加载头的位置，使其仅接触纤维桩，并尽可能保持最大接触面积。以0.5mm/min的速度进行加载，直至将纤维桩推出，记录断裂时的最大破坏载荷数值（F），见图7-25。用电子卡尺测量试件的厚度（h）、纤维桩冠向和根向的半径（R和r），见图7-25C。运用公式 $S = \pi(R+r)\sqrt{(R-r)^2+h^2}$ 计算纤维桩与牙本质间的粘接面积S（mm^2）。根据$P=F/S$计算粘接强度（P）。

每个实验组的推出实验粘接强度值计算汇总后采用统计软件进行统计分析，计算平均值和标准差，分析各组间的差异。

5. 断裂模式分析

将推出实验后的试件在体视显微镜或扫描电镜下对断裂面形态进行观察，对断裂模式进行观察并记录结果。主要断裂方式包括以下几种：①纤维桩与粘接材料间的破坏；②根管壁与粘接材料间的破坏；③混合断裂，包括上述2种断裂方式，即纤维桩表面和根管壁表面都存在粘接材料。

（四）常见问题及注意事项

（1）由于薄片推出试件制作简单，粘接面积大，因此出现无效断裂的次数较少，且无试件制作预失败。

（2）无论是树脂粘接剂还是玻璃离子粘接剂，均需要一定的时间才能达到最大的聚合程度和粘接能力，所以在材料固化后24h测定的结果比较准确。

（3）未固化的根管糊剂在粘接过程中可能从根尖向冠部移动，其残留物可能会污染桩道壁并干扰粘接剂的固化，影响粘接强度。

（4）选择合适尺寸的加载头，使其仅与纤维桩接触，而不会对周围的根管壁施加压力，注意确保加载头尖端和桩之间的接触面尽可能大。

（5）加载力的方向应尽量与粘接界面平行，且加载点应尽量靠近界面中心。

（6）加载力应施加在根切片的根尖侧，并沿根尖向冠方施力，以将桩推向牙根切片截面积较大的部分，避免根管锥度对桩运动造成限制。

（孟翔峰　吴雨旻）

第五节 聚合度实验

树脂基和树脂基粘接材料的聚合度评价通常使用FTIR测量和按照特定公式计算。树脂基粘接剂是临床上常用的粘接材料，而树脂基材料的聚合度与其理化性能密切相关。当树脂粘接剂聚合不足时，不仅硬度等机械性能下降，其吸水性也增加，进而导致微渗漏，最终导致粘接失败。

（一）仪器设备

仪器设备主要包括傅里叶变换红外光谱仪、光固化灯、低速切割机、液压机、压片机。

（二）实验条件

实验条件详见第二章第二节"傅里叶变换红外光谱分析"。

（三）样本制备

1. 固化前树脂试件制备

取少量树脂糊剂或液体涂于KBr盐片表面，使其呈薄膜状即可。

2. 固化后树脂试件制备

（1）压片制样法：首先，使用低速切割机将直径为6mm的玻璃试管切割为厚度1mm的模具，然后制备固化后树脂粘接剂试件，试件两端均覆盖厚0.1mm的聚酯薄膜及盖玻片以隔绝氧气。然后两端各使用LED光固化灯（光强800mW/cm^2）固化20s，小心取出试件，超声冲洗5min，去除表面污染物。然后将试件在无菌水中保存24h，使用前吹干。将固化试件用液压机压碎，在研钵中研磨成细粉状。取2mg树脂粉末与70mg KBr粉混合均匀。用压片机将混合物压成薄片状，将该薄片置于光谱仪中检测。

（2）薄膜制样法：取少量树脂糊剂或液体置于两KBr盐片之间，在盐片上施加适当压力使树脂呈薄膜状，透过盐片对树脂光照60s使其固化。两盐片表面涂以甘油阻氧。将其置于37℃±1℃空气中避光储存24h后置于光谱仪中检测。

3. FTIR的检测

将未固化的树脂溶液和固化后的树脂片分别置于傅里叶变换红外光谱仪中央，以衰减全反射模式对其表面进行扫描，分辨率4cm^{-1}，扫描次数32次，获得500～4000cm^{-1}的透过率谱图。

4. 树脂聚合度计算

（1）以芳香族C＝C为内标计算：采用标准基线技术在记录到的红外吸收光谱上测量波数1639cm^{-1}处脂肪族C＝C吸收峰的强度和波数1609cm^{-1}处芳香族C＝C参照峰的强度。

1609cm⁻¹处C=C参照峰来源于树脂单体分子中的芳香环，其强度在聚合过程中保持不变，可作为内标，芳香族C=C峰代表其强度。残留即未反应的C=C的百分比为固化前后脂肪族与芳香族C=C吸收峰面积或峰值的比值。用100%减去未反应的C=C百分比即可得到C=C双键的转化率，即树脂聚合度（DC）。通常脂肪族C=C的吸收峰位于1639cm⁻¹，芳香族C=C的吸收峰位于1609cm⁻¹。使用以下公式计算树脂聚合度（A为吸收峰面积或峰值）：

$$DC(\%) = \left\{ 1 - \frac{(A_{1639}/A_{1609})_{聚合}}{(A_{1639}/A_{1609})_{未聚合}} \right\} \times 100\%$$

（2）以羰基C=O为内标计算：由于试件聚合前后羰基（C=O）不会发生变化，因此将1722cm⁻¹处的吸收峰（C=O）作为内标，通过聚合前后碳碳双键（C=C）的吸收峰值计算光固化复合树脂的聚合度（DC）。使用OMNIC 8.2软件分析处理数据。DC计算公式如下：

$$DC(\%) = \left\{ 1 - \frac{(A_{C=C}/A_{C=O})_{聚合}}{(A_{C=C}/A_{C=O})_{未聚合}} \right\} \times 100\%$$

其中，$A_{C=C}$代表脂肪族C=C在1600cm⁻¹处的吸收峰面积，$A_{C=O}$代表C=O在1722cm⁻¹处的吸收峰面积。

（四）参数设置

扫描范围：500～4000cm⁻¹；分辨率：4cm⁻¹；扫描次数：32次。

（五）典型实例分析

实验目的：以树脂基软衬材料为例，使用羰基为内标测定DC。

实验方法：采用傅里叶变换红外光谱仪对聚合前后的试件进行衰减全反射扫描，以评估聚合度。扫描32次，以4cm⁻¹的分辨率在中红外区域（4000～500cm⁻¹）扫描获得红外吸收光谱。分析聚合前后各组试件（$n=3$）的光谱。由于聚合前后羰基不会发生变化，因此以1722cm⁻¹处的峰（羰基）为内标，通过聚合前后碳碳双键的吸收峰计算丙烯酸类软衬的聚合度（DC）。使用OMNIC 8.2软件分析数据。DC使用以下公式计算：

$$DC(\%) = \left\{ 1 - \frac{(A_{C=C}/A_{C=O})_{聚合}}{(A_{C=C}/A_{C=O})_{未聚合}} \right\} \times 100\%$$

其中，$A_{C=C}$是在1600cm⁻¹处的脂肪族碳碳双键的吸收峰（C=C），而$A_{C=O}$是在1722cm⁻¹处的羰基的吸收峰（C=O）。

通过单因素方差分析和Newman-Keuls检验进行两两比较，以$\alpha=0.05$分析数据。

试件在聚合前后的傅里叶转换红外光谱如图7-26所示。与未聚合的试件相比，聚合后的试件在1600cm⁻¹处的吸收峰明显降低，表明在聚合过程中，脂肪族的碳碳双键发生了断裂。但是在1722cm⁻¹处，羰基的吸收峰没有发生显著变化，这也证明了选择羰基作为内标是正确的。此外，2962cm⁻¹处的峰是丙烯酸树脂单体中亚甲基的伸缩振动峰。

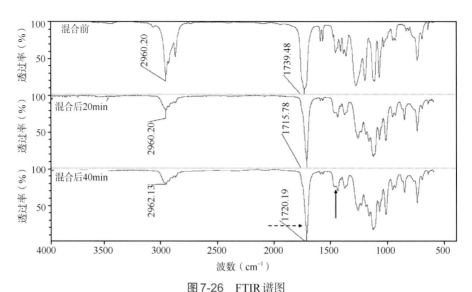

图7-26　FTIR谱图

实线箭头所指为碳碳双键，虚线箭头为羰基

（六）常见问题及解析

制件方法对聚合度的影响：在压片制样法中，试件压研的过程产生热量使部分C＝C消失，所以对于光固化或双重固化树脂粘接剂，使用压片制样法测得的聚合度要高于薄膜制样法。

（孟翔峰）

参 考 文 献

郭沁林，2007. X射线光电子能谱. 物理，36（5）：405-410.

黄继武，李周，2012. 多晶材料X射线衍射：实验原理、方法与应用. 北京：冶金工业出版社.

李树棠，1990. 晶体X射线衍射学基础. 北京：冶金工业出版社.

刘韬，2019. 傅里叶红外光谱仪性能检测及评价技术研究. 天津：天津大学.

孙皎，赵信义，2016. 口腔生物材料学. 第2版. 北京：人民卫生出版社.

王军，1995. 牙用复合树脂聚合的傅里叶变换红外光谱研究. 西安：第四军医大学.

徐祖耀，黄本立，鄢国强，2006. 中国材料工程大典. 第26卷：材料表征与检测技术. 北京：化学工业出版社.

杨路，陈冰卓，陈晨，等，2019. 一种自粘接树脂水门汀与氧化锆陶瓷粘接的耐久性评价. 口腔医学，39（5）：390-394.

Agha A，Parker S，Patel M，2020. Polymerization shrinkage kinetics and degree of conversion of commercial and experimental resin modified glass ionomer luting cements（RMGICs）. Dent Mater，36（7）：893-904.

Aldhafyan M，Silikas N，Watts DC，2021. Influence of curing modes on thermal stability，hardness development and network integrity of dual-cure resin cements. Dent Mater，37（12）：1854-1864.

Alshabib A，Silikas N，Watts DC，et al，2019. Hardness and fracture toughness of resin-composite materials with and without fibers. Dent Mater，35（8）：1194-1203.

Alshali RZ，Salim NA，Satterthwaite JD，et al，2015. Long-term sorption and solubility of bulk-fill and conventional resin-composites in water and artificial saliva. J Dent，43（12）：1511-1518.

Assunção WG，Gomes EA，Barão VAR，et al，2010. Effect of storage in artificial saliva and thermal cycling on knoop hardness of resin denture teeth. J Prosthodont Res，54（3）：123-127.

Aydınoğlu A，Yoruç ABH，2017. Effects of silane-modified fillers on properties of dental composite resin. Mater Sci Eng C Mater Biol Appl，79：382-389.

Babaei B，Shouha P，Birman V，et al，2022. The effect of dental restoration geometry and material properties on biomechanical behaviour of a treated molar tooth：a 3D finite element analysis. J Mech Behav Biomed Mate，125：104892.

Bayindir F，Koseoglu M，2020. The effect of restoration thickness and resin cement shade on the color and translucency of a high-translucency monolithic zirconia. J Prosthet Dent，123（1）：149-154.

Bilgili D，Dündar A，Barutçugil Ç，et al，2020. Surface properties and bacterial adhesion of bulk-fill composite resins. J Dent，95：103317.

Candan M，Ünal M，2021. The effect of various asthma medications on surface roughness of pediatric dental restorative materials：an atomic force microscopy and scanning electron microscopy study. Microsc Res Tech，84（2）：271-283.

Chang YH，Wang HW，Lin PH，et al，2018. Evaluation of early resin luting cement damage induced by voids around a circular fiber post in a root canal treated premolar by integrating micro-CT，finite element analysis and fatigue testing. Dent Mater，34（7）：1082-1088.

Chen BZ，Yan Y，Xie HF，et al，2020. Effects of tribochemical silica coating and alumina-particle air abrasion on 3Y-TZP and 5Y-TZP：evaluation of surface hardness，roughness，bonding，and phase transformation. J Adhes Dent，22（4）：373-382.

Chen C，Chen Y，Lu Z，et al，2017. The effects of water on degradation of the zirconia-resin bond. J Dent，64：23-29.

Dai SQ，Chen C，Tang M，et al，2019. Choice of resin cement shades for a high-translucency zirconia product to mask dark，discolored or metal substrates. J Adv Prosthodont，11（5）：286-296.

Dal Piva AMO，Tribst JPM，Saavedra GSFA，et al，2019. Short communication：influence of retainer configuration and loading direction on the stress distribution of lithium disilicate resin-bonded fixed dental prostheses：3D finite element analysis. J Mech Behav Biomed Mater，100：103389.

De Kok P，Kanters GF，Kleverlaan CJ，2022. Fatigue resistance of composite resins and glass-ceramics on dentin and enamel. J Prosthet Dent，127（4）：593-598.

De Melo RM，Bottino MA，Galvão RKH，et al，2012. Bond strengths，degree of conversion of the cement and molecular structure of the adhesive-dentine joint in fibre post restorations. J Dent，40（4）：286-294.

Deng J，Ren LY，Pan YH，et al，2021. Antifungal property of acrylic denture soft liner containing silver nanoparticles synthesized *in situ*. J Dent，106（1）：103589.

Deviot M，Lachaise I，Högg C，et al，2018. Bisphenol a release from an orthodontic resin composite：a GC/MS and LC/MS study. Dent Mater，34（2）：341-354.

Einhorn M，DuVall N，Wajdowicz M，et al，2019. Preparation ferrule design effect on endocrown failure resistance. J Prosthodont，28（1）：e237-e242.

Gallo M，Abouelleil H，Chenal JM，et al，2019. Polymerization shrinkage of resin-based composites for dental restorations：a digital volume correlation study. Dent Mater，35（11）：1654-1664.

Gibreel M，Perea-Lowery L，Vallittu PK，et al，2021. Characterization of occlusal splint materials：CAD-CAM versus conventional resins. J Mech Behav Biomed Mater，124：104813.

Goracci C，Grandini S，Bossù M，et al，2007. Laboratory assessment of the retentive potential of adhesive posts: a review. J Dent, 35(11): 827-835.

Guilardi LF, Pereira GKR, Giordani JC, et al, 2019. Effect of zirconia surface treatment, resin cement and aging on the load-bearing capacity under fatigue of thin simplified full-contour Y-TZP restorations. J Mech Behav Biomed Mater, 97: 21-29.

Hong GY, Yang JX, Jin X, et al, 2020. Mechanical properties of nanohybrid resin composites containing various mass fractions of modified zirconia particles. Int J Nanomedicine, 15: 9891-9907.

Hope E, Reed DR, Moilanen LH, 2016. Potential confounders of bisphenol—a analysis in dental materials. Dent Mater, 32(8): 961-967.

Hsu P, Ramos Jr V, Sadr A, 2021. Microcomputed tomography evaluation of cement shrinkage under zirconia versus lithium disilicate veneers. J Prosthet Dent, 125(2): 307-315.

Janda R, Roulet JF, Wulf M, et al, 2002. Resin/resin bonding: a new adhesive technology. J Adhes Dent, 4(4): 299-308.

Karatas O, Gul P, Gündoğdu M, et al, 2020. An evaluation of surface roughness after staining of different composite resins using atomic force microscopy and a profilometer. Microsc Res Tech, 83(10): 1251-1259.

Kloukos D, Sifakakis I, Voutsa D, et al, 2015. BPA qualtitative and quantitative assessment associated with orthodontic bonding *in vivo*. Dent Mater, 31(8): 887-894.

Kusuma Yulianto HD, Rinastiti M, Cune MS, et al, 2019. Biofilm composition and composite degradation during intra-oral wear. Dent Mater, 35(5): 740-750.

Lopes GRS, Ramos NC, Grangeiro MTV, et al, 2021. Adhesion between zirconia and resin cement: a critical evaluation of testing methodologies. J Mech Behav Biomed Mater, 120: 104547.

Meng XF, Yoshida K, Gu N, 2010. Chemical adhesion rather than mechanical retention enhances resin bond durability of a dental glass-ceramic with leucite crystallites. Biomed Mater, 5(4): 044101.

Moudler JF, Stickle WF, Sobol PE, et al, 1992. Handbook of X-ray photoelectron spectroscopy. Eden Prairie: Perkin-Elmer.

Otani A, Amaral M, May LG, et al, 2015. A critical evaluation of bond strength tests for the assessment of bonding to Y-TZP. Dent Mater, 31(6): 648-656.

Passos SP, Kimpara ET, Bottino MA, et al, 2013. Effect of ceramic shade on the degree of conversion of a dual-cure resin cement analyzed by ftir. Dent Mater, 29(3): 317-323.

Rueggeberg FA, Craig RG, 1988. Correlation of parameters used to estimate monomer conversion in a light-cured composite. J Dent Res, 67(6): 932-937.

Salgado VE, Rego GF, Schneider LF, et al, 2018. Does translucency influence cure efficiency and color stability of resin-based composites? Dent Mater, 34(7): 957-966.

Silva J, Engler MLPD, Lima RBB, et al, 2021. Color stability of a resin nanoceramic after surface treatments, adhesive cementation, and thermal aging. J Prosthet Dent, 127(3): 498.e1-498.e8.

Sirisha K, Rambabu T, Ravishankar YR, et al, 2014. Validity of bond strength tests:a critical review:part II. J Conserv Dent, 17(5): 420-426.

Sirisha K, Rambabu T, Shankar YR, et al, 2014. Validity of bond strength tests: a critical review: part I. J Conserv Dent, 17(4): 305-311.

Sismanoglu S, Yildirim-Bilmez Z, Erten-Taysi A, et al, 2020. Influence of different surface treatments and universal adhesives on the repair of CAD-CAM composite resins: an *in vitro* study. J Prosthet Dent, 124(2): 238.e1-238.e9.

Spencer P, Wang Y, Walker MP, et al, 2000. Interfacial chemistry of the dentin/adhesive bond. J Dent Res, 79(7): 1458-1463.

Sudsangiam S，van Noort R，1999. Do dentin bond strength tests serve a useful purpose? J Adhes Dent，1（1）：57-67.

Sun J，Lin-Gibson S，2008. X-ray microcomputed tomography for measuring polymerization shrinkage of polymeric dental composites. Dent Mater，24（2）：228-234.

Sun R，Suansuwan N，Kilpatrick N，et al，2000. Characterisation of tribochemically assisted bonding of composite resin to porcelain and metal，J Dent，28（6）：441-445.

Van Ende A，Van de Casteele E，Depypere M，et al，2015. 3D volumetric displacement and strain analysis of composite polymerization. Dent Mater，31（4）：453-461.

Wu XY，Xie HY，Meng HL，et al，2019. Effect of tribochemical silica coating or multipurpose products on bonding performance of a CAD/CAM resin-based material，J Mech Behav Biomed Mater，90（2）：417-425.

Yang JX，Liao MY，Hong GY，et al，2020. Effect of APTES- or MPTS-conditioned nanozirconia fillers on mechanical properties of Bis-GMA-based resin composites. ACS Omega，5（50）：32540-32550.

Yang L，Chen BZ，Xie HF，et al，2018. Durability of resin bonding to zirconia using products containing 10-methacryloyloxydecyl dihydrogen phosphate. J Adhes Dent，20（4）：279-287.

Yu P，Yap A，Wang XY，2017. Degree of conversion and polymerization shrinkage of bulk-fill resin-based composites. Oper Dent，42（1）：82-89.

Zhang Y，Wang Y，2012. Distinct photopolymerization efficacy on dentin of self-etch adhesives. J Dent Res，91（8）：795-799.

第八章

牙本质粘接系统的测试和分析

第一节 概 述

一、牙本质粘接系统的发展

自从1955年Buonocore将酸蚀技术应用于牙科粘接以来，粘接技术得到了迅猛发展。随着物质生活的不断丰富，人们对美孜孜以求，美学修复的社会需求日益扩大。粘接是美学修复的基础，材料的迅猛发展不断推动着牙科粘接技术的进步。目前，牙科粘接的即刻强度基本令人满意，然而粘接耐久性仍显不足。修复体长期使用后会出现边缘渗漏、继发龋和松动脱落。尤其当粘接面集中于牙本质而非牙釉质时，粘接界面的稳定性面临着更大挑战。近60年来，研究者为了改善牙本质粘接耐久性进行了不懈努力，牙本质粘接系统也从第一代发展到了第八代（图8-1）。

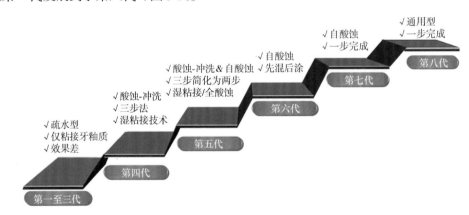

图8-1 牙本质粘接系统的迭代

二、每代产品的代表性特征

（一）第一、二代粘接剂

第一代粘接剂的主要成分是双酚A二甲基丙烯酸缩水甘油酯（Bis-GMA），第二代粘接剂在此基础上加入了稀释树脂单体HEMA。前两代粘接剂通常含有双功能基团的活性树脂单体，即亲水基团和疏水基团。前者可以和牙本质的氨基、羧基、羟基和钙离子等结合；后者可以和充填树脂产生共价结合。这种化学性结合并不是很稳定，在潮湿环境中容易降解，导致其粘接强度很差。

（二）第三代粘接剂

第三代粘接剂通常提供一种磷酸酯底胶，可用来脱矿牙本质玷污层，从而利于微机械固位的形成。另外，第三代粘接剂增加了 4-META、BPDM 等亲水性的树脂单体，也在一定程度上改善了粘接剂对牙本质的渗透性。不过，第三代粘接剂的渗入深度仍比较有限，通常局限于玷污层而非牙本质层，这就使得玷污层成为粘接薄弱层，首先发生内聚破坏，从而影响粘接强度。

由于前三代粘接剂的粘接性能不能满足临床需求，现已基本退出市场。

（三）第四代粘接剂

20 世纪 80 年代，第四代粘接剂被开发。这是最传统的酸蚀－冲洗粘接系统（以前称为全酸蚀粘接系统），主要由酸蚀剂、底胶和粘接树脂组成，采用多瓶多步骤操作方法。酸蚀剂通常为 37% 磷酸溶液或 EDTA；亲水性底胶中含 NTG-GMA、BPDM 和二甲基丙烯酸三甘醇酯（TEGDMA）等成分，以丙酮或水为载体；粘接树脂含 HEMA 或聚氨酯二甲基丙烯酸酯（UDMA）等树脂基质。第四代粘接剂的粘接强度尚可，不过由于其操作步骤烦琐，技术敏感性高，目前临床使用率较低。值得注意的是，酸蚀－冲洗理论和湿粘接理论是第四代粘接剂的核心设计理念。

（四）第五代粘接剂

20 世纪 90 年代，第五代粘接剂被开发。第五代粘接剂主要由两种类型。第一类仍然沿用酸蚀－冲洗的设计理念，不过在单独的酸蚀步骤之后，将底胶和粘接树脂放到一个瓶中，形成所谓的"单瓶"粘接剂。第二类则使用了自酸蚀的设计理念，将酸蚀剂和底胶放到一个瓶（A）中，粘接剂单独放在一个瓶（B）中。这种情况下 A 瓶处理玷污层后无须冲洗，牙本质的脱矿程度也较浅，更容易实现后续粘接树脂单体的充分渗透，也能在一定程度上减少纳米渗漏的发生。

（五）第六代粘接剂

2000 年，第六代粘接剂被开发。第六代粘接剂的最大特点是将酸蚀剂、底胶和粘接单体混到一瓶中，使用时只需在牙本质表面涂抹一次，因此又被称作单瓶粘接剂（all-in-one）或一步法粘接剂（one-step）。第六代粘接剂虽然只有单瓶包装，但瓶内成分仍多为双组分，使用前需要充分搅拌或混合，才能达到比较理想的粘接效果。

（六）第七代粘接剂

第七代粘接剂在包装上与第六代非常类似，属于一步法自酸蚀粘接系统，通常也是一瓶装，瓶中包含酸蚀剂、底胶和粘接单体。区别在于，第七代粘接剂使用前无须提前混合各组分，技术敏感性更低，使用更方便，目前临床上经常可以看到此类粘接剂。

（七）第八代粘接剂

近年来，出现了第八代粘接剂，即通用型粘接剂。通用型粘接剂实际上也属于一步法自酸蚀粘接系统，也是将酸蚀剂、底胶和粘接单体溶于一瓶。不过，它在第七代的基础上又有新的特点。首先，在经典组分不断优化的基础上增加了硅烷偶联剂、10-MDP等功能性单体，提高了化学键对粘接界面稳定性的贡献，也进一步扩大了其适用范围，如玻璃陶瓷、氧化锆、金属等其他修复材料；其次，使用理念更加开放，既可以作为一步法自酸蚀粘接剂直接使用，也可以借助额外的酸蚀步骤，形成酸蚀－冲洗的粘接策略，还可以针对复杂的牙齿表面采用选择性酸蚀模式（只酸蚀牙釉质，不酸蚀牙本质）。

三、三种基于酸蚀的粘接理论

（一）酸蚀－冲洗粘接理论

1979年，Fusayama提出了酸蚀－冲洗理论，即首先用酸蚀剂酸蚀牙齿表面，彻底冲洗后完全去除玷污层，让牙本质胶原充分脱矿并暴露，从而形成一层厚度为3～5μm的脱矿牙本质层；然后涂布底胶改善这一层的润湿性，以利于后续的粘接单体渗入裸露牙本质胶原间隙，形成彼此缠绕交错的混合层，这种微机械锁结构成为酸蚀－冲洗粘接理论的基石。其中，第四代粘接剂就是经典的酸蚀－冲洗粘接系统。

（二）自酸蚀粘接理论

自酸蚀粘接理论与酸蚀－冲洗理论最大的区别在于，自酸蚀将酸蚀和底胶合二为一，无须单独的酸蚀处理。自酸蚀粘接剂作用于牙本质表面后，首先引起玷污层的脱矿，脱矿的玷污层在这个过程中被改造为粘接单体渗入的"前沿阵地"，随着脱矿程度的不断加深，残余玷污层与底胶和粘接单体相互缠绕，形成了从粘接剂表面到牙本质深层的均匀过渡，保证了粘接界面的稳定性。同时，粘接界面形成的玷污层有效封闭了牙本质小管，也能够在一定程度上预防术后牙本质敏感症的发生。

第六、七代粘接剂为经典的自酸蚀粘接系统。自酸蚀粘接剂可以根据不同pH分为4种类型：①强酸型，pH≤1.0；②中酸型，pH为1.0～2.0；③温和型，pH≈2.0；④超温和型，pH＞2.5。pH不同，自酸蚀粘接剂的稳定性会有所差别，最终的粘接强度也不同。例如，虽然较强的酸性表现出更高的粘接强度，但纳米渗漏也相应增加。

（三）通用型粘接理论

根据是否需要单独的酸蚀处理，传统粘接剂可以分为酸蚀－冲洗和自酸蚀两种类型。不过，近年出现的通用型粘接剂跳出了这种传统分类。根据目前粘接学界的建议，通用型粘接剂应具有以下特点：无须混合的一步法单瓶装粘接剂；可以作为自酸蚀粘接剂直接使用，也可以搭配额外的酸蚀剂作为酸蚀－冲洗粘接剂使用；可以采用只酸蚀牙釉质、不酸蚀牙本质的选择性酸蚀模式；可以用于树脂充填直接修复，也可以用于金属、玻璃陶瓷和氧化锆等间接修复体的粘接固位。

第八代粘接剂是通用型粘接剂的典型代表，其材料组分的优化和粘接理念的革新为牙本质粘接界面的稳固性带来了新希望，其操作简单、功能多样的特点也受到了牙医的广泛欢迎。不过，需要开展更多的临床研究验证其长期效果，也需要更新颖的思维为牙科粘接打开新局面。

（杨宏业）

第二节　化 学 表 征

一、液体核磁共振分析

液体核磁共振常用于有机化学、生物化学、材料化学等方面的结构分析和性能研究，可提供常规一维谱（^{1}H、^{13}C、DEPT）和二维谱（COSY、HMBC、HSQC等）的测试。在牙本质粘接系统实验中，常使用^{1}H-NMR对合成的化合物进行表征。

从核磁共振氢谱上可以获得三方面的信息，即化学位移、耦合裂分和积分线。化学位移（δ）在扫场时可用磁感应强度的改变表示，在扫频时可用频率的改变表示。化学位移是由核外电子云密度决定的，因此影响电子云密度的各种因素都会影响化学位移。其中包括与质子相邻近元素或基团的电负性、磁各向异性效应、范德瓦耳斯效应及氢键等。积分线是指对各组共振峰的面积加以积分，可以得到的从左到右呈阶梯形的曲线，积分线的高度代表了积分值的大小，也就是峰面积的大小。由于谱图上共振峰的面积是和质子的数目成正比的，因此只要将峰面积（积分值）加以比较，就能确定各组质子的数目。

（一）材料与设备

材料与设备主要包括液体核磁共振波谱仪、移液器、注射器（1ml）、待测化合物、有机溶剂（丙酮、氘代氯仿等）。

（二）实验条件

实验条件同第二章第三节"固体核磁共振分析"。

（三）样本制备

用移液器吸取50μl待测化合物溶液至500μl有机溶剂（丙酮、氘代氯仿等）中，混合均匀。使用1ml注射器将550μl液体转移至核磁管中，确保没有气泡，放于液体核磁共振波谱仪中进行检测。

（四）参数设置

内标：四甲基硅烷（TMS）；频率：400MHz；累积次数：1000次；时间：15s。

（五）典型实例分析

根据化学位移，可对不同质子的特征峰进行定性分析，如$\delta=2.1$处的单峰一般属于—CH₃的质子峰；=CH₂中的Ha和Hb在$\delta=4\sim5$处，其中Ha应在$\delta=4.43$处，Hb应在$\delta=4.74$处，而Hc因受吸电子基团—COO的影响，显著移向低场，其质子峰组在δ为$7.0\sim7.4$处。从裂分情况来看，以=CH₂为例，由于Ha和Hb并不完全化学等性（或磁全同），互相之间有一定的裂分作用，因而Ha、Hb和Hc均是两个二重峰。而积分线高度一般用于比较待测化合物中不同质子的数量。

对新合成粘接剂中10-MDP单体的结构进行表征。

用移液器吸取50μl 10-MDP单体溶液至500μl丙酮中，混合均匀。用1ml注射器将550μl液体转移至核磁管中，确保没有气泡，放于液体核磁共振波谱仪中进行检测。内标：TMS；频率：400MHz；累积次数：1000次；时间：15s。

图8-2a、b、c分别对应10-MDP的可聚合基团、疏水基团及具有丙酮峰的可聚合基团和疏水基团，峰型均与10-MDP的化学结构相匹配。

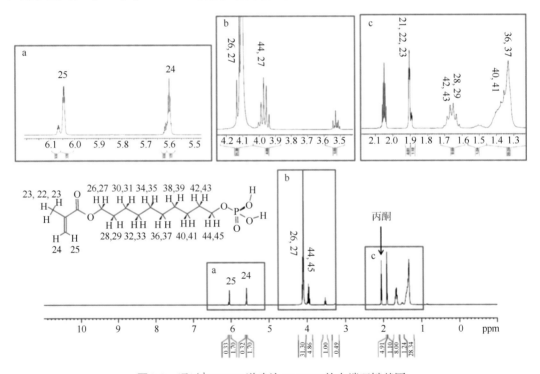

图8-2 通过¹H NMR谱确认10-MDP的末端双键基团

二、质谱分析

（一）气相色谱–质谱联用分析

气相色谱–质谱联用（GC-MS）分析可用于对牙本质粘接系统中各组分析出情况的定性、定量研究。

1. 材料与设备

材料与设备主要包括气相色谱–质谱联用仪、气相色谱柱、恒温摇床、电子分析天平、恒温磁力搅拌器、真空旋蒸仪、光固化灯、待测复合树脂或粘接剂、待测树脂单体的标准工作溶液、聚乙烯膜、玻璃板、聚四氟乙烯模具、缓释溶液、玻璃瓶、分液漏斗。

2. 实验条件

实验条件同第二章第三节"电感耦合等离子体质谱分析"。

3. 样本制备

（1）试件的制备：取适量待测复合树脂或粘接剂填充入聚四氟乙烯模具中，制成同样大小的圆柱体，注意不要产生气泡。在材料尚未固化前，用聚乙烯膜和玻璃板将其严密覆盖，并用光固化灯在距离1cm的高度照射20s。注意应保证光固化灯的光强大于500mW/cm^2。待材料完全固化后，将其小心脱模。为了避免塑料制品污染，接下来的整个缓释过程中缓释液均不得接触塑料器械或手套。

每个样本制备完成后即刻放入装有1ml缓释溶液（如人工唾液、乙腈、甲醇等）的玻璃瓶中，加盖密封，放入恒温摇床中，温度设置为37°，摇晃24h。每种材料至少重复制作3个样本。

（2）待测液体的收集：24h后将玻璃瓶中的液体转移到分液漏斗中，用2ml乙酸乙酯萃取，连续萃取三次，收集上层萃取液转移到单独的10ml玻璃瓶中。每个玻璃瓶中预先加入1ml含有1.5μg内标物的乙酸乙酯，以及1ml含有2μg邻苯二甲酸二乙酯的乙酸乙酯，混合后搅拌1min。将上述混合液置入旋蒸瓶中，用真空旋蒸仪旋蒸浓缩（温度为53℃）至200μl，收集转移至样本管中待测。

（3）GC-MS检测：分别取待测树脂单体的标准工作溶液及每种待测液进行GC-MS检测，可根据保留时间初步进行定性分析，根据内标法对树脂单体进行定量分析。采用质谱仪的全扫描模式对待测液进行检测，检测的质荷比为50～350。通过将质谱结果与美国国家标准与技术研究院的质谱库进行比较，即可鉴定成分。对于每个参考物质和内标物，选择一个或两个特征性的质量碎片，在选择离子监测扫描模式下进行定量分析。注意提前绘制标准曲线，并确认所有物质的面积比与数量之间的线性关系。

4. 参数设置

色谱柱：毛细管柱（长30m、直径0.25mm、涂层厚0.25μm）；载气：氦气，流速为1ml/min。升温程序：初始温度为100℃，保持2min，以15℃/min的速度升温至180℃，保持2min，再以25℃/min的速度升温至240℃，保持1min。电喷雾电离源（electrospray ionization，ESI），正离子检测模式下产生的离子：$[M+H]^+$、$[M+Na]^+$、$[M+K]^+$、$[M+H+CH_3OH]^+$，负离子检测模式下产生的离子：$[M-H]^-$、$[2M-H]^-$。扫描方式：选择离子监测和全扫描。

5. 典型实例分析

分析表8-1列出的两种常见的牙科复合树脂中TEGDMA和HEMA树脂单体的析出情况。

表8-1 两种常见的牙科复合树脂

缩写	材料种类	商品名	规格
TEC	复合树脂	Tetric EvoCeram	A2色，批号 H21573
FZ	复合树脂	3M ESPE FiltekTM Z250	A2色，批号 20051213

从一名未进行过牙齿充填或修复治疗的志愿者采集唾液。志愿者在唾液采集前2h进行口腔清洁，并在采样完成之前禁食禁水。采样前一天禁止饮酒、吸烟。收集唾液后，将其冷冻在–20℃。按照上文中提到的方法，分别制作两种树脂试件（直径6mm、厚2mm）并立刻浸入事先收集的唾液中。24h后取出样本，将唾液溶液按照上文所述的方法进行GC-MS检测，并制定个性化内标物TD和HD。

图8-3分别给出了TEGDMA和HEMA标准工作溶液及TD、HD在全扫描（SCAN）和选择离子监测模式（SIM）下的色谱图，以确定TEGDMA和HEMA色谱峰的保留时间，用于后续鉴定。

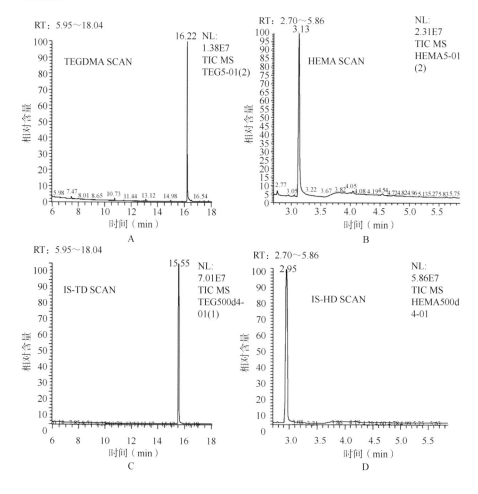

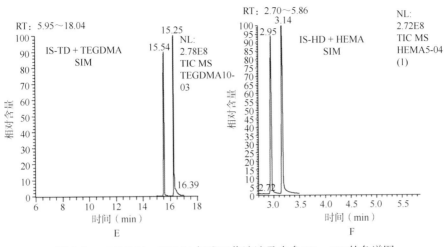

图8-3 TEGDMA、HEMA标准工作溶液及内参TD、HD的色谱图

图8-4分别给出了两种复合树脂对应的待测溶液在SCAN和SIM模式下的色谱图，根据内标法可对待测溶液中的TEGDMA和HEMA进行定量。TEC组未检测到TEGDMA析出，但HEMA析出量为0.34μg/cm²。FZ组TEGDMA析出量为1.84μg/cm²，HEMA析出量为0.41μg/cm²。

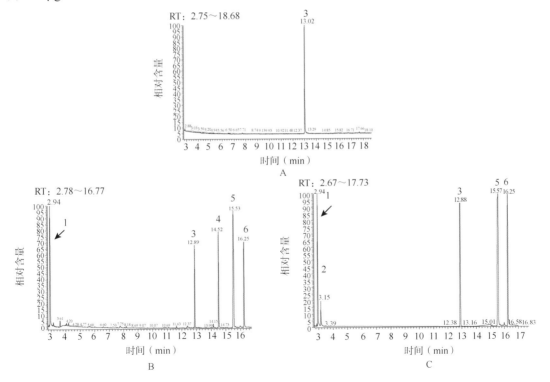

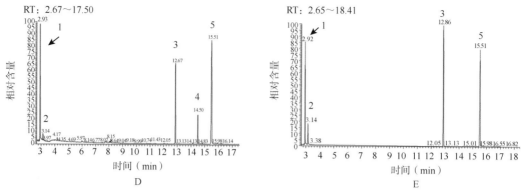

图8-4　各待测样本的色谱图

A. 唾液，内标为邻苯二甲酸二乙酯（DEP），2μg/ml，全扫描；B. 在SCAN模式下从FZ中洗脱出的物质；C. 在SIM模式下从FZ中洗脱出的物质；D. 在SCAN模式下从TEC中洗脱出的物质；E. 在SIM模式下从TEC中洗脱出的物质。1. IS-HD；2. HEMA；3. DEP；4. 二甲氨基苯甲基乙酯；5. IS-TD；6. TEGDMA

（二）高效液相色谱－质谱联用分析

高效液相色谱－质谱联用（HPLC-MS）是一种集高效分离和多组分定性、定量于一体的方法，对强极性、高沸点、不挥发和热不稳定化合物的分离和鉴定具有独特优势，近年来成为对牙本质粘接剂中树脂单体析出及水解情况进行定性定量研究的重要检测技术。

1. 材料与设备

材料与设备主要包括三重四极杆液相色谱－质谱联用仪、色谱柱、低速切割机、游标卡尺、体视显微镜、电子分析天平、恒温磁力搅拌器、37℃生化培养箱、待测试件、去离子水、待测树脂单体的标准工作溶液（如TEGDMA、Bis-GMA等）、邻苯二甲酸二乙酯、甲醇。

2. 实验条件

实验室等级：一级生物安全防护实验室。

环境要求：环境整齐洁净，温度20℃±5℃，相对湿度一般应保持在50%～70%。配备通风换气设备和危化品储存柜。

人数要求：1～2人。

3. 样本制备

（1）试件制备：根据实验需求制备牙本质－树脂试件或树脂试件。注意保持试件大小、制备条件一致。

（2）萃取液的配制及使用：称取4mg邻苯二甲酸二乙酯溶于1L去离子水中（即4.0μg/ml），充分搅拌后避光4℃储存。其中，邻苯二甲酸二乙酯作为内标。将试件置于萃取液中，经过预定时间后收集以进行下一步检测。

（3）树脂单体析出或水解的HPLC-MS检测：分别取树脂单体标准溶液及萃取液进行HPLC-MS检测，可根据保留时间进行定性分析，根据内标法对萃取液中析出的树脂单体进行定量分析。如果树脂单体内酯键断裂后所形成的产物在萃取液中存在，那么质谱图中就会出现与之相应的准分子离子峰，然后通过分析准分子离子的二级碎片结构确定产物结构。

4. 参数设置

色谱柱：C_{18}（100mm×2.1mm，2.6μm）；流动相：甲醇∶水 =95∶5（体积比）；流速：0.5ml/min；洗脱时间：20min。电喷雾电离源（electrospray ionization，ESI），正离子检测模式下产生的离子：$[M+H]^+$、$[M+Na]^+$、$[M+K]^+$、$[M+H+CH_3OH]^+$，负离子检测模式下产生的离子：$[M-H]^-$、$[2M-H]^-$。扫描方式：选择离子监测和全扫描。

5. 典型实例分析

利用体外髓腔模型，分析牙本质粘接剂中树脂单体Bis-GMA的析出及水解情况。选用两种经典的粘接剂制备牙本质–树脂试件，一组使用酸蚀–冲洗粘接剂OptiBond FL，一组使用自酸蚀粘接剂Clearfil SE Bond，并根据是否光固化将每组分为两个亚组。

体外髓腔模型由牙本质片和由其分隔的两个开口玻璃管组装而成（图8-5）。模拟髓腔侧的玻璃管长度为35mm，模拟牙本质侧的玻璃管长度为10mm，内径均为6mm。用Zapit胶水和速干剂将牙本质片固定在两个玻璃管之间，并预先测试Zapit胶水和速干剂的单体释放。实验前，需要将HPLC水加到模型的牙髓侧，测试24h内模型是否有渗漏情况。按照实验分组组装完模型后，将牙本质片的牙髓侧用50%柠檬酸溶液蚀刻30s，以除去切割过程中产生的玷污层。蚀刻后用HPLC水轻柔冲洗牙本质片。

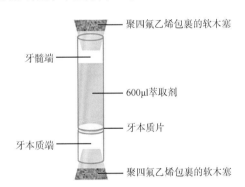

聚四氟乙烯包裹的软木塞

牙髓端

600μl萃取剂

牙本质片

牙本质端

聚四氟乙烯包裹的软木塞

图8-5　体外髓腔模型的构建

将体外髓腔模型倒置，在模型的髓腔侧加入600μl萃取液。然后将模型放入37℃生化培养箱中，24h后将萃取液转移到LC-MS玻璃瓶中，加盖密封后储存在–20℃待测。分别取Bis-GMA标准工作溶液及两种粘接剂对应的萃取液样本进行HPLC-MS分析。

（1）定性测定：萃取液样本流经色谱柱后被高效分离，分离出的各个组分对应不同的保留时间。如图8-6所示，可以看到Bis-GMA标准品的保留时间是8.7min，如果萃取液出现了同样保留时间的色谱峰，且相对偏差在允许范围内，则可判断该萃取液中存在Bis-GMA，说明该粘接剂在24h内存在树脂单体Bis-GMA向髓腔侧析出的情况。

（2）定量测定：将Bis-GMA标准工作溶液在HPLC-MS设定条件下分别进样，以标准与内标物的色谱峰面积比值作为纵坐标，工作溶液浓度作为横坐标，绘制标准工作曲线，用标准工作曲线对萃取液样本进行定量。从图8-6可以看到，OptiBond FL对应的Bis-GMA析出量显著高于Clearfil SE Bond。两种粘接剂都表现出：未固化的样本在24h后析出的Bis-GMA高于固化样本。固化后的Clearfil SE Bond在24h后未检测到Bis-GMA析出。

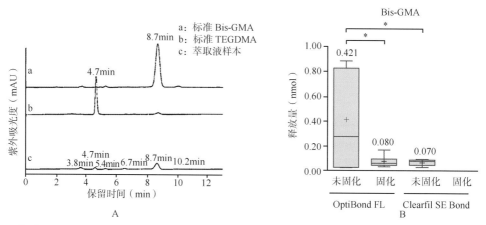

图8-6 标准Bis-GMA、TEGDMA及老化液样本的色谱定性分析结果（A）和两种粘接剂在光固化与否的实验条件下，Bis-GMA由牙本质侧向髓腔侧的释放量（B）

*P＜0.05

（3）质谱分析：在本例中，质谱用于分析树脂单体水解产物的结构。如果树脂单体Bis-GMA内酯键断裂后所形成的产物在萃取液中存在，那么质谱图中就会出现与之相应的准分子离子峰，然后通过分析准分子离子的二级碎片结构可确定产物结构。图8-7和图8-8主要展示了准分子离子峰513和535的二级质谱图，并分析了不同碎片离子峰对应的化学结构。

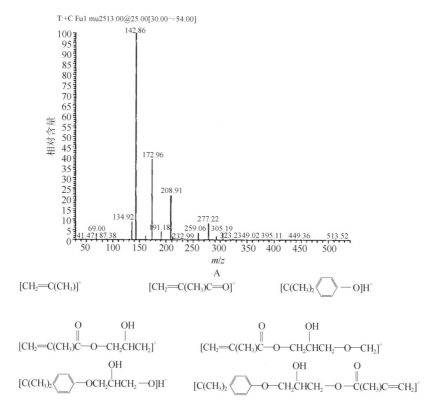

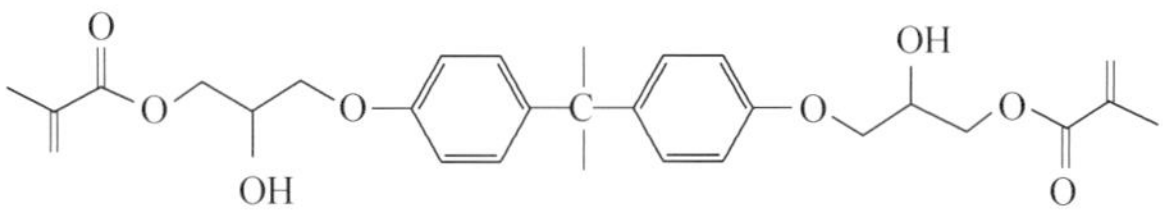

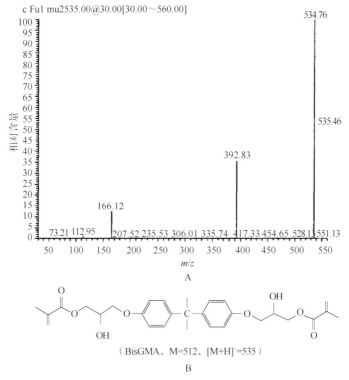

（Bis-GMA，M=512，[M+H]⁺=513）

B

图8-7 准分子离子峰513的二级质谱图及其对应的离子化学结构

准分子离子513主要碎片离子峰为41、69、135、143、173、209、277

A

（BisGMA，M=512，[M+H]⁺=535）

B

图8-8 准分子离子峰535的二级质谱图及其化学结构

准分子离子535碎片离子峰为166、393、535

由碎片分析得出，513和535分别是Bis-GMA（M=512）$[M+H]^+$、$[M+Na]^+$的离子峰。

第三节　聚合度实验

聚合度（DC）又称转化率，由固化前后碳碳双键转化为聚合物中碳碳单键所占的比例计算得到，是评价含树脂成分粘接剂聚合程度的核心指标。合适的聚合度能够使粘接单体转化成致密稳定的高分子网络结构，粘接剂的理化性能也会相应提高；过低的聚合度则会形成结构疏松的单体聚合物，使水分子、口腔中的酯酶、蛋白酶很容易渗透进聚合物间隙，进而引起粘接层的微渗漏，导致粘接界面水解。

1. 材料与设备

材料与设备主要包括傅里叶变换红外光谱仪、光固化灯、待测粘接剂、KBr片。

2. 实验条件

实验条件详见第七章第五节"聚合度实验"。

3. 样本制备

将待测粘接剂涂布在KBr片上，对未固化的粘接剂进行红外光谱采集。将粘接剂进行光照固化20s，立即进行红外光谱采集。光固化后，碳碳双键（C═C，1637cm⁻¹）红外吸收峰会降低，以苯环（1608cm⁻¹）作为内标。双键聚合度的计算公式如下：

$$DC(\%) = \left[1 - \frac{(A_{1636}/A_{1608})_{光固化后}}{(A_{1636}/A_{1608})_{光固化前}}\right] \times 100\%$$

4. 参数设置

模式：传输模式；扫描范围：1500～1800cm⁻¹；分辨率：4cm⁻¹。

5. 典型实例分析

利用傅里叶变换红外光谱仪检测槲皮素改性的粘接剂的实时聚合度。

在本研究中，通过将槲皮素（一种天然植物提取物）以三种浓度（100μg/ml、500μg/ml和1000μg/ml）加入商品粘接剂中，开发了一种多功能粘接剂，评估其对粘接单体聚合度的影响。

将槲皮素粉末在37℃水浴加热下直接溶解于乙醇，获得质量分数为1.0%的槲皮素/乙醇溶液。使用市售牙科粘接剂Adper Single Bond 2（SB）作为基础粘接剂。然后将槲皮素/乙醇以适当比例加入SB中，得到槲皮素最终浓度分别为100μg/ml（Q100）、500μg/ml（Q500）和1000μg/ml（Q1000）的改性粘接剂。不含槲皮素的SB作为阴性对照。

将四组粘接剂分别涂布在KBr片上，对未固化的粘接剂进行红外光谱采集，作为对照。在光固化开始后的60s内，每5s进行一次扫描，光照贯穿整个扫描阶段。光固化后，C═C（1637cm⁻¹）红外吸收峰会降低，以苯环（1608cm⁻¹）作为内标，计算双键聚合度。

使用logistic非线性回归绘制聚合速度[R_p（s⁻¹）]的拟合曲线，R_p的计算为t时的DC减去t–1时的DC。所有曲线的测定系数均大于0.98。

实验结果如图8-9所示。

图8-9A显示了四种不同粘接剂的聚合度随时间的变化趋势。与对照组相比，低浓度槲皮素（Q100和Q500）改性的粘接剂的聚合度几乎保持不变。然而，Q1000组的聚合度明显降低。图8-9B显示了四种粘接剂的聚合速度。随着槲皮素的加入，代表峰的位置呈现扩展趋势，但四组都观察到了类似的波形。

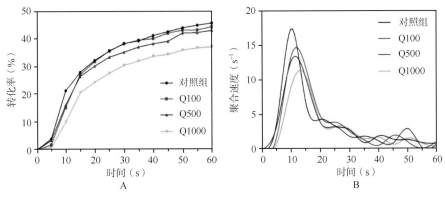

图8-9　四种粘接剂的聚合度（A）和聚合速度（B）

第四节　胶体稳定性实验

Zeta电位是指剪切面的电位，又称电动电位或电动电势（ζ-电位或ζ-电势），是表征胶体分散系稳定性的重要指标。测量Zeta电位的方法主要有电泳法、电渗法、流动电位法及超声波法，其中以电泳法应用最广。

（一）材料与设备

材料与设备主要包括Zeta电位测试仪、待测样本、去离子水、超声波清洗机。

（二）实验条件

实验条件详见第二章第二节"Zeta电位测量"。

（三）样本制备

一般情况下，样本为溶液性质时可直接送样进行Zeta电位检测。

若为不溶于水的样本，则使用去离子水（pH=7.0）悬浮并超声处理15min后立即检测Zeta电位。

每个类型的Zeta电位分析仪的样本，有最佳浓度测量范围。一般会出现以下两种情况。

（1）如果样本浓度过低，可能会没有足够的散射光进行测量。

（2）如果样本浓度过高，那么一个粒子散射光也会被其他粒子所散射（这称为多重散射）。在某一浓度以上，由于粒子间相互作用，粒子不再进行自由扩散。

（四）参数设置

Zeta电位范围：无实际限制；电泳迁移率：0至无实际上限；最大样本电导率：200ms/cm；最大样本浓度：40%（质量浓度）；最小样本量：150μl；粒径范围：3.8～100μm；最小样本量：12μl。

（五）典型实例分析

将聚烯丙胺（poly allylamine，PAH）稳定的无定形磷酸钙（amorphous calcium phosphate，ACP）作为仿生矿化前体直接负载于扩孔的介孔硅（pore-expanded mesoporous silica nanoparticle，pMSN），构建了一种新型的仿生矿化前体传递体系（PAH-ACP@pMSN），该体系能够有效储存并释放矿化前体PAH-ACP，释放后的PAH-ACP仍然具有矿化重组Ⅰ型胶原纤维的能力。

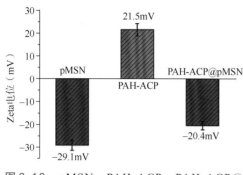

图8-10　pMSN、PAH-ACP、PAH-ACP@pMSN的Zeta电位

为了探究pMSN对PAH-ACP吸附的驱动力，分别检测pMSN、PAH-ACP及PAH-ACP@pMSN的表面电荷（图8-10）。

pMSN的表面电荷为–29.1mV，主要是由于硅羟基的存在；PAH-ACP呈现出+21.5mV的正电荷，主要因为PAH是聚阳离子电解质；PAH-ACP@pMSN所表现出的–20.4mV的负电荷可能是pMSN和PAH-ACP正负电荷部分抵消的结果。因此推测，除了毛细作用，电荷吸引也是pMSN吸附PAH-ACP的重要原因。

第五节　离子释放检测

电感耦合等离子体质谱（ICP-MS）是20世纪80年代发展起来的无机元素和同位素分析测试技术，它以独特的接口技术将电感耦合等离子体的高温电离特性与质谱计的灵敏快速扫描优点相结合而形成一种高灵敏度的分析离子释放的技术。

1. 材料与设备

材料与设备主要包括电感耦合等离子体质谱仪；多元素标准溶液[铝（Al）、砷（As）、硼（B）、钡（Ba）、铍（Be）、铋（Bi）、镉（Cd）、钴（Co）、铬（Cr）、铜（Cu）、铁（Fe）、镓（Ga）、锂（Li）、镁（Mg）、锰（Mn）、镍（Ni）、铅（Pb）、锑（Sb）、锡（Sn）、锶（Sr）、钛（Ti）、铊（Tl）、钒（V）、锌（Zn），100μg/ml，GSB 04-1767-2004]；缓释溶液（需不含待测离子）；待测样本。

2. 实验条件

实验条件详见第二章第三节"电感耦合等离子体质谱分析"。

3. 样本制备

将待测样本浸入缓释溶液，在预设时间点取出部分缓释液并用电感耦合等离子体质谱仪检测指定元素的含量。待电感耦合等离子体质谱仪点火、稳定后，模式切换的稳定时间为25s。采用在线加入方式引入50μg/L铟（In）内标溶液进行校正。以待测元素与In的质谱信号比值为纵坐标、标准溶液浓度为横坐标绘制标准曲线，计算样本中待测元素含量。

4. 参数设置

信号采集均为跳峰模式；Q2峰型为3个点；重复5次；扫描重复50次。

5. 典型实例分析

通过电感耦合等离子体质谱仪检测磷元素释放，证明MDP和ZrO$_2$之间的配位键水解，而不是t→m相变，是导致树脂粘接MDP调节的Y-TZP键退化的主要原因。

本实例中，8块样本片（10mm×10mm×1mm）由可加工Y-TZP切割而成，之后进行烧结及喷砂。每块Y-TZP板的一面用含MDP的预处理剂：Clearfil Ceramic Primer或Z-Prime Plus，根据各自制造商的使用说明进行处理。每组使用2块经过相同预处理的Y-TZP片，在恒定载荷下，通过一层树脂水门汀（RelyX Veneer Cement）相互粘接。移除多余的树脂水门汀后，每个试样都用阻氧剂（De-Ox）进行保护，光固化60s。

将粘接样本浸泡在3ml去离子水中2周。使用电感耦合等离子体质谱仪（ICP-MS；Model 7500ce）分析浸泡液，以确定其磷含量，使用预先确定的校准曲线将光谱读数与已知磷浓度相关联。

分析得浸出液中的磷元素含量分别为Clearfil Ceramic Primer组0.086mg/L，Z-Prime Plus组0.091mg/L。根据MDP-t/m-ZrO$_2$簇合物在酸性或中性环境中的平衡常数公式（$K_1=$ [R-OP(OH)$_2$]/[H$_3$O$^+$]^2），平衡常数随氢离子浓度升高而增大。相反，根据碱性环境中MDP-t/m-ZrO$_2$簇合物的平衡常数公式（$K_2=$[R-OP(OH)^2]/[OH$^-$]^2），平衡常数不受氢离子浓度增加的影响。中性或酸性环境中的吉布斯自由能（Gibbs free energy）为负值表明相应的反应可以自发发生。因为这些计算与ICP-MS结果互补，必须接受"Zr—O—P键的水解，而不是t→m相变，是导致树脂粘接MDP调节的Y-TZP键退化的主要原因"这一假设。

根据平衡常数公式和ICP-MS结果可知，在酸性环境中，无论MDP-ZrO$_2$复合物是四方相或单斜相，都具有更强的水解倾向性。而且，pH越低，温度越高，水解不稳定性越高。相反，在碱性环境中相应的水解反应不太可能自发进行。

（杨宏业　周齐悦）

第六节　抗菌性能检测

一、活/死菌染色实验

细菌染色是为了便于观察研究而利用有关染料使细菌细胞着色的方法。细菌个体微小、无色透明，因此常采用染色法观察其大小和形态结构。亚甲蓝是常用的细菌染色染料，当它处于氧化态时呈现蓝色，而还原态时为无色。用它进行细菌染色时，由于活菌代谢过程中的脱氢作用，亚甲蓝就由氧化态转变为还原态，故表现出无色；衰老菌由于代谢缓慢或停止，不能使亚甲蓝还原，所以呈蓝色或者淡蓝色。而作为一种更为有效的鉴别与分析活/死细菌的方法，酯酶底物可扩散到革兰氏阳性菌和革兰氏阴性菌中，在细菌细胞内非特异性酯酶水解后，产生绿色荧光产物并在细菌内积累，它可以提供明亮、稳定的信号，背景低，容易染色。将变形链球菌接种在粘接剂试件表面，进行活/死菌染色实验并在显微镜下观察变形链球菌生物膜，图像信息采集后应用软件处理计算活菌数量与死菌数量的比例，得出各组活/死菌比，就可以对粘接系统在牙釉质、牙本质上的抗菌性能进行测试和分析。

（一）材料与设备

材料与设备主要包括超净工作台、厌氧培养箱、漩涡器、光固化灯、分光光度计、激光扫描共聚焦显微镜、变形链球菌、24/96孔板、盖玻片、脑心浸液（brain heart infusion，BHI）培养基、PBS、激光扫描共聚焦染色试剂盒、试管、铝箔纸、无菌水。

（二）样本制备

1. 试件制作

细菌培养：将变形链球菌常温复苏后，接种于BHI培养基中，使用漩涡器分散，于37℃厌氧环境下培养24h，挑取单菌落至液体BHI培养基中继续培养48h。

选取96孔板盖子作为模具，取20μl粘接剂滴入盖中，光照固化15s。然后在其上覆盖一层复合树脂，使用盖玻片压平，再次光照固化15s，制备成直径8mm、厚1mm的试验样本。每组制备6个样本。变形链球菌在厌氧环境下在BHI培养基中培养，调整菌液浓度至A600为0.3（细菌浓度约为3×10^8 CFU/ml）。将粘接剂样本放置于24孔板中，每孔添加20μl变形链球菌菌液和2ml含有1%蔗糖的BHI培养基，于37℃厌氧环境下培养24h，制备表面负载细菌生物膜的粘接剂样本。缓慢去除24孔板中的培养基，使用PBS浸泡样本2次，每次1min，去除未负载的游离细菌。

2. 染色

激光扫描共聚焦染色试剂盒由两种荧光染液SYTO9和碘化丙啶（PI）组成，荧光染液的配制比例为SYTO9∶PI∶无菌水=2μl∶2μl∶1ml，按照比例将三种试剂加入同一试管振荡混匀、避光保存备用，以上操作均需要在避光条件下进行。各样本表面分别加入200μl配制好的染液，即刻使用铝箔包裹完全，避光染色15min后使用无菌水缓慢洗涤，以去除多余染色剂，避免造成干扰。

3. 激光扫描共聚焦显微镜观察与图像处理

激光扫描共聚焦显微镜以激光作为光源，采用共轭聚焦原理和装置，并利用计算机对所观察的对象进行数字图像处理观察、分析和输出。其特点是可以对样本进行断层扫描和成像，无损伤观察和分析细胞的三维空间结构。同时，利用免疫荧光标记和离子荧光标记探针，该技术不仅可观察固定的细胞、组织切片，还可以对活细胞的结构、分子、离子及生命活动进行实时动态观察和检测，在亚细胞水平观察诸如Ca^{2+}、pH、膜电位等生理信号及细胞形态的变化，成为形态学、分子细胞生物学、神经科学、药理学、遗传学等领域中新一代强有力的研究工具，极大地丰富了人们对细胞生命现象的认识。

本实验中激光扫描共聚焦显微镜下观察488nm和568nm的激发光，其中红色代表死菌，绿色代表活菌。收集图像后使用ImageJ软件分析处理图像信息，确定图像中绿色信号与红色信号强度数值，并通过计算绿色信号与绿色加红色信号之和的比率分析确定生物膜的活力。

（三）参数设置

视野大小：0.3mm×0.3mm。

（四）典型实例分析

活/死菌染色试剂盒是用于区分死菌和活菌的市售成熟产品，已被广泛应用于环境、食品卫生、材料和生物研究等方面。该试剂盒中的SYTO9能够渗透入活菌完整的细胞壁，而PI可以穿透死菌不完整的细胞壁与核酸结合而猝灭SYTO9的荧光信号，从而使死菌显红色，而活菌显绿色。激光扫描共聚焦显微镜是一种激光扫描、计算机自动化分析与显微镜技术相结合的医学图像分析仪器。

样本在激光扫描共聚焦显微镜下观察，激发光源为488nm，在505～550nm光栅处观察SYTO9的绿色荧光，在650nm光栅处观察PI的红色荧光。每个粘接试验样本随机选取3个视野观察，记录每个视野的绿色荧光强度（Fg）和红色荧光强度（Fr）。

由图8-11可见不同粘接剂表面细菌生物膜活死菌染色整体情况，不同粘接剂表面活菌（绿色）、死菌（红色）比例不相同，同时生物膜总菌量也发生变化，提示不同粘接剂具有相应的抑制生物膜生长和杀菌的作用。

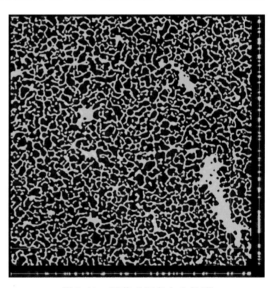

图8-11 活菌（绿色）生物膜

（五）实验注意事项

（1）染色条件因细菌种类而异，应根据不同样本的实际染色结果做相应调整，在每次实验前先根据不同的实验要求、细菌类型、细菌膜通透性等进行优化，确定最佳条件。

（2）就单个细菌样本的生理状态而言，并不容易定义生存能力或形态参数，因此进行单个指标的生存力测定可能会在实验中引入特定的偏倚。

（3）活/死细菌膜通透性染色测定一般需要与在合适的液体或固体营养培养基中进行生长分析的其他细菌生存力标准结合分析。在某些情况下，细菌膜受损可能会恢复和繁殖，即使此类细菌在产品分析中可能被归为"死亡"。相反，某些具有完整膜的细菌可能无法在营养培养基中繁殖，但在产品分析中被归为"存活"。

（4）几种不同生存能力衡量指标，如膜渗透性、酶活性和氧化还原电位需综合分析评判，才能更好地评估细菌生存力和减少单一细菌生存力测定的局限性。

二、MTT检测

检测原理：MTT[3-（4, 5-二甲基-2-噻唑）-2, 5-二苯基溴化四氮唑]检测是评估活细胞/细菌代谢活性的常用方法之一，该试验检测原理为细胞/细菌内吞MTT，基于线粒体脱氢酶活性水平将浅色四氮唑盐（tetrazolium）还原为深紫蓝色的甲氮化物（甲䐀，formazan）晶体，该晶体溶解后可通过分光光度法定量，死细胞/细菌无此功能。四氮唑盐吸收峰位于375nm处，还原后，在溶剂和金属离子存在下，吸光度光谱会发生极大变化，不同有机溶剂中，峰值范围为512～587nm，如葵花籽油中峰值为562nm，酸性异丙醇和矿物油中为570nm，二甲基亚砜（DMSO）中的峰值为540nm。具体分析过程中，以上溶剂的最佳测量波长峰值有所差异。MTT试验产生的背景吸光度少，因此检测灵敏度高，在适当条件下，获得的吸光度值与活细胞/细菌数成正比。MTT检测最初用于真核细胞系，后来也被广泛应用于细菌和真菌，包括多重耐药菌的测定、生物膜形成分析，甚至是抗菌化合物的间接定量。MTT还原法最常用的介质是中性PBS和各种生长培养基，介质的选择对大多数实验至关重要，某些缓冲反应介质会影响MTT检测的准确性。乙酸钠、KH_2PO_4-NaOH、甘氨酸-NaOH缓冲液会干扰DMSO溶解甲䐀的最终测量值，Tris-HCl则造成强干扰。如果使用富生长培养基，则可延长培养时间，但需要考虑分析过程中细胞密度与MTT浓度比的变化。某些培养基中的成分可能会干扰甲䐀溶解，因此建议在添加有机溶剂和吸光度读数之前去除生长培养基。

对生物膜的定量，与标准结晶紫染色和提取法相比，MTT检测不仅可以定位和定量微生物膜，而且可以确定活菌的存在。生物膜定量方法为测定生长的细菌与MTT孵育后最终溶解形成的甲䐀，在与MTT孵育前或在孵育后，当混合物中形成甲䐀时，可冲洗掉微生物膜，但此方法可能去除部分与生物膜结合细胞形成的甲䐀。

光稳定性差是甲䐀的一个重要缺点，还原的MTT半衰期仅为8min，随着时间延长，可再次被氧化为四氮唑盐，或者甲䐀的偶氮基可进一步被还原为胺，导致分子断裂和退色。此外，随着吸收光谱的变化，甲䐀分子存在立体异构的可能性。与之相反，甲䐀晶体，尤其是形成更大的晶体沉淀物时，对光具有相当耐受性。

随着牙体粘接系统的更新和发展，除了自身的物理性能，其位于口腔生物微环境中抗菌的效果或潜在作用同样值得关注，一般认为良好的粘接系统应同时具有较好的物理性能、生物相容性及抗菌性。检测微生物在粘接系统中的存活能力可用于评估粘接系统的抗菌性能，MTT检测是其中一种方法。本部分将具体阐述MTT还原技术检测菌群活性的实验方法并提供典型实例分析。

（一）材料与设备

材料与设备主要包括超净工作台、厌氧培养箱、自动酶标仪、光学显微镜、高速混合机、超声波清洗机、蓝光光固化灯、菌株（本实验选用变异链球菌进行研究）、口腔抗菌粘接剂浸提液、复合树脂、MTT溶液、DMSO、加样枪、96孔板、15ml离心管、试管、

PBS、BHI琼脂培养基。

（二）样本制备

1.试件制作

根据相关的粘接测试设计，制作合适大小的用于粘接系统测试的试件，一般是先制作模具，在模具中制作试件，将试件切割成相同大小并随机分组，然后进行后续实验。常见的试件如复合树脂试件、纳米树脂试件、流动树脂试件、玻璃离子试件、金瓷修复体试件、全瓷修复体试件等。将用于测试的粘接剂混合液及相应的对照测试材料均匀涂布于试件表面，固化后（根据粘接测试系统的固化要求进行固化，如光固化）放于超净工作台紫外线消毒杀菌，避光备用。

2.菌株准备及条件培养

制备变异链球菌悬液，将上述步骤获得的树脂试件与变异链球菌悬液于37℃厌氧培养48h，去除试件表面杂质及未黏附的细菌后转移至新的试管，充分振荡并梯度稀释后，取50μl涂布于BHI琼脂平板，于37℃厌氧培养48h后取出。

3.MTT检测粘接材料抗菌性能

在BHI琼脂平板上喷洒MTT水溶液，根据生长培养基中甲臜饱和度，肉眼及光镜下高精度地定位抑菌区。然后添加常温有机溶剂DMSO，完全溶解后，吸取至96孔板（每孔100μl），使用酶标仪测量其最大波长处的吸光度值。

（三）参数设置

MTT检测浓度通常为0.25～0.5mg/ml，浓度的选择应根据菌株密度进行单独校准，以确保饱和度。此外，四氮唑盐会影响微生物活性，MTT浓度过高产生的毒性效应会干扰读数结果。

测量峰值根据MTT试剂盒说明进行选择，如Abcam MTT Assay试剂盒测量的吸收波长峰值为590nm。

试件尺寸根据实验需要设置。

光镜放大倍数可选择×100、×200、×400，变异链球菌悬液浓度可选择1×10^6CFU/ml，变异链球菌厌氧培养的时间一般为48h。

（四）典型实例分析

MTT检测商品粘接剂对口腔变异链球菌的抑菌作用。首先使用硅橡胶模具制作高度约5mm、直径约1cm的圆柱形复合树脂试件，充分光固化后脱模备用。将粘接剂均匀涂布于试件表面，完全光固化，放于超净工作台紫外线消毒杀菌2h，最后置于15ml离心管中。然后制备变异链球菌悬液，将冻干变异链球菌菌株复苏并接种于BHI琼脂平板，培养、鉴定及传代。选择第3代菌种，吹打均匀后取1.5ml菌悬液比浊，根据比浊结果将剩余的1.5ml悬液稀释至1×10^6CFU/ml备用。将树脂试件置于15ml离心管中，加入5ml稀释后的细菌悬液并没过试件。于37℃厌氧培养0～48h后取出，用PBS轻轻冲洗去除杂质及表面未黏附的细菌，然后转移至新的离心管中，每管加入5ml PBS，超声振荡10min，吹打均匀，获得黏附于试件的变异链球菌，梯度稀释100倍，取50μl涂布于BHI琼脂平板，于37℃厌氧培养48h后取出进行MTT抗菌性能检测。首先在BHI琼脂平板上喷洒终浓度为0.5mg/ml的MTT水溶液，根据生长培养基中甲臜饱和度，肉眼及光镜下高精度地定位抑菌区并拍摄镜下照片。然后添加常温有机溶剂DMSO，甲臜晶体完全溶解后，吸取至96孔板（每孔100μl），使用酶标仪测量590nm处吸光度。计算各组吸光度均值并绘制抗菌曲线。抗菌率计算公式：

$$抗菌率=(B-A)/B×100\%$$

其中，A 为实验组试件MTT吸光度值，B 为对照组MTT吸光度值。

图8-12分别为此实验的MTT吸光度曲线及此次实验中粘接剂的抗菌曲线。根据图中结果可知，在48h的实验时间内，此粘接剂具有显著的持续抗菌作用。

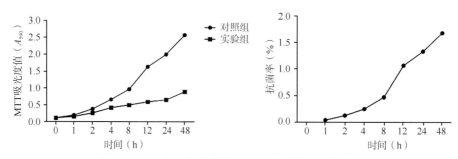

图8-12　MTT吸光度曲线及MTT检测材料抗菌曲线

（五）实验注意事项

严格遵循控制变量的原则，保证各组实验条件的同质性，如保证接种菌株的浓度一致、密度一致，试件制作过程统一，菌株培养时间一致，避免其他菌群对实验的干扰；有机溶剂DMSO溶解甲臜晶体时需在常温下；甲臜晶体溶解后，尽快吸至96孔板中测量吸光度值。除了测量甲臜晶体溶解后吸光度及绘制曲线图，若生长培养基中甲臜饱和度存在肉眼可见的差异，则可进行扫描定位抑菌区。

（于金华　刘　流　郭　蓉　王　娟）

第七节　细胞毒性实验

一、CCK-8检测

Cell Counting Kit-8（CCK-8试剂盒）可用于简便而准确地分析细胞增殖和毒性。其基本原理：该试剂中含有WST-8[化学名为2-（2-甲氧基-4-硝苯基）-3-（4-硝苯基）-5-（2，4-二磺基苯）-2H-四唑单钠盐]，它在电子载体1-甲氧基-5-甲基吩嗪硫酸甲酯盐（1-methoxy PMS）

的作用下被细胞中的脱氢酶还原为具有高度水溶性的黄色甲臜产物。而生成的甲臜数量与活细胞的数量成正比。

采用细胞培养技术和CCK-8法，在体外收集第3代呈对数生长的牙髓间充质干细胞，接种至96孔板，分别测定牙髓间充质干细胞在牙釉质、牙本质粘接中0、1、3、5、7、9天CCK-8的活性，以此判断粘接系统的生物安全性。

（一）材料与设备

材料与设备主要包括光固化灯、低速切割机、CO_2细胞培养箱、电子分析天平、多道扫描酶标仪、气枪、新鲜拔除的无龋的人第三磨牙（拔除1个月以内，储存于4℃质量分数为0.1%的百里香酚溶液中）、小毛刷、粘接剂、CCK-8试剂盒（Dojindo）、试管、96孔板人牙髓间充质干细胞、α-MEM培养基（加入10%小牛血清、青霉素2×10^5U/L、链霉素2×10^5U/L）。

（二）样本制备

（1）用低速切割机与咬合面平行切取牙本质片，厚度为0.5mm，同时去除边缘釉质；进一步加工成厚0.5mm、直径5.0mm的牙本质圆片，严格按照各粘接系统的使用说明，分别将粘接剂涂抹于牙本质两面，经光固化后备用。

（2）灭菌后（紫外线照射24h）置于无菌试管中，加入α-MEM培养基，标准为浸提液量与试样表面积比率为2.5ml/cm²，同时置于5%CO_2细胞培养箱中培养24h。

（3）经过滤后，以培养基稀释，使材料浸提液最终体积分数分别达到原液的10.0%。采用α-MEM培养基作为空白对照。

（三）参数设置

（1）收集第3代呈对数生长的牙髓间充质干细胞（胰酶消化法），加入α-MEM培养基制成细胞悬液。使细胞密度达到2×10^4/ml后加载于96孔板，每孔200μl，置于体积分数为5%的CO_2细胞培养箱中24h。

（2）观察至细胞贴壁，弃原液，加入各材料稀释后的浸提液（10.0%）和空白对照，每孔200μl，每组5孔，同时设置5孔空白对照，观察细胞形态。置于培养箱中。

（3）每2天更换一次培养基，分别于1、3、5、7、9天进行CCK-8检测，评价细胞增殖情况。

（四）典型实例分析

将人牙髓间充质干细胞分别接种于含有实验各组牙体组织的96孔板中。细胞与含浸提液的培养基共培养0、1、3、5、7天，在对应的时间节点，吸出培养基，按照1:10的比例混合CCK-8液和α-MEM培养基。将CCK-8培养液按照每孔100μl加入，37℃避光孵育2h。吸取每孔90μl CCK-8培养液于新的96孔板，在酶标仪450nm波长下测量各孔的吸光度（A_{450}）值。收集每组A_{450}值绘制细胞增长曲线，以判断粘接剂对细胞的毒性。

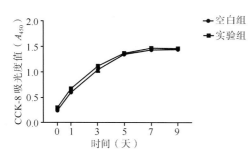

图8-13　CCK-8法检测细胞增殖能力

含浸提液的培养基培养人牙髓间充质干细胞时，细胞增殖能力随时间的延长有所增强，如图8-13所示，提示实验组有良好的生物相容性。

（五）常见问题及解析

（1）接种细胞密度过低：如图8-14A所示，细胞密度过低时，导致细胞增殖趋势不明显。

（2）接种细胞密度过高：如图8-14B所示，细胞密度过高时，细胞迅速达到增殖高峰期后持续下降。

（3）CCK-8法要求全程避光，未避光会导致吸光度值增加而造成实验误差。

（4）每次加入CCK-8液后孵育时间应尽量保持相同，以减少实验误差。

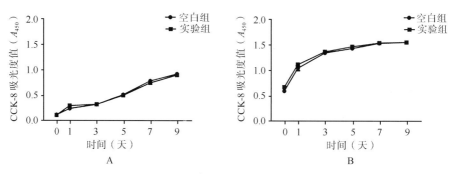

图8-14　CCK-8法检测细胞增殖能力常见错误举例

二、MTT检测

对于MTT法的详细介绍见本章第六节"MTT检测"。MTT法也是广泛应用于牙釉质、牙本质粘接系统的细胞毒性检测常用方法，本部分围绕MTT法检测细胞毒性的具体实验条件及方法进行分析。

（一）材料与设备

材料与设备主要包括超净工作台、酶标仪、移液器、光学显微镜、光固化灯、CO_2细胞培养箱、96孔板、15ml离心管、1.5ml EP管、新鲜拔除的无龋的人第一和第二前磨牙（通过胰酶消化法或组织块法培养的人牙髓间充质干细胞）、牙釉质、牙本质粘接系统，试剂准备参见本章第六节"MTT检测"。

（二）样本制备

（1）胰酶消化细胞，收集对数期细胞，调整细胞悬液浓度，每孔（10μl）加入5000个细胞（96孔板，具体每孔所用的细胞数目需根据细胞大小、细胞增殖速度等决定）。

（2）加入浓度梯度的药物，原则上细胞贴壁后即可加药，每孔0～10μl，设3～5个复孔。37℃孵育16～48h，置于光学显微镜下观察。

（3）每孔加入10μl MTT染色液，继续培养4h（避光）。若药物与MTT能够反应，可先离心后弃去培养液，用PBS洗2～3遍后加入含MTT的培养液。

（4）每孔加入100μl甲臢溶解液，在细胞培养箱内继续孵育。直至在普通光学显微镜下观察发现甲臢全部溶解。通常于37℃孵育4h左右，紫色结晶会全部溶解。如果紫色结晶较小、较少，则溶解时间会短一些。如果紫色结晶较大、较多，则溶解时间会长一些（也可以每孔加入100μl DMSO，于细胞培养箱孵育10min左右，紫色结晶基本溶解，加入DMSO之前需去除细胞培养液）。

（5）在酶标仪570nm处测定吸光度值。如无570nm滤光片，可以使用560～600nm滤光片。

（6）实验结果分析，以药物浓度为横坐标（X轴），吸光度值为纵坐标（Y轴）绘制细胞生长百分率抑制曲线。

（三）参数设置

细胞密度：细胞毒性实验通常为每孔5000个细胞，每孔100μl培养基。

药物浓度：可选择用培养基将粘接系统梯度稀释，一般设置5～7个梯度（可选择浸提液或直接混匀的方式）。选择浓度时应以最高浓度下多数细胞被杀死，而最低浓度时不会杀死细胞为标准。通常每种药物可同时使用3块培养板，获取3组平行对照实验结果。

培养时间：细胞贴壁，通常选择培养24h后；药物加入后继续培养16～48h（可选择与培养基梯度混匀后加入培养板）；MTT染色液加入后避光培养4h；MTT终止液甲臢溶液加入后，孵育4h左右（也可选择加入DMSO，细胞培养箱孵育10min）。

检测吸光度值：设定为550～600nm（也有试剂盒设定为490nm，根据具体实验试剂选择调整）。

（四）典型实例分析

实验目的：以第八代粘接系统为例，通过MTT检测通用型粘接剂浸提液对人牙髓间充质干细胞细胞活性及细胞形态变化的影响，进一步评价其细胞毒性。

实验过程：通用型粘接剂（Single Bond Universal）预处理剂浸提液的制备如下。5%DMSO预处理并紫外线消毒过夜，用滤器过滤细菌，分别用细胞培养液α-MEM（含10%小牛血清，1%双抗）按照1∶1000、1∶2000、1∶4000（体积分数）的比例稀释。复苏培养人牙髓间充质干细胞，收集处于生长对数期细胞配成单细胞悬液，细胞计数后，调整细胞密度为$5×10^4$/ml。将细胞接种于96孔板中，每孔100μl，置于5% CO_2、37℃培养箱中培养24h，细胞贴壁生长，单层细胞铺满孔底。用各组含有不同稀释比例的细胞浸提液替换原培养液，每组6个复孔，空白对照组加入细胞培养液，周围各孔加入PBS封闭。继续置于5% CO_2、37℃培养箱中培养24h、48h、72h。从培养箱中取出细胞，在倒置显微镜下观察细胞形态。每孔加入10μl MTT溶液（5mg/ml），继续培养4h后终止培养，小心吸取孔内的培养液。每孔加入100μl DMSO，将96孔板置于摇床上低速振荡10min，使结晶物甲臢颗粒充分溶解，在酶标仪490nm波长下测量各孔的吸光度（A_{490}）值。计算出各组的均值，以空白对照组为100%细胞增殖率，细胞相对增殖率＝实验组的A_{490}均值／空白对照组的A_{490}均值。

实验结果：如图8-15所示，实验组1∶1000、1∶2000、1∶4000和空白对照组的细胞增殖活性相比，无论和细胞作用的时间长短，均没有显著性差异（$P > 0.05$），表明不同稀释浓度的实验组的细胞毒性和空白组没有区别。细胞相对存活率大于75%即可视为材料无细胞毒性。在本实验中，细胞相对存活率均大于85%。

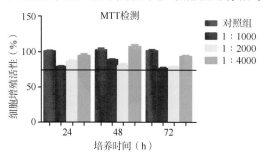

图8-15　不同稀释浓度的实验组MTT细胞毒性检测

实验注意点：①MTT一般现用现配，避免反复冻融，建议小剂量分装后避光保存。②选择适当的细胞接种浓度。在实验前需进行预实验检测细胞贴壁率、对数增长时间及接种不同细胞数下的生长曲线，确定正式实验中每孔的接种细胞数和培养时间。③MTT法只能测定细胞相对数和相对活力，不能测定细胞绝对数。④避免血清干扰，在实验中一般选小于10%胎牛血清的培养液培养细胞。

CCK-8法与MTT法的比较：MTT法作为传统的细胞毒性检测方法，具有应用时间久、范围广的优点，但CCK-8法因其使用方便也受到越来越多的关注。其过程中省去了洗涤细胞的步骤，不需要放射性同位素和有机溶剂；可以快速检测结果，相对检测灵敏度高，甚至可以测定较低细胞密度，因此重复性优于MTT法；CCK-8法对细胞毒性小；无须预配，即开即用。但是与MTT法相比，CCK-8试剂价格比较高，且CCK-8试剂为淡红色，与含酚红的培养基颜色接近，容易漏加或多加，因此需根据实际研究中的预算和实验需求选择。

（于金华　叶　宇　柯　越）

参 考 文 献

郭景梅，雷文龙，杨宏业，等，2016. 通用型粘接剂在口腔粘接修复中的应用. 中华口腔医学杂志，51（3）：189-192.

黄翠，程祥荣，2006. 牙本质粘接剂的回顾、现状和展望. 中华口腔医学杂志，41（11）：700-701.

Buonocore MG，1955. A simple method of increasing the adhesion of acrylic filling materials to enamel surfaces. J Dent Res，34（6）：849-853.

Chen C，Chen Y，Lu Z，et al，2017. The effects of water on degradation of the zirconia-resin bond. J Dent，64：23-29.

Deviot M，Lachaise I，Högg C，et al，2018. Bisphenol a release from an orthodontic resin composite：a GC/MS and LC/MS study. Dent Mater，34（2）：341-354.

Du XJ，Huang XQ，Huang C，et al，2012. Epigallocatechin-3-gallate（EGCG）enhances the therapeutic activity of a dental adhesive. J Dent，40（6）：485-492.

Grela E，Kozłowska J，Grabowiecka A，2018. Current methodology of MTT assay in bacteria - a review. Acta Histochem，120（4）：303-311.

Imazato S，2003. Antibacterial properties of resin composites and dentin bonding systems. Dent Mater，19（6）：449-457.

Michelsen VB，Moe G，Strøm MB，et al，2008. Quantitative analysis of tegdma and hema eluted into saliva from two dental composites by use of GC/MS and tailor-made internal standards. Dent Mater，24（6）：724-731.

Moussa H，Jones MM，Huo N，et al，2021. Biocompatibility，mechanical，and bonding properties of a dental adhesive modified with antibacterial monomer and cross-linker. Clin Oral Investig，25（5）：2877-2889.

Nishiyama N，Suzuki K，Yoshida H，et al，2004. Hydrolytic stability of methacrylamide in acidic aqueous solution. Biomaterials，25（6）：965-969.

Putzeys E，Duca RC，Coppens L，et al，2018. *In-vitro* transdentinal diffusion of monomers from adhesives. J Dent，75：91-97.

Roh J，Shin H，Hong MH，2020. Characteristics of 10-methacryloyloxidecyl dihydrogen phosphate monomer in self-etching two-bottled dental adhesive system：comparison with commercial products. Materials（Basel），13（16）：3553.

Van Meerbeek B，De Munck J，Yoshida Y，et al，2003. Buonocore memorial lecture. Adhesion to enamel and dentin：current status and future challenges. Oper Dent，28（3）：215-235.

Van Meerbeek B，Yoshihara KY，Yoshida Y，et al，2011. State of the art of self-etch adhesives. Dent Mater，27（1）：17-28.

Yang HY，Li K，Yan H，et al，2017. High-performance therapeutic quercetin-doped adhesive for adhesive-dentin interfaces. Sci Rep，7（1）：8189.

Yang HY，Niu LN，Sun JL，et al，2017. Biodegradable mesoporous delivery system for biomineralization precursors. Int J Nanomedicine，12：839-854.

第九章

无机类粘固剂的测试和分析

第一节　概　　述

本章主要介绍口腔医学领域无机类粘固剂的测试和分析等相关内容。粘固剂按照基体成分可以分为无机类粘固剂和有机类粘固剂两种。有机类粘固剂主要包括天然型的动物胶、植物胶，以及最常见的合成粘固剂等。无机类粘固剂则是一种含有无机盐或金属氧化物的新型粘固剂，主要含有硅酸盐类、磷酸盐类、胶体二氧化硅、胶体氧化铝、硅酸烷酯、碱性盐类等多种化学成分。无机类粘固剂相对于有机类粘固剂的优势在于其耐高温、不易收缩、不老化、耐久性好、制作方便、无污染等。口腔医学领域无机类粘固剂主要包括聚羧酸锌水门汀、玻璃离子水门汀及树脂改性的玻璃离子水门汀等水门汀粘接材料。这些粘接材料广泛应用在全冠、嵌体及贴面等的粘接，正畸托槽的粘接，牙充填物的粘接及各类根管桩的粘接等。

口腔理想的粘接材料应该具有良好的物理性能、足够而持久的粘接性能、稳定的化学性能及良好的生物相容性等特性。通过对口腔无机类粘固剂的测试和分析，可以为临床改进粘接方法、提高粘接强度、选择合适的粘固剂及研发新型粘固剂提供一定的参考。无机类粘固剂的测试和分析，主要围绕物理性质、粘接性能测试、离子释放及抗菌性能检测等方面进行。

物理性质测试和分析主要包括力学性能测试、吸水率和溶解度实验、体积稳定性实验、腐蚀与老化性能测试及结构观察等，这些测试涉及材料学和工程学等方面的知识。力学性能测试中，弯曲与压缩性能测试是测定材料承受弯曲载荷的力学特性试验；断裂韧度试验是一种评定材料韧性的力学试验方法，是材料进行损伤容限设计时所需的重要力学性能指标；疲劳性能测试的主要目的是精确地估算无机类粘固剂粘接疲劳寿命，以保证在一定期限内粘接不会发生疲劳失效；表面硬度测试是检验材料力学性能的重要试验之一，其结果能反映出无机类粘固剂在化学成分、组织结构上的差异，主要有洛氏硬度、维氏硬度、显微维氏硬度、纳米压痕硬度、邵氏硬度等指标；磨耗性能测试是测定材料抵抗磨损能力的一种试验，通过该试验可以比较无机类粘固剂耐磨性优劣；有限元分析是一种分析结构应力和变形的数值方法，其基本思路是将复杂几何体划分为更小、更简单的有限元素，有限元素经过分析后再整合起来得到整个复杂几何体的解。每一部分的几何特点、材料特性、边界条件、载荷、界面和收敛性都可以进行计算。有限元分析通过模拟体内难以测量或接触的区域，可以预测临床实际情况，无须创造真实的临床样本和条件，明显降低了成本且实验可重复性高，还可以在一些有伦理约束和实验条件难以达到的限制条件下进行测试分析，可作为无机类粘固剂使用后测试分析周围应力和应变分布的重要工具。

人体口腔是一个复杂多变的环境，唾液的分泌、流动，pH的变化，口腔内温度的变化，人体牙齿咬合，微生物的作用，以及食物所含的成分等都会对口腔环境产生一定的影响。因此，无机类粘固剂在吸水率和溶解度、体积稳定性、腐蚀与老化性能等方面应具有良好的特性，通过这些性能的测试分析，可以更好地选择和优化潮湿环境下吸水率和溶解度低、冷热环境下体积稳定性好及抗腐蚀、不易老化的粘固剂。扫描电镜因观察直观清晰、制样相对简便，被广泛应用于粘固剂粘接实验的结构观察，其主要观察粘固剂内部结构，即有无微裂纹和微小气泡等内部缺陷等，观察粘固剂与被粘接物的粘接界面的缝隙及粘接试件的断裂模式等。

无机类粘固剂的粘接性能测试主要是围绕拉伸和微拉伸粘接强度测试、剪切和微剪切粘接强度测试两个方面。拉伸强度是接合面在单元面积上所能接受的垂直于接合面的最大拉伸应力强度；剪切强度是试样单元面积所接受的平行于接合面的最大剪切应力。值得注意的是，剪切和微剪切粘接强度分析测试法是评价粘固剂接合强度时广泛采用的方法，但剪切强度的测试结果只是表达了试件被破坏时所承受的最高负载载荷，并不能完全代表接合强度的大小。同时口腔内粘固剂与被粘接物之间的受力情况并不能用单一的力学模型分析，因此理论上很难用其中的一种单独分析粘接的力学强度。

稳定的化学性能是理想的无机类粘固剂的重要指标，人体口腔内唾液是一种浓度较稀的电解质溶液，食物中也含有大量的弱酸、弱碱性物质，食物残屑分解发酵产生的有机酸等均可造成无机类粘固剂在复杂多变的口腔环境下的离子释放，离子释放不但影响粘固剂本身的持久粘接力，也会影响材料的生物安全性。目前主要通过原子吸收光谱法和电感耦合等离子体光谱法等进行离子释放测定。抗菌性能检测是检测无机类粘固剂生物相容性的重要手段方法，目前常用的是活/死菌染色法和MTT法，此部分实验技术涉及材料学与分子/细胞生物学的交叉。活/死菌染色法是利用对微生物无毒性的染料与一定量的菌液混合后，死菌和活菌会呈现出不同的颜色，从而在显微镜下加以区分。MTT法也是一种检测细胞存活和生长的方法，其检测原理为活细胞线粒体中的琥珀酸脱氢酶能使外源性MTT还原为水不溶性的蓝紫色结晶甲臜并沉积在细胞中，而死细胞无此功能，此方法因经济且灵敏度高而被广泛应用。

（于金华 周 洲）

第二节 物 理 表 征

一、净固化时间

净固化时间是指材料从调和结束到固化状态所需要的时间。水门汀粘固剂调和后，将发生化学反应而固化，固化后材料硬度逐步增加，在调和的一定时间内，用一定的力作用于材料表面，观察材料表面的压痕深度，判断材料的固化程度，并将从调和结束至用一定的力不能在材料表面产生压痕所需时间作为该材料的固化时间。

（一）材料与设备

材料与设备主要包括恒温箱、硬度计（压头质量400g±5g，针状，带有直径1.0mm±0.1mm的平面，平面与针的方向垂直）、计时器、无机类水门汀粘固剂、不锈钢模具（10mm×8mm×5mm）、金属块、铝箔、玻璃板、调拌刀。

（二）实验条件

实验条件详见第二章第五节"微拉伸测试"。

（三）试件制备

按产品使用说明书中规定的粉液比例混合水门汀粉剂及液剂组分，使用调拌刀混合调拌均匀，60s内置入10mm×8mm×5mm的不锈钢模具中，模具底部放置铝箔片，材料边注入边用力压紧，排出多余气泡，刮平表面，玻璃板压紧使之形成一个平面。60s后移除玻璃板，将铝箔片–模具–水门汀的组合件置于恒温箱内的金属块上，确保铝箔和模具、铝箔和金属块之间充分贴合。

（四）参数设置

待调和结束90s时，将硬度计垂直向下移至水门汀表面并停留5s，进行一次预试验，估计净固化时间。在30s内重复进行压痕试验，直到硬度计不能在水门汀表面形成完整的环形压痕。必要时在两次试验之间清洁压头，重复上述过程，在近似固化前30s每隔10s做一次压痕试验，记录自调和结束直到硬度计压头不能在水门汀表面形成完整的环形压痕所需的时间，记为净固化时间。

（五）典型实例分析

本实验的目的在于比较三种常用的无机类粘固剂的净固化时间，将磷酸锌、聚羧酸锌和玻璃离子水门汀按照上述实验方法制备测试试件，每种水门汀制作10个样本，记录各试件的净固化时间，采用单因素方差分析比较各组总体均数之间的差异，结果如表9-1所示。聚羧酸锌的净固化时间略长于磷酸锌及玻璃离子组，磷酸锌和玻璃离子组净固化时间无明显显著性差异。

表9-1　各组无机类粘固剂净固化时间（平均值±标准差）　　　　　（单位：s）

	磷酸锌	聚羧酸锌	玻璃离子
净固化时间	208±5.1[a]	316±4.5[b]	197±2.8[a]

注：表中不同字母上标表示差异有统计学意义（$P < 0.05$）。

（六）实验注意事项

水门汀的固化时间受多种实验因素影响，如分子量、粉液比、颗粒直径大小及分布、调拌时间、温度、压力、调拌方法等。磷酸锌水门汀由粉、液两部分组成，固化反应主要是酸碱反应。室温下凝固时间为2～5min。温度越低固化越慢，液剂越多固化越慢，调拌速度越慢固化越慢，粉末越粗固化越慢，液剂内水分含量越少固化越慢，反之亦然。聚羧酸锌一般为粉、液剂型，也有单粉剂型（水调型），固化时间5～8min，受到粉液比、温度等影响。玻璃离子水门汀根据固化方式可分为化学固化型（传统型）和光/化学双固化型（树脂改性型）。化学固化型固化时间3～6min，受到粉液比、温度等影响。

二、薄膜厚度

薄膜厚度是无机类粘固剂的重要评价指标。成膜厚度直接影响粘接强度，膜越薄则粘接强度越大，反之，膜越厚则粘接强度越弱。

（一）材料与设备

材料与设备主要包括加荷装置（可以通过玻璃板对试样施加一定数值的恒定垂直压力）、测微计（刻度为2μm或更小）、无机类水门汀粘固剂、两块光学透明玻璃平板（接触面积200mm^2±10mm^2）。

（二）实验条件

实验条件详见第二章第五节"微拉伸测试"。

（三）试件制备

将两块透明玻璃平板重叠接触在一起，取5个点测量两块玻璃板的厚度，精确到1μm，取平均值记为读数A。移开上面的玻璃，将0.1ml调和好的水门汀置于下一块玻璃板的正中位置，将其放置在加荷装置的基座面板上，并处于加荷装置的中央正下方。再将上面的玻璃板按照原来测量时的方向放置在水门汀的正中位置。

（四）参数设置

在水门汀工作时间结束前10s，小心通过上部的玻璃板正中垂直向受试水门汀试样施加压力（根据实验设计），确保水门汀完全充满于两块玻璃板之间。图9-1为薄膜厚度测试的示意图。压力保持至少10min。去除负荷后，取5个点测量合在一起的两片玻璃板及水门汀薄膜的总厚度，记为读数B，水门汀

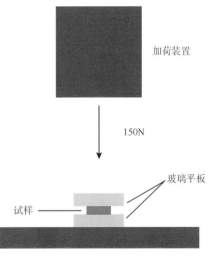

加荷装置

150N

玻璃平板

试样

图9-1　薄膜厚度测试示意图

薄膜厚度为二者之差（读数B-读数A）。

（五）典型实例分析

本实验的目的在于比较三种常用的无机类粘固剂的成膜厚度，将磷酸锌、聚羧酸锌和玻璃离子水门汀按照上述实验方法制备测试试件，每种水门汀制作10个样本，记录各试件的成膜厚度，进行单因素方差分析，组件两两比较采用LSD检验。结果如表9-2所示，三组结果无显著性差异。

表9-2 各组无机类粘固剂成膜厚度（平均值±标准差） （单位：μm）

	磷酸锌	聚羧酸锌	玻璃离子
薄膜厚度	23.2 ± 1.4^a	22.8 ± 2.5^a	21.9 ± 1.8^a

注：表中相同字母上标表示差异无统计学意义（$P > 0.05$）。

无机类粘固剂是牙体组织和修复体之间的粘固剂，其成膜厚度不应过大，否则影响修复体的就位。较薄的成膜厚度可以缩小边缘裂隙，从而提高修复体的边缘适合性。修复体边缘适合性较差时，更容易导致牙菌斑聚集、牙龈炎症甚至牙周疾病。一般来说，无机类水门汀的成膜厚度不应大于25μm。

（六）常见问题及解析

如果试验所使用的玻璃板不够平整，或受压位置偏离中心区域，可能会使各部位压力不均匀，从而导致不同的位置厚度差别较大，影响最终结果。

三、弯曲与压缩性能

测定材料在轴向静压力作用下的力学性能的试验，是材料机械性能测试的基本方法。压缩强度能够充分模拟在口腔内咀嚼功能状态下所承受的咬合压力，代表了抵抗磨损和变形的能力。弯曲强度也是无机类粘固剂机械强度的一个重要指标，只有力学性能满足要求的材料才能承受更大的咬合压力而避免产生裂纹。

（一）材料与设备

材料与设备主要包括电子万能试验机、低速切割机、恒温箱/水浴锅、电子卡尺、待测无机类粘固剂不锈钢模具（25mm×2mm×2mm）、四氟乙烯模具（内径4mm、高6mm）、聚酯薄膜、玻璃板、人工唾液、碳化硅砂纸（600目、800目、1000目、1200目、1500目）。

（二）实验条件

实验条件详见第二章第五节"微拉伸测试"。

（三）试件制备

1. 三点抗弯强度测试

按产品使用说明书中规定的粉液比例混合水门汀粉剂及液剂组分，混合调拌均匀，60s内置入25mm×2mm×2mm的不锈钢模具中，模具内表面事先均匀涂布薄层分离剂，自然风干。材料边注入边用力压紧，排出多余气泡，直到模具被注满过量的混合材料。将模具置于水平台面上，上下两侧表面覆盖透明聚酯薄膜，使用玻璃板压实静置6min，其间保证上下平行，去除边缘多余材料，脱模后检查试件，保证其无气泡及裂纹，使用碳化硅砂纸梯度打磨、抛光，使用电子卡尺测量试件尺寸，控制最终各边误差范围小于0.01mm。试件制备完成后，在相对湿度95%条件下，将试件置于37℃人工唾液中浸泡24h后进行测试。

2. 压缩性能测试

按产品使用说明书中推荐的粉液比混合水门汀粉剂及液剂组分，混合调拌均匀，60s内置入内径4mm、高6mm的四氟乙烯模具中，模具内表面事先均匀涂布薄层分离剂，自然风干。材料边注入边用力压紧，排出多余气泡，直到模具被注满过量的混合材料。将模具置于水平台面上，上下两侧表面覆盖透明聚酯薄膜，使用玻璃板压实静置6min，其间保证上下平行，去除边缘多余材料，脱模后检查试件，保证其无气泡及裂纹，使用碳化硅砂纸梯度打磨、抛光，使用电子卡尺测量试件尺寸，控制最终各边误差范围小于0.01mm。试件制备完成后，在相对湿度95%条件下，将试件置于37℃人工唾液中浸泡24h后进行测试。

（四）参数设置

1. 三点抗弯强度测试

根据ISO标准，将试件固定在电子万能试验机的夹具上，两端支点间的跨距为20mm，调整标尺刻度，使试件下方两支点与中央距离相等。吸干试件表面水分后，将其水平放置在电子万能试验机的加载台上，使压头的中心点和试件的中心点成一条直线，开启加载程序，加载速度为0.75mm/min±0.25mm/min，采用3点加载方式对试件进行垂直加压，直至试件达到屈服点；若无屈服点，在试件断裂时卸下载荷，记录试件所受到的最大压力值。

如第七章第二节中所示，试件的弯曲强度（σ，单位MPa）计算公式：

$$\sigma = \frac{3FL}{2bh^2}$$

其中，F为试件所受到的最大载荷值（N），L为下加载台两加载点的距离（mm），b为试件的宽度（mm），h为试件的高度（mm）。

2. 压缩性能测试

吸干试件表面水分后，置于万能试验机加载台上，沿试件的长轴线对试件进行应力加载，加载速度0.75mm/min±0.25mm/min，记录试件断裂时所受压力数值。

压缩强度（CS，单位MPa）计算公式：

$$CS = \frac{F}{\pi r^2 \cdot h}$$

其中，F为试件断裂瞬时的压力值，r、h分别为试件的底面半径（mm）和高度（mm）。

（五）常见问题及解析

（1）如果水门汀调和后填入模具时未压紧，试件内部有气泡，或试件取出时表面/内部产生微裂纹，会影响最终弯曲或压缩强度。

（2）如果水门汀调和时水粉比例不佳，固化后强度也会有所差别，应严格按照厂商说明书进行操作。

四、吸水率和溶解度

无机类粘固剂的吸水率及溶解度是材料重要的理化性能之一。吸水率是指无机类粘固剂在溶剂中吸附液体的质量，溶解度是指无机类粘固剂在溶剂中溶解的质量，是反映其降解程度的重要指标。

（一）材料与设备

材料与设备主要包括恒温箱、干燥箱（装有130℃中干燥5h的硅胶）、无机类粘固剂、四氟乙烯模具（内径15mm、高1mm）、透明薄膜、玻璃板、分析天平（精度0.05mg）、千分尺（精度0.01mm）、塑料镊子、手动除尘气球或带喷嘴的无油空气压缩机、碳化硅砂纸（1000目）。

（二）实验条件

实验条件详见第二章第五节"微拉伸测试"。

（三）试件制备

按产品说明书推荐的粉液比混合玻璃离子水门汀粉剂及液剂组分，混合调拌均匀后置入15mm×1mm的四氟乙烯模具中，稍有溢出，盖上塑料薄膜，玻璃板压实，去除边缘多余材料后将试件立即放入37℃恒温箱中。固化60min后脱模，注意避免表面污染。手持试件，使试件的边缘抵在无旋转的1000目碳化硅砂纸表面，转动试件修整边缘至光滑。用手动除尘气球或带喷嘴的无油空气压缩机吹掉碎屑，修整后的试件直径应不小于14.8mm，制备好的试件放入干燥箱中备用。

（四）参数设置

将试件放入37℃恒温干燥箱内，22h后取出，移入23℃恒温干燥箱内，保存2h后称重，精确到0.1mg。重复上述步骤直至达到恒定质量m_1，即在24h内每个试件的质量减少量不大于0.1mg。

最终干燥后，测量试件两个相互平行的直径，并求出平均直径。测量试件中心及圆周四等分处的厚度并求出平均厚度。根据平均直径计算面积（mm^2），再根据平均厚度计算体积（V，单位mm^3）。

将试件储存于37℃的蒸馏水中浸泡7天，保持恒温。使用隔离架以保证试件垂直放置且间隙为3mm。7天后取出试件，用水冲洗，吸干试件表面的水分，在空气中晃动15s。试件从水中取出1min后称重，记为m_2。称重后，按照前述方法将试件重复放入两个恒温干燥箱内，使试件再次达到恒定质量，记为m_3。

吸水率的计算公式：

$$W_{sp} = \frac{m_2 - m_3}{V}$$

其中，m_2为试件浸泡7天后的质量（mg），m_3为试件浸泡7天后的恒定质量（mg），V为试件体积（mm^3）。

溶解度的计算公式：

$$W_{sl} = \frac{m_1 - m_3}{V}$$

其中，m_1为试件浸泡前的质量（mg），m_3为试件浸泡7天后的恒定质量（mg），V为试件体积（mm^3）。

（五）典型实例分析

本实例的目的是比较三种不同品牌的玻璃离子水门汀的吸水率和溶解度，以评价其在口腔潮湿环境中的耐水解性。按照上述实验方法，每种玻璃离子水门汀制备5个试件，测试结果使用单因素方差分析和LSD两两比较进行统计学分析，结果如表9-3所示。三种不同玻璃离子水门汀的吸水率和溶解度均没有显著性差异（$P > 0.05$）。

表9-3　三种不同玻璃离子水门汀的吸水率和溶解度（平均值±标准差）　（单位：$\mu g/mm^3$）

	3M	Dentsply	Fuji II
吸水率	141.62±3.28[a]	139.14±2.44[a]	150.40±2.72[a]
溶解度	23.5±1.84[b]	24.1±2.01[b]	22.9±2.31[b]

注：表中同一行相同字母上标表示差异无统计学意义（$P > 0.05$）。

（六）实验注意事项

吸水率和溶解度是评估水门汀在垫底、衬洞、粘接、修复等方面的重要指标。操作时应严格按照厂家说明书进行调制，粉液比例的改变会导致凝固时间变化，吸水率和溶解度也相应降低或升高。磷酸锌水门汀几乎不溶于水，但溶于酸性溶液，因此唾液可使水门汀溶解和分解，导致强度下降。水门汀固化之前接触唾液，将导致溶解度增大。氧化锌丁香油水门汀在水中溶解度较大，24h溶解度为2.5%。其可溶于唾液，主要是由于丁香油的析出。聚羧酸锌在人工唾液中溶解度为1.42%，与磷酸锌水门汀相近。玻璃离子在凝固初期溶解度较高，以后溶解度逐渐降低，吸水性较大，吸水后体积膨胀，耐磨性能降低。在生产过程中，氟离子以基质的形式被添加入玻璃离子水门汀中，在溶解的同时可以释放氟离子，促进牙本质和釉质的再矿化。

第三节　粘接强度测试

一、微拉伸测试

通过微拉伸粘接强度测试可以了解无机类粘固剂的粘接性能，指导临床应用。

（一）仪器设备

仪器设备参照第二章第五节"微拉伸测试"。

（二）实验条件

实验条件参照第二章第五节"微拉伸测试"。

（三）试件制备

因本部分采用的水门汀多为流体或稀糊状，无法直接堆塑，因此此处与第二章第五节所述的试件制备略有不同。

离体牙的收集及保存详见第二章第二节"粗糙度测量"。将内径为2.5mm的透明聚四氟乙烯管粘接于牙本质试件的标准粘接面上，严格按照产品使用说明书的要求和步骤将水门汀调和后填入聚四氟乙烯管中，使之粘接在牙本质上，厚度约5mm，固化后储存于37℃蒸馏水中24h，去除水门汀外侧的聚四氟乙烯管。将牙-水门汀样本用自凝塑料包埋成方块状，用低速切割机垂直于粘接面切割得到1mm×1mm的条状试样，或者用低速切割机切割得到1mm厚的游离牙-水门汀片，再用金刚砂车针修整粘接界面处约为1mm×1mm大小，形成沙漏状试件。

粘接试件制备完成后储存和人工老化，具体方法详见第二章第六节。

（四）参数设置

参数设置详见第二章第五节"微拉伸测试"。

（五）实验注意事项

研究表明，玻璃离子与牙体组织有多种粘接方式。一是机械嵌合，二是化学性粘接。玻璃离子成分中的聚丙烯酸分子链上的羧基除了能与玻璃粒上的钙、铝离子结合，与牙本质中的胶原蛋白形成氢键，还可以与牙本质成分中的羟基磷灰石中的钙离子产生螯合反应，从而形成良好的化学性粘接。其粘接强度受到玻璃离子自身剂型和成分的影响，同时与被粘接材料的性质、粘接面的预备和表面处理、粘接操作、患者口腔环境等外在因素有关。

实验中，样本测试面积的大小对粘接强度而言是重要的影响因素，在粘接面积处于0.5～20mm时，样本的粘接面积越小，其测得的微拉伸强度越大。粘接面积越大，其粘接面缺陷的概率越大，越有可能降低粘接强度。相反，粘接面缺陷越小，粘接面范围内的应力分布越均匀，粘接强度则越大。微拉伸样本的理想粘接测试面积为0.5～1.5mm。

二、微剪切测试

通过微剪切粘接强度测试可以了解无机类粘固剂的粘接性能。微剪切试验测试的面积较小，具有独特的优越性。微剪切试验中应力集中于粘接界面，而非牙本质或充填材料，更有利于研究材料间的粘接机制。该部分内容可参照第二章第五节"微剪切测试"。

（高忆雪）

第四节 离子释放检测

目前多采用电感耦合等离子体原子发射光谱仪进行离子释放的分析。电感耦合等离子体原子发射光谱（ICP-AES）是一种以等离子体为光源的原子发射光谱，等离子体是一种原子或分子大部分已经电离的电中性气体。电感耦合等离子体属于低温等离子体，温度为5000～10 000K。ICP-AES有很高的准确度、灵敏度和稳定性，可以多元素同时分析，自由选择元素数量与安排测量顺序，检出限低，达到10^{-9}量级，且需要的试样溶液少（仅0.5ml），中心通道进样对等离子体的稳定性影响小，也有效消除自吸现象，线性范围宽（4～5个数量级）。但ICP-AES对非金属测定的灵敏度低，仪器昂贵，操作费用高。ICP-AES适用于各种样本中主量、微量及痕量杂质元素的定性、半定量和定量分析。

粘固是使用水门汀将修复体固定在基牙上的过程。此类通过封闭牙体与修复体间隙达到固位效果的材料为粘固剂，也常被称为水门汀。该过程涉及水门汀与基牙之间、水门汀与修复体之间两个界面的形成与处理。临床常用的无机类水门汀包括磷酸锌水门汀、氧化锌丁香酚水门汀、氢氧化钙水门汀、聚羧酸锌水门汀、玻璃离子水门汀等。测量无机类粘固剂的离子释放情况，对评价该类材料的理化性能、生物学性能、抗菌性能等具有重要意义。例如，粘固剂释放的钙和磷离子有利于防止牙釉质或牙本质脱矿，并促进再矿化，起到防龋的作用。因此，下文将介绍利用ICP-AES检测无机类粘固剂中的钙和磷离子的释放情况。

一、材料与设备

材料与设备主要包括电感耦合等离子体原子发射光谱仪、高速离心机、恒温干燥箱、超净水系统、电子分析天平、恒温磁力搅拌器、移液枪、pH计、待测无机类粘固剂、NaCl、乳酸、亚克力模具、聚乙烯薄膜、载玻片、去离子水。

二、实验条件

实验条件详见第二章第三节"电感耦合等离子体质谱分析"。

三、样本制备

（一）无机类粘固剂试件

选择亚克力模具，将无机类粘固剂放置于模具中。粘固剂的顶部和底部表面用聚乙烯薄膜和载玻片覆盖，轻轻按压以去除多余的材料。将无机类粘固剂制备成10mm×2mm×2mm的试件，静置待其凝固，共制备10个试件。将试件从模具中取出，用去离子水冲洗，置于37℃干燥箱中烘干。

（二）浸泡液的配制

配制133mmol/L NaCl溶液和50mmol/L乳酸溶液，用50mmol/L乳酸溶液调节133mmol/L NaCl溶液至pH为4，模拟低pH的致龋条件。

（三）钙离子和磷离子释放量的检测

将试件置于50ml浸泡液中，于第1、3、5、7、14、21、28、35、42天从每份浸泡液中吸取0.5ml溶液，同时加入0.5ml新鲜的浸泡液。将吸取的0.5ml浸泡液进行ICP-AES分析，测定从无机类粘固剂中释放出的钙离子和磷离子浓度，绘制钙、磷离子释放浓度随时间变化的曲线。

四、典型实例分析

从测试粘固剂的钙、磷离子浓度曲线（图9-2）可以看出，前7天为离子释放高峰，离子浓度迅速上升，7～14天离子浓度上升缓慢，从第14天开始进入平台期，钙、磷离子浓度均无显著变化。

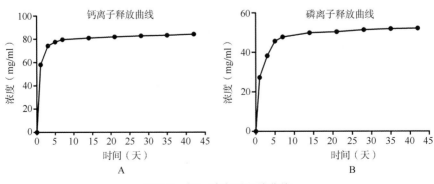

图9-2　钙、磷离子释放曲线

五、实验注意事项

（1）在采用ICP-AES测定元素含量过程中，样本的前处理是整个测定过程的关键。无机类粘固剂制备的模型、取液的方法和时间、环境等都会影响离子的浓度。

（2）应使用洁净的实验器材，防止操作时带入杂质影响结果的精确度。

（3）电加热处理酸、碱、水等溶剂试剂时，实验者不得离开；不得携带易燃易爆品进入实验室；实验产生的废液废渣要分类放入专用收集桶，不允许倒入水池或其他地方；处理结束后应切断电源，做好清洁卫生。

第五节 抗菌性能检测

一、活/死菌染色实验

活/死菌染色实验通过荧光染料评估细胞的活力指标，包括膜电位和膜完整性。LIVE/DEAD® BacLight细胞活性检测是基于SYTO9和PI的双重染色程序，利用膜完整性作为细胞活力的代表来区分活细胞和死细胞。两种染料都嵌入核酸，导致荧光信号增强，但它们的膜渗透特性不同。SYTO9单独使用时可以穿过所有细菌细胞膜，有助于进行全细胞计数，而PI只能进入膜破裂的细胞，从而可根据SYTO9和PI染色的相对绿色和红色荧光区分活细胞和死细胞，并通过计算绿红荧光比确定样本中活细胞和死细胞的比例。

激光扫描共聚焦显微镜（LSCM）既可以用于观察组织及细胞形态，也可以用于细胞内生化成分的定量和定性分析、荧光强度分析及细胞内pH、离子的动态测量。

口腔环境十分复杂，多种细菌在修复体周围黏附、聚集，其中的致龋菌如变形链球菌形成菌斑生物膜，一方面加剧粘接界面的破坏，另一方面可导致牙面的脱矿。有些粘固剂，如玻璃离子水门汀，在口腔环境中释放氟离子，提高牙齿的抗龋能力。下文将介绍通过活/死菌荧光染色实验评价无机类粘固剂的抗龋和抗菌能力。

（一）材料与设备

材料与设备主要包括激光扫描共聚焦显微镜、MGC厌氧培养罐、超净工作台、干燥箱、紫外/可见分光光度计（UV-2401PC）、电热恒温培养箱、磁力搅拌器、超声波清洗机、LIVE/DEAD® BacLight细胞活性检测试剂盒（L7012）、24孔板、厌氧产气袋、LSCM培养皿、圆盘形有机玻璃模具（内径10mm、厚1.5mm）、琼脂、待测无机类粘固剂、龋病相关致病菌变形链球菌UA159（ATCC700610）、根管感染相关致病菌粪肠球菌（ATCC29212）、BHI培养基、PBS、聚乙烯薄膜、载玻片、去离子水、环氧乙烷、接种环、无菌枪头、移液枪、无菌镊子、双蒸水、吸水纸。

（二）实验条件

实验条件详见第八章第六节"活/死菌染色实验"。

（三）样本制备

1. 无机类粘固剂试件的制备

选择圆盘形有机玻璃模具（内径10mm、厚1.5mm），将无机类粘固剂放置于模具中。粘固剂的顶部和底部表面用聚乙烯薄膜和载玻片覆盖，轻轻按压以去除多余的材料。制备成直径10mm、厚1.5mm的圆盘状试验样本，静置待其凝固，共制备10个试件。

将试件从模具中取出，浸入去离子水中，并以100r/min的速度进行磁力搅拌1h，以去除未固化的单体；再于无菌去离子水中超声清洗15min，置于37℃干燥箱烘干；最后用环氧乙烷熏蒸消毒灭菌并在通风橱中脱气48h。

2. 变形链球菌悬液培养

将冻干变形链球菌菌株复苏，用接种环挑取变形链球菌接种于BHI琼脂平板上，于37℃厌氧环境中培养48h，检查菌落生长形态。用无菌枪头挑取单个变形链球菌菌落，接种于无菌BHI培养基中，于37℃厌氧环境中培养24h。将菌液吹打均匀后，利用紫外/可见分光光度计在600nm波长处测量变形链球菌悬液的吸光度值（A_{600}），用无菌BHI培养基调节菌液浓度至A_{600}=0.5（约$1×10^8$/ml），并用新鲜的BHI培养基进一步稀释100倍，此时变形链球菌悬液的浓度约为$1×10^6$CFU/ml。

3. 粪肠球菌悬液培养

从超低温冰箱中取出粪肠球菌，置于超净工作台中，室温解冻1～2min。用接种环挑取粪肠球菌接种于BHI琼脂平板上，于37℃厌氧环境中培养24h。用无菌枪头挑取单个粪肠球菌菌落，接种于无菌BHI培养基中，于37℃恒温培养箱中静置培养约5h。紫外/可见分光光度计在600nm波长处测量粪肠球菌悬液吸光度值（A_{600}），用无菌BHI培养基调节菌液浓度至A_{600}=0.5（约$1×10^8$/ml）。用新鲜的BHI培养基进一步稀释100倍，此时粪肠球菌悬液的浓度约为$1×10^6$CFU/ml。

4. 试件-细菌生物膜的制备

将无机类粘固剂试件放入无菌24孔板中，每孔加入2ml无菌BHI培养基和20μl稀释后的细菌悬液（$1×10^6$CFU/ml），于37℃厌氧环境中培养48～72h。可见试件上形成膜状结构，即细菌生物膜。小心去除菌液，并使用无菌PBS轻轻漂洗3次，以去掉试件表面的浮游状态细菌和培养基。注意无菌操作，将试件转移至新的无菌24孔板中。

5. 活/死菌荧光染色试剂盒的配制和使用

在暗室中，根据说明书将SYTO9和PI按1∶1配制，避光保存在冰中。用无菌镊子将试件转移至无菌24孔板中，用移液枪加入配好的活/死菌荧光染色剂，至整个试件表面浸没在染色剂中，于室温下暗室孵育15min。用无菌双蒸水漂洗试件以去除表面的浮染物质。取一洁净的LSCM培养皿放置于LSCM的载物台上，在玻片上加1～2滴无菌双蒸水，将试件观察面向下放在LSCM培养皿上，用吸水纸从试件边缘吸去多余的液体。整个操作过程需在黑暗环境中进行，防止染色剂淬灭。

6. LSCM观察

目镜下定位样本、调焦；同步使用双通道扫描模式进行观察：激发波长为488nm的绿色通道用来观察细胞膜完整的活细菌，激发波长为543nm的红色通道用来观察细胞膜破坏的死细菌。在20×倍率下确定扫描Z轴的最上层和最下层平面，调节分辨率为512×512像素，以2μm的步距进行序列扫描。拍摄图像时可调节分辨率为1024×1024像素，以获得更高质量的图像。每个样本随机选取3个视野扫描和拍摄。

应用LSCM自带软件对扫描所得数据进行3D重建，获得变形链球菌或粪肠球菌生物膜的3D形态图像；应用软件分析每张3D图像的绿色荧光总量和红色荧光总量，计算生物膜的活菌比：绿色荧光总量/（绿色荧光总量+红色荧光总量）。

（四）参数设置

厌氧环境：细菌培养条件为37℃厌氧环境；工作电压：通常设置为10～20kV；建议放大倍数：×10、×20、×40。

（五）典型实例分析

LSCM结合荧光染色能准确区分活菌和死菌，定量分析细菌总量、活/死菌比例。该技术能重建生物膜的三维影像，更好地观察生物膜的结构特征和空间分布。本实验将龋病的主要致病菌变形链球菌和根管感染相关致病菌粪肠球菌接种到无机类粘固剂试件上培养48～72h，观察生物膜形成情况及活/死菌比例，以此分析无机类粘固剂试件对变形链球菌和粪肠球菌的抗菌性，从而进一步评价其抗龋及抗菌能力。

观察界面：无机类粘固剂界面。

在LSCM下，细胞膜完整的活菌染色后呈绿色荧光，细胞膜受损的死菌染色后呈红色荧光，活/死菌接近或重叠的部分会显示出橙/黄色荧光（图9-3）。

（六）实验注意事项

（1）变形链球菌和粪肠球菌是兼性厌氧菌，在有氧环境中的生存能力比厌氧环境中差，但是整个实验过程中，包括但不限于细菌接种、重悬、加入无机类粘固剂、加入活/死菌荧光染色试剂、稀释等多个环节都无法做到隔绝氧气，因此过多接触空气为本实验的干扰因素。实验中需要尽量

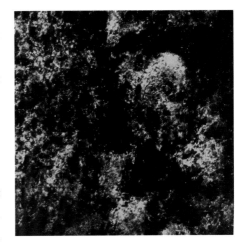

图9-3 无机粘固剂试件表面变形链球菌生物膜的LSCM图像（×40）

控制这些干扰因素，以提高实验结果的准确性。

（2）荧光染色剂的配制及使用必须在避光条件下进行，曝光条件下容易导致染色剂淬灭（图9-4A），影响实验结果。因此，实验用的荧光染色剂需新鲜配制，避光保存在冰中，标本在暗室中染色后需尽快观察。

（3）染色后的漂洗是为了去除多余的荧光染色剂、浮游状态细菌（图9-4B）和培养基，以减少对实验结果的干扰。上述物质需要在LSCM观察前尽可能去除，但注意不能破坏无机类粘固剂表面的细菌生物膜。

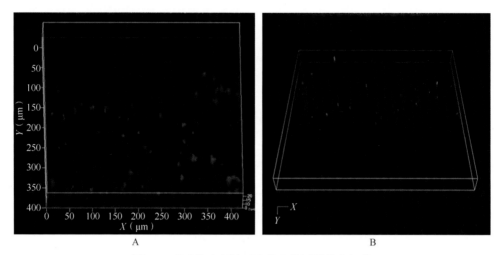

图9-4 荧光染色剂淬灭和染色的浮游状态细菌

A. 染色剂淬灭；B. 染色的浮游状态细菌

（4）LSCM在拍摄过程中易出现背景荧光过强、荧光过曝光等现象（图9-5A和B），这就要求操作者准确调节荧光背景，尽可能地减少荧光背景的干扰。图像抓取时需细微调节镜头的清晰度，保持标本和镜头静置，防止图像模糊不清（图9-5C）。

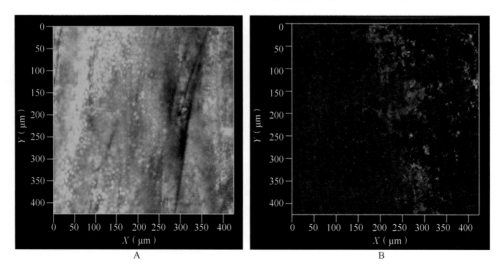

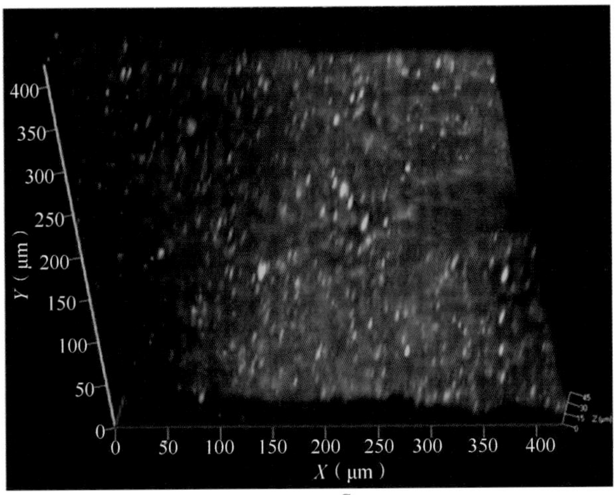

图9-5 荧光过强和图像不清楚
A.绿色荧光过强；B.红色荧光过强；C.图像不清楚

（5）要获得高质量的LSCM图像，需掌握透镜数值孔径（NA）、针孔大小，设定光电倍增管（PMT）探测器的增益与背景水平和图像亮度。激光荧光强度、光学切片厚度与Z轴扫描步距是影响其质量的关键因素。应选取可获得最佳图像的最小激光强度，激光功率尽可能小。应在标本的观察区以外设定成像参数，以防止观察区发生光漂白。可先用快速预览调整图像，再用XY Repeat预览，直至得到理想的图像。

二、MTT检测

生物安全性能是影响粘固剂临床应用的重要因素之一。粘固剂可能存在一定的细胞毒性，刺激牙髓或牙周组织。MTT法是最常用的一种检测细胞毒性的方法，具有操作简单、结果灵敏和客观的特点。MTT法的检测原理为活细胞线粒体中的琥珀酸脱氢酶能使外源性MTT还原为水不溶性的蓝紫色结晶甲瓒并沉积在细胞中，甲瓒的量与活细胞数成正比，而死细胞无此功能。二甲基亚砜（DMSO）能溶解细胞中的甲瓒，用酶标仪在490nm波长处测定其吸光度值，可间接反映活细胞数量。在一定细胞数范围内，吸光度值与活细胞数成正比。MTT法是定量检测细胞增殖和生长的理想方法，简便快速，灵敏度高，结果可靠。在本部分中，MTT法主要用于检测无机类粘固剂对细胞代谢活力的影响，MTT被还原形成甲瓒的量代表着细胞代谢活力的大小，故可通过MTT法评价无机类粘固剂的细胞毒性。

（一）材料与设备

材料与设备主要包括酶标仪、紫外/可见分光光度计、超净工作台、细胞培养箱、水浴锅、电子分析天平、倒置显微镜、96孔板、微量移液器、待测无机类粘固剂、小鼠成骨细胞MC3T3-E1、α-MEM培养基（含胎牛血清、青霉素、链霉素）、2.5g/L胰蛋白酶、MTT试剂、DMSO、生理盐水、PBS、0.22μm滤膜过滤器。

（二）实验条件

实验条件详见第八章第六节"MTT检测"。

（三）样本制备

1. 细胞培养

用含有10%胎牛血清、100U/ml青霉素和100μg/ml链霉素的α-MEM培养基培养小鼠成骨细胞MC3T3-E1。细胞传至第3代，调整细胞悬液浓度为$5×10^4$/ml，接种细胞于96孔板，每孔100μl，培养约24h使细胞贴壁并达到80%融合。

2. 加入无机类粘固剂

轻轻吸去培养液后，每孔加入新鲜培养液和无机类粘固剂，使无机类粘固剂的最终浓度分别为10μl/ml、20μl/ml、40μl/ml和80μl/ml，其中对照组加入等量生理盐水。于37℃细胞培养箱中培养24h。实验组和对照组分别平行设置5个孔。

3. MTT溶液的配制和使用

用PBS（pH=7.4）或生理盐水作溶剂，配制MTT溶液的浓度为5mg/ml，60℃水浴助溶，0.22μm滤膜过滤以除去溶液中的细菌，避光备用。

4. MTT实验

在每个孔中加入50μl配制好的MTT溶液，继续置于37℃培养4h，严格避光；弃去孔内上清，分别在每个孔中加入100μl DMSO，用微量移液器反复吹打均匀，充分振荡10min，使用酶标仪在波长490nm下测定每孔中溶液的吸光度值（A）。计算细胞相对增殖率（relative growth rate，RGR）：RGR=A（实验组）/A（空白对照组）×100%。

根据《美国药典》中细胞相对增殖率与细胞毒性分级的关系判断试件的毒性等级和安全标准。结果分级：0级为无毒性，1级为极轻微毒性，2级为轻度毒性，3级为中度毒性，4级为重度毒性（表9-4）。

表9-4　细胞毒性反应分级

RGR（%）	毒性等级	安全标准
≥100	0	安全
75～99	1	安全
50～74	2	不安全
25～49	3	不安全
1～24	4	不安全
<1	5	不安全

在倒置显微镜下观察各实验组细胞的形态变化、增殖情况，加入MTT溶液后细胞内甲臜析出的情况，拍照记录。

（四）典型实例分析

如图9-6所示，无机类粘固剂的浓度为10μl/ml、20μl/ml、40μl/ml和80μl/ml时，MC3T3-E1细胞的增殖率均在90%以上，提示本实验的无机类粘固剂的细胞毒性等级为1级，无细胞毒性，符合生物安全性材料的标准。

（五）实验注意事项

（1）MTT溶液一般现配现用，过滤后4℃避光保存，或配制成5mg/ml在–20℃长期保存，避免反复冻融，最好小剂量分装，用锡箔纸包住避光，以免分解。若MTT溶液变为灰绿色则不能再使用。MTT有致癌性，对细菌敏感，配好的MTT溶液需要无菌保存。

（2）甲臜结晶不溶于水，通常需有机溶剂（如DMSO）溶解方能检测，如加入酸性异丙醇易与胎牛血清形成沉淀而影响比色测定，培养液中的酚红和pH的变化也会干扰A值。

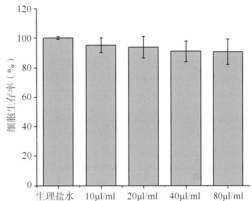

图9-6　无机类粘固剂对小鼠成骨细胞MC3T3-E1
增殖的影响

（3）MTT法只能用于检测细胞相对数和相对活力，不能测定细胞绝对数。在用酶标仪检测结果时，为了保证实验结果的线性，MTT吸光度最好在0～0.7。

（吴大明）

参 考 文 献

国家食品药品监督管理总局，2016. 牙科学水基水门汀 第1部分：粉/液酸碱水门汀：YY 0271.1—2016. 北京：中国标准出版社.

Algera TJ，Kleverlaan CJ，Prahl-Andersen B，et al，2006. The influence of environmental conditions on the material properties of setting glass-ionomer cements. Dent Mater，22（9）：852-856.

Cheetham JJ，Palamara JEA，Tyas MJ，et al，2014. Evaluation of the interfacial work of fracture of glass-ionomer cements bonded to dentin. J Mech Behav Biomed Mater，29：427-437.

Chen C，Weir MD，Cheng L，et al，2014. Antibacterial activity and ion release of bonding agent containing amorphous calcium phosphate nanoparticles. Dent Mater，30（8）：891-901.

Choi A，Yoo KH，Yoon SY，et al，2021. Anti-microbial and remineralizing properties of self-adhesive orthodontic resin containing mesoporous bioactive glass. Materials（Basel），14（13）：3550.

De Caluwé T，Vercruysse CW，Fraeyman S，et al，2014. The influence of particle size and fluorine content of aluminosilicate glass on the glass ionomer cement properties. Dent Mater，30（9）：1029-1038.

Dental-root-canal-sealing-materials：ISO 6876：2001. [2021-10-17]. https://www.iso.org/standard/34965.html.

Garcia IM，Balhaddad AA，Lan Y，et al，2021. Magnetic motion of superparamagnetic iron oxide nanoparticles-loaded dental adhesives: physicochemical/biological properties, and dentin bonding performance studied through the tooth pulpal pressure model. Acta Biomater, 134: 337-347.

Hewlett ER, Caputo AA, Wrobel DC, 1991. Glass ionomer bond strength and treatment of dentin with polyacrylic acid. J Prosthet Dent, 66(6): 767-772.

Ju GY, Lim BS, Moon W, et al, 2020. Primer-treated ceramic bracket increases shear bond strength on dental zirconia surface. Materials(Basel), 13(18): 4106.

Kalay TS, Kara Y, Karaoglu SA, et al, 2022. Evaluation of stabilized chlorine dioxide in terms of antimicrobial activity and dentin bond strength. Comb Chem High Throughput Screen, 25(9): 1427-1436.

Kharouf N, Eid A, Hardan L, et al, 2021. Antibacterial and bonding properties of universal adhesive dental polymers doped with pyrogallol. Polymers(Basel), 13(10): 1538.

Kim J, Dhital S, Zhivago P, et al, 2018. Viscoelastic finite element analysis of residual stresses in porcelain-veneered zirconia dental crowns. J Mech Behav Biomed Mater, 82: 202-209.

Lee JH, Jang HY, Lee SY, 2021. Finite element analysis of dental implants with zirconia crown restorations: conventional cement-retained vs. cementless screw-retained. Materials(Basel), 14(10): 2666.

Li F, Weir MD, Chen JH, 2013. Comparison of quaternary ammonium-containing with nano-silver-containing adhesive in antibacterial properties and cytotoxicity. Dent Mater, 29(4): 450-461.

Lohbauer U, 2010. Dental glass ionomer cements as permanent filling materials? —Properties, limitations and future trends. Materials, 3(1): 76-96.

Melo MAS, Weir MD, Rodrigues LKA, et al, 2013. Novel calcium phosphate nanocomposite with caries-inhibition in a human *in situ* model. Dent Mater, 29(2): 231-240.

Mustafa R, Alshali RZ, Silikas N, 2018. The effect of desiccation on water sorption, solubility and hygroscopic volumetric expansion of dentine replacement materials. Dent Mater, 34(8): e205-e213.

Rodrigues MC, Chiari MDS, Alania Y, et al, 2018. Ion-releasing dental restorative composites containing functionalized brushite nanoparticles for improved mechanical strength. Dent Mater, 34(5): 746-755.

Rodrigues MC, Natale LC, Arana-Chaves VE, et al, 2015. Calcium and phosphate release from resin-based materials containing different calcium orthophosphate nanoparticles. J Biomed Mater Res B Appl Biomater, 103(8): 1670-1678.

Shebl EA, Etman WM, Genaid TM, et al, 2015. Durability of bond strength of glass-ionomers to enamel. Tanta Dental Journal, 12(1): 16-27.

Sidhu SK, Nicholson JW, 2016. A review of glass-ionomer cements for clinical dentistry. J Funct Biomater, 7(3): 16.

Skrtic D, Antonucci JM, Liu DW, 2006. Ethoxylated bisphenol dimethacrylate-based amorphous calcium phosphate composites. Acta Biomater, 2(1): 85-94.

Weir MD, Chow LC, Xu HK, 2012. Remineralization of demineralized enamel via calcium phosphate nanocomposite. J Dent Res, 91(10): 979-984.

Xu HHK, Sun L, Weir MD, et al, 2006. Nano DCPA-whisker composites with high strength and Ca and PO(4) release. J Dent Res, 85(8): 722-727.

第十章

粘接功能单体的测试和分析

第一节 概　　述

　　无论是修复体还是牙体硬组织的粘接，赖以存在的基础均是被粘物之间的微机械固位和化学粘接。相较于微机械固位，化学粘接更能够达成粘接强度的大幅度增强和粘接耐久性的提高，而化学粘接主要依赖于粘接剂的化学组分，成分的变化会影响材料的关键物理化学性能，如转化率和转化度、吸水性、溶解性、弯曲强度、弹性模量和粘接强度。粘接剂组分一直在研究和开发中，以优化材料性能，如降低吸水性和溶解度，改善聚合和物理性能，从而提供足够的抵抗力以抵消树脂基材料反应期间产生的聚合应力和咀嚼应力。无论粘接步骤多少，是否包含酸蚀，所有系统都有类似的成分，即单体、引发剂和溶剂。从广义上讲，在粘接材料中对于微机械固位和（或）化学粘接有贡献的单体成分都可以称作粘接功能单体。粘接功能单体的作用涉及改变胶黏剂本身的物理性状、提高被粘物表面的润湿性、提供粘接剂与被粘物之间的化学偶联等中的一种或几种。

　　从化学成分的角度划分，粘接单体包括亲水性单体和疏水性单体。亲水性单体与牙本质基质的有机成分具有亲和力，疏水性单体有利于与粘接层顶部的修复性树脂复合材料粘接。

　　从粘接效果的角度划分，粘接单体包括基础单体和粘接促进单体。基础单体如树脂材料中常见的 HEMA、Bis-GMA、TEGDMA 和 UDMA 等。以 HEMA 这种较为熟知的基础单体为例，早在 20 世纪 70 年代其就被应用于粘接剂中，是一种低分子量的单官能团单体，其亲水的特性能增加修复材料表面的润湿性，或增加牙本质中胶原纤维网络的润湿性，提高树脂基质的流动性和扩散能力，进而提升粘接强度，但这种单体对化学粘接并无贡献。

　　而粘接促进单体的官能团往往被设计为可以脱矿并与不同的基质进行化学键合的形式，如羧基、磷酸盐等官能团具有亲水性，易于电离，从而提高了单体与牙本质无机成分的结合能力。例如，牙体组织中饱含羟基磷灰石，粘接促进单体与其中的钙离子发生作用，并通过脱矿从牙齿结构中释放钙和磷酸盐，当离子链保持稳定时，形成钙盐，与粘接单体共聚，从而与钙离子建立强有力的化学键合。通过此种化学结合的牙体组织可以经由胶黏剂连接到陶瓷或金属合金表面。

　　在这一类中，常见的功能性粘接促进单体是 4-META、GPDM 和 10-MDP，它们都可以与甲基丙烯酸甲酯链相连。单官能和多官能甲基丙烯酸酯牙科粘接剂单体的交联密度显著影响粘接界面的机械性能和完整性。由于交联较少，聚合物的机械性能降低，弹性更高，对溶剂降解的敏感性增加。因此，单官能单体和多官能单体也被用作交联剂，而基础单体提供更刚性和更稳定的聚合物，以促进可靠的键合。

近30年来，研发的粘接功能单体更注重对化学粘接的贡献。修复材料有金属、陶瓷等无机材料，也有纤维桩、复合树脂、纳米瓷等高分子材料，牙体组织的结构则更复杂。粘接剂与这些材料要形成化学粘接，必须依赖于组分中能够实现化学粘接的功能单体成分，因此这类粘接促进单体成分也是真正意义上的粘接功能单体。

以陶瓷类修复材料为例，常用硅烷偶联剂进行化学调节，玻璃陶瓷类可以通过表面极性较强的羟基与硅烷偶联剂的羟基发生缩合反应，硅烷的烯键又与树脂基质中的烯键发生加成反应，从而提高玻璃类陶瓷的粘接强度；对于化学惰性较强的氧化锆陶瓷，磷酸酯单体则能通过特有的双功能基团实现偶联氧化锆陶瓷与树脂基质的化学结合，故10-MDP目前被广泛应用在通用型粘接剂中以增强粘接效果。

但正如上文所言，粘接系统包括了单体、溶剂和引发剂，虽然粘接单体在其中起到重要作用，但并非可以脱离溶剂和引发剂的影响而单独存在。因此在对粘接单体进行测试或分析时，不能忽视溶剂和引发剂的作用。粘接剂中溶剂含量对树脂在牙科基质中的水分置换和扩散至关重要，使用的主要溶剂为水、乙醇和丙酮，水溶剂保证了酸性单体在酸蚀冲洗系统中的电离，增加了润湿性，并促进了酸蚀后胶原纤维的膨胀，改善了树脂的扩散和渗透，从而改善了结合本身。对于临床光照难以到达或低辐照度的部位，性能更好的引发剂系统可以促进更好的转化，提高性能。理想化的新型粘接单体在牙本质和胶原中应具有最佳扩散能力，填充酸蚀和（或）酸性预处理产生的所有空间，减少胶原降解。此外，粘接单体与粘接剂中其他组分的相互作用应为聚合物基体提供更好的机械增强，从而改善所形成的混合层。这些也是通过对粘接单体的测试分析希望达成的更佳的研究目标。

本部分实验技术主要针对这种能够提供化学粘接作用的功能单体类型进行相关测试和分析。评价粘接单体与修复材料化学粘接时，由于修复材料成分相对简单、结构单一，可以很容易地获得、制备或加工为需要的状态，所以测试相对容易。应用FTIR、XPS、SIMS、NMR等分析化学技术进行检验，可通过化学元素、化学键或者晶相的变化对待测材料和粘接单体进行定量或定性检测，从而能明确解释两者之间的化学反应。

而评价粘接单体与牙本质这种牙体硬组织的化学粘接时，情况则复杂得多。这是因为牙本质中有机和无机成分及组织结构比较复杂，可对测试获得的图谱解析造成干扰，解释相对困难。为了准确衡量被粘物与功能单体之间化学亲和力的强弱，分析化学键种类、稳定性及新生产物的成分、结构和化学性质等参数，除了上述提到的FTIR、XPS、SIMS、NMR等分析化学技术外，也可以辅以其他表征手段。对材料进行成分分析和结构测定时，常应用光谱分析、电子能谱分析、衍射分析、电子显微分析等技术；对材料的物理性质和电化学性质进行分析时，色谱分析、质谱分析、电化学分析和热分析等技术则是重要的方法。

但不可否认的是，化学表征方法具有其局限性，易受不当操作或图谱分析的影响而产生实验误差，可作为辅助手段评估化学反应。理论化学技术是运用纯理论计算而非实验方法研究化学反应，当实验化学方法不能解决问题时，理论化学技术也是一个有力的手段，其具有成本低、高效性、安全性高等优势，还可以为实验提供预测和指导。例如，采用量子化学分析，对可能产生化学反应的材料成分进行预估，模拟可能的化学方程式并运算其结果，能够更为准确地推演出所有反应进行的可能性，甚至能够更为精确地比较不同化学反应进行的难易程度，为实验化学提供理论基础和指导方向。笔者曾尝试使用量子化学分析这一理论化学手段解释和预测被粘物与功能单体之间的化学键合力，这种方法具有在基础原理水平上对不同分子间形成化学键的稳定性进行精细理论研究的优势，直接从理论上解释单体与被粘物产生化学键合的具体机制，下文将介绍这种方法。

（陈　晨　陈冰卓　赵　青）

第二节　化学亲和力的表征分析

一、傅里叶变换红外光谱分析

在本节中，傅里叶变换红外光谱（FTIR）主要用于粘接功能单体与牙本质或牙釉质、金属、陶瓷、树脂基材料之间是否存在化学亲和性的判断和化学键变化的检测。当功能单体拥有特殊的活性基团如羰基、羟基时，单体与被粘物产生化学反应，特殊基团的振动反映在特定范围的光谱吸收峰的强度上，可以由此判断两者之间是否存在化学亲和力。例如，硅烷偶联剂γ-MPS用于玻璃基陶瓷表面调节时，分子中的硅羟基与氧化硅间形成Si—O—Si键的检测。不同基团的振动频率可能有重叠部分，可以通过分峰放大谱图中单体与基材之间化学键的微小变化。

（一）材料与设备

材料与设备主要包括傅里叶变换红外光谱仪、电子分析天平、恒温磁力搅拌器、超声波清洗机、离心机、干燥皿、玛瑙研钵、压片专用模具、溴化钾粉末（光谱纯）、待测的功能单体、被粘物、无水乙醇（或丙酮）。

（二）实验条件

实验条件详见第二章第三节"傅里叶变换红外光谱分析"。

（三）样本制备

配制包含功能单体的简易预处理剂或粘接剂。根据实验需要，将待测功能单体、溶剂、光敏剂等按照不同比例进行配制。

取适量预处理剂或粘接剂与其处理对象，如牙釉质、牙本质、金属或者陶瓷样本混合，振荡充分混匀后在常温下反应适当时间。反应完成后离心，倒出上清液。加入无水乙醇或丙酮，离心机转速设置为3500r/min，离心5min，倒出上清液，反复清洗3次，沉淀物置于干燥皿内48h。

针对样本的性状，按照不同的方法进行制样。透射法：通常采用溴化钾压片法、涂片法、直接透过法。

（四）参数设置

参数设置详见第二章第三节"傅里叶变换红外光谱分析"。

（五）典型实例分析

以下实例是用FTIR检测经过含10-MDP简易预处理剂处理的羟基磷灰石所获得的光谱。预处理剂中功能单体（10-MDP）：无水乙醇：水的比例为10：45：45（质量分数）。将0.2g羟基磷灰石粉与2g自配的处理剂混合，用丙酮反复清洗、离心后干燥。样本采用衰减全反射模式进行FTIR分析（FTIR分析流程见封底二维码）。

与标准谱图对比后发现，相较于未经处理的羟基磷灰石，反应产物在1718cm^{-1}处出现的C=O伸缩振动，表示经乙醇严格冲洗后，反应产物中仍保留10-MDP的甲基丙烯氧基羰基峰（图10-1A）。有时，为了排除不同基团振动频率重叠的部分，放大谱图中的微小变化，可以对FTIR图谱进行分峰拟合分析。图10-1B为本实例采用软件"Peakfit"对1600～1800cm^{-1}图谱的分峰拟合结果。

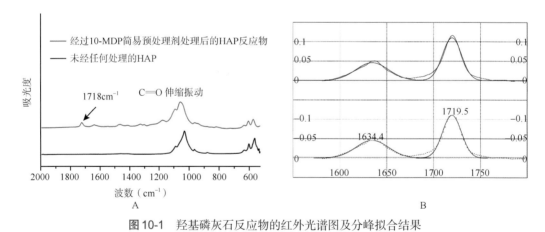

图10-1 羟基磷灰石反应物的红外光谱图及分峰拟合结果

（六）常见问题及注意事项

影响红外图谱质量的因素包括测试方法、样本制备技术、分辨率、扫描次数及其他参数。透射法易受水和样本干扰，衰减全反射法测试简便、快速、准确、无损；样本的制备技术也值得关注，如采用压片法时压片的透明度是否均匀；提高分辨率可以改善峰形，但达到一定数值后，峰形变化不大，反而增加噪声；扫描次数的增加可以减少噪声，增加图谱的光滑性。

二、X射线衍射分析

在本部分中，X射线衍射（XRD）技术主要用于获取被粘材料经粘接功能单体处理前后的结构信息变化，如牙釉质、牙本质与单体之间产生具有特殊晶相的物质。

（一）材料与设备

材料与设备主要包括待测的功能单体、被粘物，其余参见第二章第三节"X射线衍射分析"。

（二）实验条件

实验条件详见第二章第三节"X射线衍射分析"。

（三）样本制备

样本制备详见第二章第三节"X射线衍射分析"。

（四）参数设置

参数设置详见第二章第三节"X射线衍射分析"。

（五）典型实例分析

以下实例是用XRD检测经过含10-MDP的简易预处理剂处理的羟基磷灰石，对产物进行物相分析。处理方法同本节"傅里叶变换红外光谱分析"。将制备好的粉末状样本铺在样本台上，通过X射线衍射仪进行分析。工作电压为40kV，电流为40mA，以连续方式进行扫描，扫描2θ为0.6°～40°，速度为0.02°/s，记录实验结果。使用Origin软件对生成的XRD图谱进行绘制和分析；也可以使用MDI Jade软件对生成的XRD图谱进行绘制和分析。反应产物与未经处理的羟基磷灰石粉末相比较，在2θ为2.42°、4.92°和7.46°时出现三个代表纳米层形成的特征峰（图10-2）。这些特征峰代表了纳米层的形成，而未处理的羟基磷灰石粉末中未出现这些特征峰。

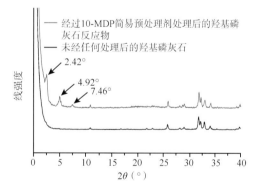

图 10-2 羟基磷灰石反应物的XRD图谱

三、X射线光电子能谱分析

在本部分中，X射线光电子能谱（XPS）常用于被粘物表面经过粘接功能单体处理前后的化学键变化分析，还可以进行产物的元素定性分析、相对含量分析，也可以通过各峰的位置、峰值判断元素的化学价态，进行新生化合物的结构鉴定。

（一）材料与设备

材料与设备主要包括待测的功能单体、被粘物、导电胶，其余参见第二章第三节"X射线光电子能谱分析"。

（二）实验条件

实验条件详见第二章第三节"X射线光电子能谱分析"。

（三）样本制备

样本制备详见第二章第三节"X射线光电子能谱分析"。

（四）参数设置

参数设置详见第二章第三节"X射线光电子能谱分析"。

（五）典型实例分析

以下实例是用XPS检测经过含10-MDP的简易预处理剂处理的羟基磷灰石，对产物进行化学键和元素含量的分析。

处理方法同本节"傅里叶变换红外光谱"。将待测样本置于导电胶上，固定在样本台上，在X射线光电子能谱仪上进行测试，测试所用的激发源为单色化的Al Kα X射线（光能为1486.6eV，能量步长为0.05eV）。

使用Origin和XPS Peak4.1软件对生成的XPS进行绘制和分析。

未经处理的羟基磷灰石在284.6eV、285.8eV、288.5eV分别出现代表C—C、C—O、—COO—的峰（图10-3A）；反应产物在288.5eV位置出现代表—COO—的峰（图10-3B）。从O1s、Ca2p、P2p和C1s的峰面积获得原子百分比的定量数据，并由此计算Ca/P、O/Ca和C/Ca值（表10-1）。与未处理的羟基磷灰石相比，由10-MDP处理过的粉末Ca/P值下降，C/Ca、O/Ca值升高，C1s峰的强度较未处理组明显增加（图10-3C），说明10-MDP吸附或结合在羟基磷灰石表面。

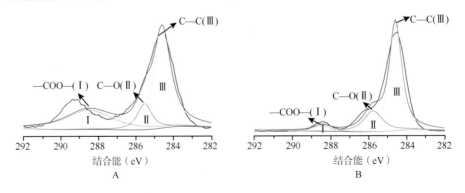

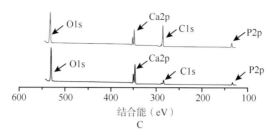

图 10-3 XPS谱图

A. 未经处理的羟基磷灰石的XPS窄谱图；B. 羟基磷灰石反应产物的XPS窄谱图；C. 羟基磷灰石和反应产物的XPS宽谱图

表 10-1 XPS分析经过不同处理的羟基磷灰石的原子百分比

原子百分比	羟基磷灰石	反应产物
Ca/P	1.88	1.00
C/Ca	1.09	5.41
O/Ca	2.35	3.68

（六）常见问题及注意事项

XPS的灵敏度高，可检测存在于样本表面的微量杂质，因此样本制备完成后需注意确保分析面不受污染，不能用手套、手指或其他工具直接接触样本表面，否则可能严重影响图谱的准确性。

四、核磁共振分析

按照测试样本的性状，核磁共振（NMR）技术分为固体NMR（SSNMR）和液体NMR（LSNMR）。SSNMR和LSNMR均可以做一维NMR和二维NMR。二维NMR是由两个独立的时间变量，经过两次傅里叶变换后得到两个独立频率变量的图谱，相较于一维NMR其谱线的拥挤和重叠减少，能提供核之间相互关系的新信息。

（一）固体核磁共振分析

SSNMR用于评价粘接功能单体与被粘物之间的化学相互作用，通过峰型、峰数、谱峰范围可以得知反应产物的种类，再进一步通过分峰可获得产物的相对含量。例如，通过 ^{31}P 谱研究 10-MDP 与牙釉质或牙本质反应后生成的钙盐类型及含量，通过 ^{1}H 和 ^{31}P 魔角旋转NMR及二维 $^{1}D \rightarrow {}^{31}P$ 异核相关NMR研究 10-MDP 与氧化锆之间的化学相互作用，以探讨两者之间的配位机制。

1. 材料与设备

材料与设备主要包括恒温磁力搅拌器、干燥皿、待测的功能单体、被粘物，其余详见第二章第三节"固体核磁共振分析"。

2. 实验条件

实验条件详见第二章第三节"固体核磁共振分析"。

3. 样本制备

样本制备详见第二章第三节"固体核磁共振分析"。

4. 参数设置

参数设置详见第二章第三节"固体核磁共振分析"。

5. 典型实例分析

以下实例是用固体核磁共振波谱仪检测经过10-MDP简易预处理剂处理的羟基磷灰石反应物，获得产物的分子种类和比例。

处理方法同本节"傅里叶变换红外光谱分析"。通过固体核磁共振波谱仪测试样本的^{31}P NMR 光谱，并使用磷酸二氢铵作为外部参比，横坐标设置为 ppm。接触时间、重复时间和积累次数分别为2000μs、20.05s和120次。

使用Mestrenova软件和Origin软件对生成的SSNMR图谱进行绘制和分析。反应产物的^{31}P NMR图谱见图10-4A，图10-4B为曲线拟合的结果。峰α分配给羟基磷灰石。新合成的标记为3、4的^{31}P NMR峰分别归属两种类型的MDP-Ca盐，即MDP二聚体的双钙盐（DCS-MD）、MDP三聚体的双钙盐（DCS-MT）。绿线显示了羟基磷灰石的模拟α峰。天蓝色线是两种10-MDP-钙盐的模拟峰3、4。红线是合成的总光谱。

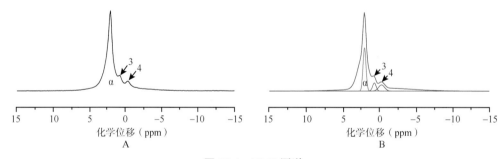

图10-4 NMR图谱

A.局部放大的羟基磷灰石反应物的^{31}P NMR图谱；B.经过分峰拟合的羟基磷灰石反应物的^{31}P NMR图谱

（二）液体核磁共振分析

LSNMR技术主要用于研究溶液状态下分子的化学结构与动力学信息。部分有机物的官能团不含氢，碳作为有机化学物的骨架，因此最灵敏的^{1}H谱结合^{13}C谱，才能进行化合物的结构测定。例如，通过^{1}H、^{13}C、^{31}P谱评估老化前后三甲氧基硅烷（MPTMS）中硅醇基团存在与否及其稳定性。

1. 材料与设备

材料与设备主要包括液体核磁共振波谱仪、电子分析天平、无水丙酮、氘代氯仿、四甲基硅烷（TMS）。

2. 实验条件

实验条件详见第八章第二节"液体核磁共振分析"。

3. 样本制备

样本纯度95%以上。取5mg待测功能单体溶于无水丙酮中，加入50μl含适量TMS的氘代氯仿用于定标和锁场，充分混匀后转移至直径为5mm的NMR样本管，密封保存。

4. 参数设置

测定频率：400.13MHz；检测温度：297.5K；脉冲宽度：10.00μs；脉冲延迟时间：1.399s；扫描次数：16次。

5. 典型实例分析

此实例为利用^{1}H NMR图谱确定粘接功能单体10-MDP的结构。使用Mestrenova软件对生成的LSNMR图谱进行绘制和分析。10-MDP的^{1}H NMR图谱见图10-5。在3.9～4.2ppm检测到两对不同的峰，它们被归属于10-MDP的CH$_2$间隔链的H，信号较为尖锐和强烈。峰的锐度和强度反映了纯度。

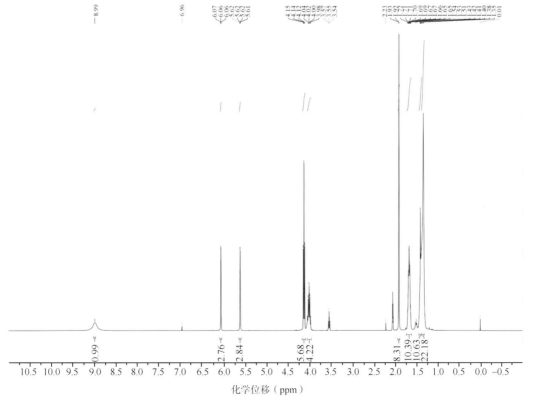

图10-5　10-MDP的^{1}H NMR图谱

6. 常见问题及注意事项

NMR图谱主要存在峰型不对称、半峰宽大、灵敏度低和谱峰无法解释等问题。仪器状态和样本的配制均是影响图谱的因素。在实际操作时，必须保证核磁管管体内外表面的光洁度，选择适合的氘代试剂和pH，保证样本与溶剂充分混匀。

五、热重分析

热重分析在本部分中主要用于检测粘接功能单体在被粘物表面化学吸附的量，从而评估化学亲和性的优劣，还可以分析产物的热分解行为，通过导数分析获得最大热解速度，可以认为某一产物在此温度范围内出现分解，联合FTIR和MS进行有机物的结构鉴定。

（一）材料与设备

材料与设备主要包括热重分析仪、电子分析天平、恒温磁力搅拌器、超声波清洗机、离心机、干燥皿、待测功能单体、被粘物、无水乙醇（或丙酮）。

（二）实验条件

环境要求：环境整齐洁净，温度20℃±5℃，相对湿度一般应保持在50%～70%。配备通风换气设备和危化品储存柜。

（三）样本制备

固体样本的形态、颗粒度等应保持一致。注意保持样本充分干燥。

（四）参数设置

加热速度：15℃/min，加热范围：28～700℃。根据实验目的选择实验气氛，通过气氛使温度保持均匀，及时将过程中产生的气体带离实验体系，可以选用惰性气氛（如氮气）；研究样本在特定气氛下的热行为时，根据需求选择实验气氛（如氮气、空气、氧气等）。

（五）典型实例分析

以下实例是用热重分析仪检测经过10-MDP简易预处理剂处理的羟基磷灰石反应物，处理方法同本节"傅里叶变换红外光谱"。通过热重分析仪对样本进行分析，测试在氮气气氛下进行，加热速度为15℃/min，加热范围为28～700℃。

使用Origin软件对数据进行分析和绘制，获得失重曲线和微商失重曲线（热重分析见封底二维码）。图10-6A中的a表示羟基磷灰石的失重曲线，质量变化为1.7%，b表示经过10-MDP简易预处理剂处理的羟基磷灰石反应物，质量变化为30.6%，高于未处理的羟基磷灰石，这归因于反应产物的热解。图10-6B显示了羟基磷灰石反应物的热重–微分热重（thermogravimetric-derivative thermogravimetric，TG-DTG）图谱。第一次失重（2%）发生在30～210℃，而第二次失重（29%）发生在220～370℃，提示10-MDP长碳链的主干坍塌，并且在347℃达到最大热解速度。

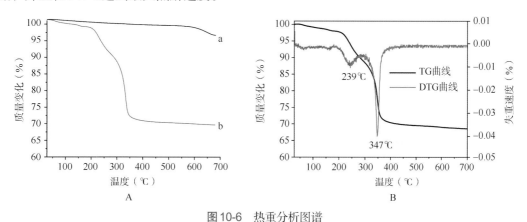

图10-6 热重分析图谱

A.羟基磷灰石及其反应物的热重分析图谱；B.羟基磷灰石反应物的TG-DTG光谱

（六）常见问题及注意事项

仪器因素，如浮力、对流、挥发物冷凝等因素会影响热重的曲线，平时应注意对仪器保养和维护；升温速度是对热重影响最大的因素，升温速度越大，滞后现象越严重。样本本身也会对热重曲线产生影响。如果样本量大，反应吸热或放热会出现温度偏差，内部产生的气体无法逸出也会阻碍反应进行；而样本粒度较大，会使得反应速度减慢及反应不全。

六、质谱分析

质谱具有较高的特异性、敏感度及可同时检测多个化合物的能力，提供了一种完全适合于微量化学物质识别或定量测量的方法，可用于表征如牙本质、牙釉质、氧化锆陶瓷和金属等材料表面经粘接功能单体处理前后复杂的官能团及化学键的变化。

（一）电感耦合等离子体质谱分析

在本部分中，使用ICP-MS可以高效且定量地表征功能单体对不同材料表面的化学亲和力，灵敏度检测、识别和可靠定量材料表面微量元素的变化。

1. 材料与设备

材料与设备主要包括电感耦合等离子体质谱仪、超声波清洗机、电子分析天平、离心机、恒温磁力搅拌器、干燥皿、烧杯、离心管、移液枪、黑色避光湿盒、功能单体及其溶剂、功能单体作用的材料（如牙体组织、羟基磷灰石、金属和陶瓷等）、去离子水、无水乙醇。

2. 实验条件

实验条件详见第二章第三节"电感耦合等离子体质谱分析"。

安全注意事项：部分功能单体和有机溶剂对眼睛、呼吸道和皮肤有刺激性，实验过程中应戴口罩、面罩和手套等防护用具，在通风橱中进行操作。

3. 样本制备

（1）功能单体溶液的配制：用电子分析天平称取功能单体，使用移液枪吸取相应溶剂加入功能单体中，在环境温度下用磁力搅拌器搅拌，确保功能单体完全溶解。

（2）粘接试件处理：根据功能单体作用对象选择并制备相应的材料，将其置入功能单体溶液中，在环境温度下用磁力搅拌器搅拌，充分混匀后置于黑色避光湿盒常温下反应。用离心机离心，弃去上清液，加入无水乙醇，用超声波清洗机清洗，重复3次以去除沉淀表面未反应的游离功能单体。将沉淀物置于干燥皿中干燥。

（3）电感耦合等离子体质谱仪分析：样本可为粉末、块状和溶液。粉末/块状样本：一般提供100mg以上；溶液样本：样本需要进行前处理，提供至少5～10ml，且为水溶液（若含有机溶剂，样本需要进行前处理）；已经进行前处理的样本，提供10ml澄清溶液，为中性偏酸性溶液且不含氟离子，溶剂为水。

将功能单体处理后的实验材料、未经任何处理的材料分别置于37℃的去离子水中。用离心机离心后得到上清液。通过单盲法使用电感耦合等离子体质谱仪测量功能单体处理后的材料和未处理的材料表面某种特征元素的含量。

4. 参数设置

参数设置详见第二章第三节"电感耦合等离子体质谱分析"。

5. 典型实例分析

为了评价功能单体对牙体组织的化学亲和力，选择牙体组织中的重要成分羟基磷灰石作为实验材料，检测功能单体与羟基磷灰石的化学键结合。配制质量分数为10%的10-MDP预处理剂，其中去离子水的质量分数为45%，乙醇的质量分数为45%。分析天平称取羟基磷灰石0.2g，与2g含10%（质量分数）10-MDP的预处理剂混合。在环境温度下用磁力搅拌器搅拌，充分混匀后置于黑色避光湿盒常温下反应12h。用离心机离心，弃去上清液，加入无水乙醇，用超声波清洗机清洗，重复3次后，用干燥皿干燥48h。其中10-MDP处理后的羟基磷灰石作为实验组，未经处理的羟基磷灰石作为对照组，在去离子水中的钙释放量见表10-2。

表10-2 电感耦合等离子体质谱仪检测到的钙释放量　　　（单位：mg/L）

	1天	7天	14天	30天
未经处理的羟基磷灰石	79.42	86.77	93.70	97.14
10-MDP处理后的羟基磷灰石	44.81	69.53	75.94	76.69

结果分析：根据电感耦合等离子体质谱结果，少量钙离子从未经处理的羟基磷灰石和10-MDP处理后的羟基磷灰石中释放出来，随着时间延长钙离子含量逐渐增多，然后趋于平稳，且10-MDP处理后的羟基磷灰石释放的钙离子量小于未经处理的羟基磷灰石释放的钙离子量。

6. 常见问题及解析

某组实验数据偏差较大，见表10-3。

表10-3　电感耦合等离子体质谱仪检测到的钙释放量　　（单位：mg/L）

	1天	7天	14天	30天
未经处理的羟基磷灰石	79.42	86.77	243.78	97.14
10-MDP处理后的羟基磷灰石	44.81	69.53	211.46	76.69

问题：14天的钙释放量大幅度增加，与钙释放量的正常增长趋势不同。

原因：可能与其他实验组不是同期处理，导致实验数据偏差较大。建议同一个实验者在相同的时间段按实验步骤处理，同一个观察者选择同一台机器在同一个时间段进行检测。

（二）二次离子质谱分析

在本部分中，二次离子质谱（SIMS）高精度且直观地展现了功能单体在不同材料表面所形成的化学键的三维分布，具有非常高的灵敏度和无限的 m/z 范围。

1. 材料与设备

材料与设备主要包括飞行时间-二次离子质谱仪、超声波清洗机、电子分析天平、离心机、恒温磁力搅拌器、干燥皿、金刚砂刀片、烧杯、离心管、移液枪、黑色避光湿盒、碳化硅砂纸、功能单体作用的材料（如牙体组织、羟基磷灰石、金属、陶瓷等）、功能单体及其溶剂、无水乙醇、玻璃瓶或铝箔纸。

2. 实验条件

实验条件同第四章第四节"二次离子质谱分析"。

安全注意事项：功能单体和有机溶剂对眼睛、呼吸道和皮肤有刺激性，实验过程中应戴口罩、面罩和手套等防护用具，在通风橱中进行操作。

3. 样本制备

（1）功能单体溶液的配制同本节"电感耦合等离子体质谱分析"。

（2）试件的处理同本节"电感耦合等离子体质谱分析"。

（3）飞行时间-二次离子质谱仪测定：粉末样本50mg左右，块状样本长宽小于1.1cm、厚度小于5mm。样本在超高真空下必须稳定，无腐蚀性。样本用干净玻璃瓶存放或铝箔纸包装，易氧化或吸水样本须真空封装，切勿用有黏性的塑料袋/膜/粘胶，会污染或遮盖样本表面。

通过单盲法使用飞行时间–二次离子质谱仪测量功能单体处理后的试件和未经任何处理的试件表面的功能单体特征离子峰。

4. 参数设置

参数设置详见第四章第四节"二次离子质谱分析"。

5. 典型实例分析

本实例选择氧化锆作为实验材料，测定功能单体对氧化锆表面的化学亲和力。氧化锆陶瓷在丙酮中超声清洗10min，彻底干燥后置入10-MDP处理剂中，其中10-MDP、乙醇、樟脑醌和4-二甲基氨基苯甲酸乙酯的质量分数为10%、88.8%、0.3%和0.9%，置于黑色避光湿盒常温下反应12h。10-MDP处理后的氧化锆试件作为实验组，未处理的氧化锆作为对照组。为了获得高准确度的有机峰，负谱图使用CH^-、OH^-、C_2H^-和$C_{16}H_{31}O_2^-$进行校准。经过飞行时间循环，有机物的信号减弱，而底物的信号增强。10-MDP由PO_2^-（63）和PO_3^-（79）鉴定。飞行时间–二次离子质谱仪在距离氧化锆表面0nm、100nm和200nm的三个点进行负离子光谱分析。

（陈　晨　赵　青　全　昕　谢海峰）

第三节　化学结合稳定性质谱评价

一、气相色谱–质谱联用分析

为了检测和分析粘接功能单体，常常需要将功能单体与待测物分离检测，然而牙科材料或牙本质、牙釉质的无机成分与有机成分过于复杂，常规检测方法的灵敏度很低。此时宜采用气相色谱–质谱联用（GC-MS）分析，尤其对于部分低分子量洗脱液，气相色谱与质谱相结合，是一种非常可靠的方法，可使一些粘接单体的检测限（LOD）和定量限（LOQ）达到0.1～5ng/L。

（一）材料与设备

材料与设备主要包括待测功能单体、被粘物、释放介质如乙醇或（和）水、牙齿固定装置（5ml玻璃瓶、牙科钢丝），其余详见第七章第三节"气相色谱–质谱联用分析"。

（二）实验条件

实验条件详见第七章第三节"气相色谱–质谱联用分析"。

（三）样本制备

（1）待测物的制备：配制待测单体的处理剂。按照实验设计处理待测物，如复合树脂、牙本质–树脂粘接试件、陶瓷、金属和生物活性修复材料等。

（2）释放介质的准备：根据实验设计准备释放介质，如蒸馏水、无水乙醇/水、人工模拟体液等。

（3）实验装置设置：将待测物放置在5ml玻璃瓶中，用牙科钢丝固定，并确保待测物完全浸入介质中。

（4）GC-MS分析：释放物质使用气相色谱－质谱联用仪检测分析，于37℃条件下将实验装置玻璃瓶密封孵育，并在设定的时间点取出一定体积的介质（通常是100μl）进行GC-MS分析，同时将等量新鲜的介质放入玻璃瓶中以保证介质的恒定体积。

（四）参数设置

参数设置详见第七章第三节"气相色谱－质谱联用分析"。

（五）典型实例分析

研究发现HEMA具有细胞毒性和过敏反应，影响生物相容性并存在潜在不良反应。本实验尝试通过GC-MS分析比较在使用酸蚀－冲洗粘接剂和自酸蚀粘接剂时，HEMA在牙本质的扩散情况。

在此实验中，使用两种适用于酸蚀－冲洗粘接模式的粘接剂A和B及两种适用于自酸蚀粘接模式的粘接剂C和D进行实验，评估在自酸蚀与酸蚀－冲洗模式下牙本质粘接的HEMA通过牙本质的扩散。

结果：如表10-4所示，不同粘接模式下HEMA的扩散量不同，A的结果显示，其HEMA的扩散最高，酸蚀－冲洗组的HEMA的扩散显著高于自酸蚀组，D组最低。这表明自酸蚀模式下，HEMA的扩散量显著低于酸蚀－冲洗模式。

表10-4 不同粘接剂下HEMA通过牙本质扩散的量（平均值±标准差） （单位：μg）

	酸蚀－冲洗粘接剂		自酸蚀粘接剂	
	A	B	C	D
扩散量	11.3 ± 1.3^a	6.5 ± 1.2^b	3.2 ± 1.4^c	1.3 ± 1.1^d

注：表中不同字母上标表示差异有统计学意义（$P<0.05$）。

（六）常见问题及注意事项

在取出介质后，需将等量新鲜的介质放入玻璃瓶中以保证介质的恒定体积，如果没有加入足量的介质，可能会导致测量结果偏大；如果加入的介质过量，可能会导致测量结果偏小，从而影响实验结果的准确性。

二、高效液相色谱－质谱联用

作为填充或修复材料在口腔环境中应用时，粘接材料可能释放出未聚合的基质、稀释剂、引发剂、填料及一些添加的功能单体等。对粘接材料释放行为的研究，是评价其性能的重要手段。

有研究显示，粘接材料中单体的转化率仅为55%～80%，这意味着在反应后的聚合物网络中仍残留大量的未反应粘接单体（包括基质、稀释剂、引发剂）。在口腔的湿润环境中，未反应的粘接单体会逐渐析出。而填料的释放既包括填料与基质间硅氧键完全解离后填料颗粒的释放，也包括由于水解和离子交换机制而释放的填料组分，如SiO_2、Ba、Sr、Na等。许多文献均提及未反应粘接单体的释放具有潜在的危险性，包括致敏性、细胞毒性、基因毒性和致突变性及生殖毒性等。填料组分的释放对健康的影响还未知。

此外，为了提高树脂基材料的性能，许多学者尝试在体系中添加具有抗菌、防龋等功能的单体，以吸附或结合的方式负载于树脂基质等组分上，在口腔的湿润环境中释放并发挥作用。这些功能单体的作用时间、释放后能达到的环境浓度等，都对其性能有极大的影响。

目前，已有各种介质被用于评价树脂基材料中组分的释放，包括细胞培养基、蒸馏水、人工唾液和乙醇溶液等。溶液进入聚合物网络时，会引起结构的膨胀，促进线性聚合物链的溶解，进一步增加组分的释放。

HPLC在经典液相色谱法的基础上加入高压液流系统，选用高压输液泵将流动相快速打入色谱柱。与经典液相柱色谱装置比较，高效液相色谱仪具有高效、快速、灵敏等特点，尤其适合检测分子量大、受热不稳定的物质，目前已经在各种研究中被用于评价粘接材料中单体的释放。

（一）材料与设备

材料与设备主要包括高效液相色谱仪、低速切割机、研磨抛光机、磁力搅拌器、超声波清洗机、电子分析天平、精密酸度计/pH计、气枪、恒温摇床/水浴锅、光固化灯、待测材料、模具、牙本质片、小毛刷、粘接剂、充填器、金刚砂车针、碳化硅砂纸（800目）、C_{18}色谱柱、超纯水、乙腈、载玻片、不透光玻璃瓶等。

（二）实验条件

（1）实验室等级：一级生物安全防护实验室。
（2）环境要求：环境整齐洁净，温度20℃±5℃，相对湿度一般应保持在50%～70%。配备通风换气设备和危化品储存柜。
（3）人数要求：1～2人。

（三）实验步骤

1. 试件制作

按照实验设计，制作大小、成分一致的试件。可使用金属、玻璃或聚四氟乙烯模具，并在表面用平坦的载玻片等工具加压去除多余的粘接材料以制备标准化样本，并控制固化条件和时间相同。在制作树脂–牙本质片时，还应保证牙本质片的大小、粘接面处理方法相同。若使用预成的材料块，在切割后应注意打磨抛光至表面均匀一致。

2. 浸泡液制备

根据实验目的，制备不同种类的浸泡液。例如，研究不同成分的介质对粘接功能单体释放的影响，可选择蒸馏水、生理盐水、人工唾液、无血清培养基、含10%胎牛血清的培养基等作为浸泡液。如研究介质pH对粘接功能单体释放的影响，可使用1mol/L HCl、蒸馏水、饱和$NaHCO_3$溶液、1mol/L NaOH分别制备pH为1、7、9、12的溶液，并使用pH计测定pH。如研究时间、粘接剂不同组分等对粘接功能单体释放的影响，则使用同一批配制的生理盐水或无水乙醇作为浸泡液，以控制变量。

3. HPLC检测样本的制备

将每组样本分别置于装有浸泡液的不透光玻璃瓶内，并置于37℃恒温摇床上。在固定时间点（短期：10min、1h、24h；长期：7天、14天、28天等）收集浸泡液，并加入新鲜配制的浸泡液至下一时间点。

4. HPLC检测条件参数

色谱柱型号：C_{18}色谱柱，长150mm，直径4.6mm，粒径2.4μm；流动相：水：乙腈（30：70），等度输送（保持流动相的组成比例和流速恒定不变）；流速：1ml/min；检测波长：根据所测单体而定（紫外）；进样量：20μl；柱温：室温；洗脱时间：5min。

5. 标准曲线制作

制备浓度分别为10^{-3}mol/L、10^{-4}mol/L、10^{-5}mol/L、10^{-6}mol/L、10^{-7}mol/L的粘接单体标准品溶液，溶剂为水：乙腈（30：70）。同上述方法进行HPLC测量，确定粘接单体色谱峰的保留时间，并以各浓度标准品溶液测得的峰面积为纵坐标（Y）、浓度为横坐标（X）作图，绘制标准曲线，得出线性回归方程。

6. 统计分析

每个样本检测3次，根据目标峰的保留时间确定该峰对应的粘接单体种类，并将峰面积代入线性回归方程，得到该粘接单体的浓度。

采用ANOVA单因素方差分析和Tukey HSD检验对不同实验条件下粘接单体的释放数据进行分析（其他适用的检验方法亦可），$\alpha=0.05$。

（四）典型实例分析

本实验旨在利用HPLC定量分析Single Bond Universal通用型粘接剂+Filtek™ Z350XT通用纳米树脂粘接体系中HEMA随时间变化的析出量，得出其短期内的HEMA释放曲线。

收集新鲜拔除的无龋的人第三磨牙，保存在4℃质量分数为0.1%的百里香酚溶液中，在拔除后的1个月内使用完毕。在去离子水降温条件下，用低速切割机从釉牙骨质界处切去牙根，在殆方平行于咬合面去除牙釉质，切出表面平整的牙本质片。在研磨抛光机上，用800目碳化硅砂纸在水中对牙本质片的两侧进行研磨，以获得与红标金刚砂车针打磨后类似的表面粗糙度，并将每个试件的大小调整到8mm×8mm×2mm，使用前在4℃蒸馏水中保存。

先用37%磷酸溶液酸蚀牙本质片15s，去除牙釉质片两侧的玷污层，然后用大量蒸馏水冲洗20s。为了使牙本质片保持湿润，用温和的无油气流吹去多余的水，时间不超过5s。

按照实验设计，使用Single Bond Universal通用型粘接剂+Filtek™ Z350XT 通用纳米树脂，按照制造商的说明书制作树脂-牙本质试件，树脂层厚度控制为1mm。注意控制树脂用量、固化时间完全一致。

制作完成后立即将试件置于装有10ml模拟体液的避光玻璃瓶中，并置于37℃恒温摇床中。分别于以下时间点从浸泡瓶中吸取4ml浸泡液：10min、30min、1h、4h、24h，后补充浸泡液。用HPLC对模拟体液中树脂聚合物释放的单体HEMA进行分析。

同时配制HEMA标准品稀释液（7.74mg/L、38.7mg/L、77.4mg/L、154.8mg/L、351mg/L）。

取样本溶液过0.22μm滤膜，上机。

高效液相色谱仪参数如下。色谱柱型号：C_{18}色谱柱，长250mm，直径4.6mm，粒径5μm；流动相：水：乙腈（30：70），等度输送（保持流动相的组成比例和流速恒定不变）；流速：1ml/min；检测波长：208nm；进样量：10μl；柱温：30℃；洗脱时间：7min。

首先分析标准品稀释液（351mg/L）的色谱图（图10-7A），可知HEMA的保留时间为4.428min，以此确定其他待测溶液中HEMA的色谱峰位置。

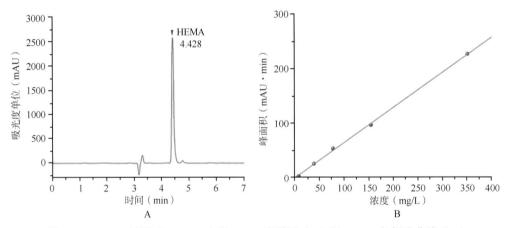

图10-7　HEMA溶液（351mg/L）的HPLC光谱图（A）及HEMA的标准曲线（B）

然后，根据不同浓度标准品稀释液的色谱峰面积（对色谱峰进行积分所得，表10-5）绘制标准曲线（图10-7B）。

表10-5　不同浓度标准品稀释液的色谱峰面积

浓度（mg/L）	峰面积（mAU·min）
7.74	2.868
38.7	25.7609
77.4	53.3956
154.8	96.7547
351	227.3168

得到线性回归方程为$y=0.6446x$，相关系数$R^2=0.99915$，表明HEMA在0～351mg/L

范围内浓度（x）与峰面积（y）的线性关系良好。

以4.428min为保留时间，确定各组浸泡液中HEMA色谱峰位置（图10-8），可见各组中均含有HEMA，保留时间与标准品一致。

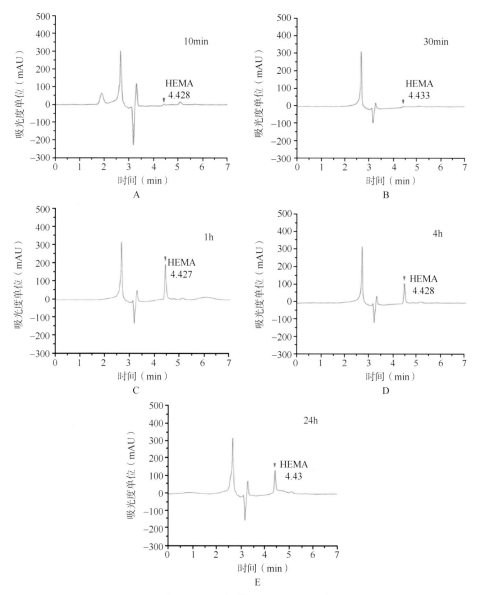

图10-8 各组浸泡液色谱图及HEMA色谱峰位置

对各组色谱峰进行积分得到色谱峰面积，代入标准曲线得到各组HEMA浓度，并绘制释放曲线（图10-9），可见24h内HEMA的释放随着时间的延长而减少。

（五）常见问题及注意事项

在进行实验前，应查阅相关文献确定HPLC的基本参数，并根据样本实际情况及现有

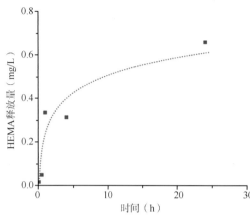

图10-9 各个时间段HEMA释放量

实验条件调整至合适的状态。先对标准品稀释液进行测量，不仅可以摸索出合适的实验条件，也可确定待测物质的保留时间。谱图是HPLC使用中出现问题时最直观的反映。在谱图出现异常时，可以通过改进样本制备过程进行纠正。

（1）目标色谱峰前延。处理样本时应尽量选择与流动相相同或者相似的溶剂；下调样本的进样量。

（2）目标色谱峰拖尾。存在干扰峰，样本中有杂质或色谱柱选择有误应更换；调整流动相pH。

（3）目标色谱峰分叉。色谱柱阻塞或污染，可尝试冲洗或更换色谱柱；样本与流动相不相溶，查阅文献更改样本溶剂。

（4）出现杂峰。若相同条件下制备的样本中均有相同的杂峰，则说明为溶液中的杂质，不需要调整；若出现保留时间不同的杂峰则有可能为前一次进样的洗脱峰，需要延长进样时间或查看是否有洗脱溶液。

（5）保留时间波动。同一物质的色谱峰在合理范围内波动属于正常现象，若波范围过大，可能是因为流动相组分发生变化，实验时应注意防止流动相蒸发、反应。

（6）保留时间不断变化。更换流动相或重新设定流速。

同时，实验时应注意仪器保养，理想的HPLC用水应为超纯水，使用前应通过0.22μm的滤膜，除去热源、有机物、无机离子及气体等。处理样本时也应尽量减少杂质。

三、电感耦合等离子体质谱分析

在本部分中，电感耦合等离子体质谱（ICP-MS）可通过计算水样、提取物和消化液中的同位素比率，确定低至每升亚纳克或万亿分率水平的分析物浓度，快速简便地测定功能单体与不同材料在不同pH条件和介质下的化学结合稳定性。

（一）材料与设备

材料与设备详见本章第二节"电感耦合等离子体质谱分析"，此外还需配备酸度计。

（二）实验条件

实验条件同第四章第四节"电感耦合等离子体质谱分析"。

安全注意事项：功能单体、有机溶剂和pH调节试剂对眼睛、呼吸道和皮肤有刺激性，实验过程中应戴口罩、面罩和手套等防护用具，在通风橱中进行操作。

（三）样本制备

1. 功能单体溶液的配制

用分析天平称取功能单体，使用移液枪配制相应的溶剂，在环境温度下用磁力搅拌器搅拌至功能单体完全溶解于相应的溶剂中。

2. 功能单体处理试件（样）的制备

详见本章第二节"电感耦合等离子体质谱分析"。

3. 不同pH条件实验浸泡溶液的配制及测定

校准：将酸度计的电极取出，用蒸馏水冲洗残留的氯化钾溶液，并用滤纸轻轻吸去残留液体，将电极依次浸入标准缓冲溶液中校准。

仪器校准后，将电极浸入实验浸泡溶液中，轻轻摇动烧杯，使电极均匀接触溶液。待仪器数值稳定后读取pH，加入pH调节试剂，在环境温度下用磁力搅拌器充分搅拌混匀，重复上述步骤直至达到实验pH条件。

4. 电感耦合等离子体质谱仪分析

详见本章第二节"电感耦合等离子体质谱分析"。

（四）参数设置

图谱范围：4～290u；模式：标准模式；分辨率：标准分辨率。

（五）典型实例分析

本实例选择羟基磷灰石作为实验材料，分析功能单体与其化学结合的稳定性。分析天平称取羟基磷灰石0.2g，与2g含10%MDP的预处理剂混合。配制质量分数为10%的10-MDP预处理剂，其中去离子水的质量分数为45%，乙醇的质量分数为45%。充分混匀后置于黑色避光湿盒常温下反应12h。用离心机离心，弃去上清液，加入无水乙醇，用超声波清洗机清洗，重复3次后，干燥皿干燥48h。其中10-MDP处理后的羟基磷灰石作为实验组，未经处理的羟基磷灰石作为对照组，分别配制去离子水（pH≈7）和乙酸溶液（pH=4）的实验浸泡溶液，并检测羟基磷灰石和10-MDP处理后的羟基磷灰石在去离子水和乙酸溶液中浸泡1天、7天、14天和30天后释放的钙离子量（表10-6）。

表10-6 电感耦合等离子体质谱仪检测到的不同pH条件下的钙释放量 （单位：mg/L）

	1天	7天	14天	30天
未经处理的羟基磷灰石（酸性）	2144.67	2227.43	2458.61	2785.04
未经处理的羟基磷灰石（中性）	83.25	92.12	95.46	102.32
10-MDP处理后的羟基磷灰石（酸性）	1066.51	1226.92	1470.33	1892.42
10-MDP处理后的羟基磷灰石（中性）	46.37	64.31	72.59	88.76

结果分析：根据电感耦合等离子体质谱结果，钙离子在酸性环境中的浓度大于中性环境。其中10-MDP处理后的羟基磷灰石在酸性环境中释放的钙离子量小于未经处理的羟基磷灰石释放的钙离子量。

（陈 晨 赵 青 金 昕 王 琦 周齐悦）

第四节 量子化学分析

研究化学反应最常用的是XPS、FTIR、ICP-MS等分析化学手段，但这些方法仅仅表征某个界面上的化学元素，并不能深入研究化学反应机制，并且受限于检测精度、对测试样本的要求、样本的可能污染、样本制备和测试操作中的技术敏感性、观察者的分析能力差异等，测试结果经常会出现前后不一致、不稳定、假阴性或假阳性等问题，因此并非所有研究均能使用分析化学手段获得理想的结果。

量子化学作为理论化学的分支学科，通过计算机模拟反应物、生成物和反应通路，得出反应所需的吉布斯自由能，对推测反应是否可以自发进行有独到的优势。量子化学研究相比于分析化学检测手段更偏向理论预测，在推测反应机制、明确反应通路等方面应用广泛，且分析结果不会出现类似于上文所述分析化学检测中诸多误差产生的情况。理论上，明确参与反应的官能团，减少过程中的反应能垒，对开发新型粘接功能单体和指导分子结构设计具有重要意义。

一、分子的构建

（一）仪器设备

仪器设备：计算机（配置要求：推荐4～16核+16～64GB内存，Windows系统或Linux系统）。

软件与数据库要求：

（1）所研究的反应物或生成物的结构式。

（2）无机晶体结构数据库（Inorganic Crystal Structure Database，ICSD）；国药试剂网；LookChem。

（3）分子构建软件：Materials Studio是由Accelrys开发的一款基于PC平台的模拟软件，支持Windows及Linux等多种操作系统。在建模方面，Materials Studio可以实现三维晶体、二维表面、异质结等不同体系的结构建模研究。Materials Studio软件的核心模块是Materials Visualizer，用于构建晶体及非晶体模型，进而全方位观察分子的空间结构，分析空间构型。借助Materials Studio的其他产品可以同时分析分子力学、分子动力学等输出数据。通过分子构建模拟分子间的反应，可以有效缩短实际实验中试错的时间，加快研究成果转化。

（二）分子构建方法

固体类的物质可根据周期性和重复性分为晶体分子和非晶体分子。晶体分子是内部原子、分子或离子在空间按特定规律周期性重复排列形成的固体物质，而非晶体分子是内部微粒无序分布的固体物质。因此在构建分子时，非晶体、液体及气体分子可以根据组成的原子直接构建，而晶体是整体有序的，需要在晶格的基础上构建。

（三）参数设置

（1）晶体分子：在晶体库中（如ICSD数据库等）查询模型晶体的空间群、晶相类型、晶格大小，在Materials Studio中根据晶体的特征建造晶胞。根据计算精度的需求及分子的理化特性切割出一个小的重复单元作为后续计算的模型。

（2）非晶体分子、液体及气体分子：无重复性的单个分子可以根据分子的结构式分步绘制原子及化学键，手动调节键长键角，优化分子结构。

（四）典型实例分析

1. 甲基丙烯酸甲酯

以甲基丙烯酸甲酯为例，介绍非晶体分子的建模过程，结构式见图10-10A。

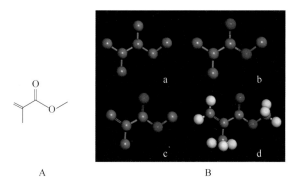

图10-10　甲基丙烯酸甲酯结构式（A）和甲基丙烯酸甲酯的绘制（B）

a.碳链模拟的甲基丙烯酸甲酯；b.完善元素组成后的甲基丙烯酸甲酯；c.完善化学键的甲基丙烯酸甲酯；d.优化后的甲基丙烯酸甲酯

新建3D Atomistic界面，点击Sketch Atom按钮，按照甲基丙烯酸甲酯的结构式依次添加原子和化学键。此时先不添加氢元素，绘制完成后按ESC键停止（图10-10B中a）。通过Modify Element功能，可以更改分子的元素组成（图10-10B中b）。采用Modify Bond Type可以修改原子间的化学键，包括单键、双键和三键等（图10-10B中c）。点击工具栏中的Adjust Hydrogen功能，用氢原子配平化合价不平衡的原子，完成完整的甲基丙烯酸甲酯的绘制。通过Clean功能优化所绘制的分子，此时Materials Studio将自动调整键长与键角，最终如图10-10B中d所示。优化后的分子有可能仍然不符合实际情况，这可能与绘图时添加原子的位置、键长键角不准确有关，可以采用Movement功能进行微调。3D对象分子的显示可通过单击右键选择Display Style调整。如果后期需要使用Gaussian软件进行量子化学计算，则需要在File-Export中导出".mol"格式。

2. 氧化锆

以四方相氧化锆为例，介绍晶体分子的建模过程。在ICSD中查询氧化锆的晶体信息。将空间群填入Build-Crystal-Build Crystal的表格中。在Space Group中输入参数，晶格的边长和角度将根据空间群的对称性自动设置。在Lattice Parameters中输入晶格常数a、b、c及三个角度α、β、γ。建立的晶格如图10-11A所示。使用Add Atoms功能按照晶体信息中Zr、O原子的坐标在晶格中填充原子，Materials Studio将自动生成晶胞（图10-11B）。如果需要截取晶胞中的一部分进行量子化学计算，可以在Display Style-Lattice中扩充晶胞的数目直至超过需要选取的分子范围，将其复制到一个新的3D Atomistic中（图10-11C）。左键选中多余的原子，Delete键删除，即可得到所需要的晶体分子（图10-11D）。如果需要切割暴露晶体的某个晶面，则选择Build—Surface—Cleave Surface，输入要建立的晶面（hkl）进行切割。

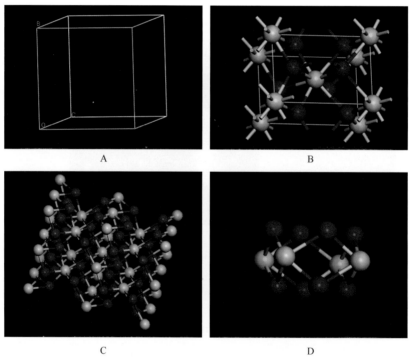

图10-11　四方相氧化锆簇的绘制

A. 氧化锆的晶格；B. 氧化锆的晶胞；C. 氧化锆晶体团簇；D. 用于计算的低指数四方相氧化锆簇

二、构建分子的导入

（一）仪器设备

仪器设备：计算机（配置要求：推荐4～16核+16～64GB内存，Windows或Linux系统）。

软件与数据库要求：量子化学计算软件种类繁多，具有代表性的包括Gaussian、Crystal、VASP和Quantum ESPRESSO等，其中Gaussian软件最为常用。本部分以Gaussian 09配套的GaussView 5.0为例进行介绍。

GaussView是Gaussian计算软件配套的可视化操作部分。研究者可以通过鼠标自由平移、旋转和缩放分子，方便快捷地编写Gaussian输入文件。输出文件也可以通过GaussView查阅，直观地分析电荷分布及振动模式等，拓展了计算结果的应用范围。

（二）量子化学原理

量子化学是通过求解"波动方程"，得到定态的波函数 Φ 及所对应的能量本征值 E，从而研究原子或分子的电子运动、核运动及两者之间相互作用情况的学科。常用的方法包括从头计算法和密度泛函理论等。

从头计算法（ab initio method）是在分子轨道理论的基础上，采用最基本的物理量求解Hartree-Fock-Roothaan方程，计算仅基于非相对论近似、Born-Oppenheimer近似及单电子近似，而不借助其他任何参数。作为理论计算领域最严格、最可靠的计算方法，从头计算法占有主导地位。Hartree-Fock（HF）和post-Hartree-Fock（post HF）是从头计算法中两个主要的方法。HF是最常见的但最低级的从头计算法。post HF方法在此基础上引入了双电子或多电子函数，考虑电子之间的相互作用，计算结果更为准确，但计算量大大增加。从头计算法可用于计算体系的电子运动状态及微观信息，解释并预测原子间的集合，但较高的精度使其耗时较长。就目前的计算速度而言，难以处理较大体系，因此有学者提出了密度泛函理论。

密度泛函理论（density functional theory，DFT）将多电子问题简化为单电子问题，核心思想是用电子密度函数代替波函数成为唯一基本变量，适用于计算多电子体系的几何结构和电子结构。运用密度泛函理论，不仅可以计算体系的结构、能量、电离势、振动光谱等多种性质，而且可以预测反应的催化活性位点、催化性能及催化剂的稳定性等。DFT和分子动力学结合的分子模拟，是目前理论化学研究化学反应动态过程的得力助手。虽然DFT有很多优点，但并不意味着从头计算法或半经验方法就会遭到淘汰。不同的计算方法有各自的适用范围，需要根据不同的体系大小及原子的组成选择合适的计算方法。

（三）参数设置

GaussView软件为研究者提供常用分子的模板，右键点击Builder可以插入数据库中包含的基础分子、环状分子等。对于自定义的研究对象，可以在File—Open中打开预先编制好的".mol"格式文件。当研究对象是周期性晶体时，可能只选取有代表性的低指数晶面中的中性簇作为实际研究对象。如果这部分晶体簇在反应过程中原子的空间位置并不会发生过大的改变，可以在Atom List—Freeze中固定这些分子。当分子绘制完成后，导入Gaussian软件计算。

（四）典型实例分析

绘制 H_2O 分子时，可以通过单击工具栏中或右键Builder—Element Fragment，选择氧元素，在Select Oxygen Fragment中选择符合H_2O的结构式，左键添加到主屏幕中。如果是其他软件中绘制好的 ".mol" 文件，可以通过添加自定义文件导入GaussView。

导入GaussView的分子，可以通过右键View—Symbol查看原子的元素名称，右键View—Label查看原子的编号，右键Edit—Atom list查看分子的空间坐标、化学键、键角和二面角等信息，以便精确调整输入文件使其符合实际计算需要。对不满意的部分，右键点击Builder，选择相应的对象进行修改。

三、量子化学计算

（一）仪器设备

仪器设备：计算机或云计算中心（配备Windows系统或Linux系统）。

配置建议：250～1000个原子采用半经验方法，推荐4～16核+32～64GB内存；100～250个原子采用密度泛函计算，推荐8～64核+64～128GB内存。

软件与数据库要求：

（1）所研究的反应物或生成物的结构式；化学反应的通路及结合位点；化学反应时的温度与压力。

（2）Gaussian 09：Gaussian是高斯系列软件的量化计算部分，研究范围包括分子轨道、振动频率和拉曼光谱、溶剂化算法、热力学性质、反应能量与键能、化学反应途径和势能面等，可用于推测反应的方向及能垒，探索化学反应的机制。

（二）计算的方法及基组选择

1. 计算方法选择

多体微扰理论MP（Møller-Plesset perturbation theory）和多体微扰n级近似（MPN）在HF的基础上考虑微扰理论，结果更精确，适合体系相对较小但使用DFT计算量仍过大的情况。耦合簇（coupled cluster，CC）方法是通过将整个体系分成一系列较小簇，分别计算部分相关能，最后汇总成总体系电子相关能。其后的S代表单激发，D代表双激发，T代表三激发。但该方法计算量较大，通常只适用于小体系。

当涉及分子量较大的真实体系，对整个分子采用高精度无法实现时，可以采用ONIOM（our own N-layered integrated molecular orbital and molecular mechanics）分层计算方法。分层计算将一个复杂的体系分割成几个区域，2～3层常见，不同的层使用不同精度的方法。例如，探究氧化锆和磷酸酯单体10-MDP的配位反应时，对磷酸基团和氧化锆之间的化学结合采用高精度方法，对应软件中的HL层；而相对较远的次重要的脂链，则采用低精度的方法进行计算，对应软件中的LL层。但ONIOM的适用范围和准确度有限，适于初步预测反应前后的能量变化。

2. 基组及函数的选择

（1）基组：量子化学中的基组是描述体系波函数的特殊函数模型，Gaussian提供的基组如图10-12A所示。用于拟合的函数模型越多，计算越准确，但计算时间和成本越高。高斯型基组是最为常用的拟合函数模型，一方面保留了高斯型函数简化计算的优点，另一方面又准确模拟了原子轨道波函数的形态。压缩高斯型基组包括全电子基组和赝势基组。全电子基组的内层和价层电子都用基函数描述，而赝势基组不计算内层电子，用赝势代替内层电子的贡献。

全电子基组包括最小基组和劈裂基组等，不同基组的适用元素不同：STO-3G（H～Xe）、3-21G（H～Xe）、6-31G（H～Kr），最小基组即STO-nG，是一种计算量虽小但计算精度差的方法。其中n代表每个Slater型原子轨道用n个高斯型函数描述。劈裂价键基组是将价层电子的原子轨道用两个或以上基函数表示，包括常见的3-21G、6-31G等。第一个数字代表构成内层电子的原子轨道的高斯型函数数目，后面的数字代表构成价电子原子轨道的高斯型函数数目，如3-21G所代表的基组，每个内层电子轨道是由3个高斯型函数线性组合而成，价电子轨道则分别由2个和1个函数线性组合而成。

赝势基组的优势在于减少内层电子的计算量，并考虑了相对论效应，但同时牺牲了一部分计算精度，并且无法描述内核电子的性质。使用前要注意检查体系的总电子数。

（2）极化函数：是一种可用于有机环状化合物及含有桥联结构的金属簇合物等分子的计算函数。相比于原子价轨道，极化效应增强了轨道的空间柔软程度。例如，H的价电子轨道为1s时，形成p型极化函数，而对于C、O等原子，价层为p轨道，则形成d型或f型极化函数。图10-12B中Basis Set中的"d"代表对非H原子增加一个极化轨道；"d，p"代表在d的基础上对H原子增加一个p型极化函数。

（3）弥散函数：常用于电荷较多或弱作用体系，以增加价轨道的空间分布范围，即极化函数用于改进价轨道的角度分布，弥散函数则用于改进价轨道的径向分布。Basis Set中的"+"代表对非H原子增加弥散函数，"++"在之前基础上对H原子增加弥散函数，如图10-12C所示。

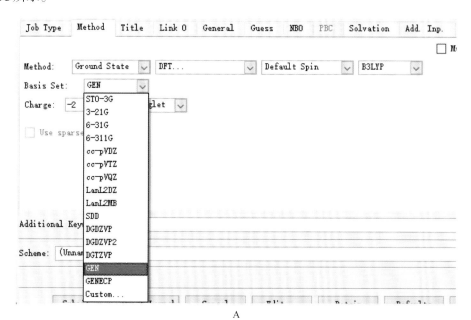

A

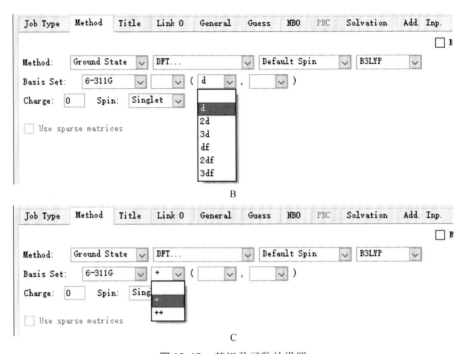

图 10-12　基组及函数的设置

A. 基组的选择；B. 极化函数的设置；C. 弥散函数的设置

（三）参数设置

1. 基组及环境设置

在 GaussView 中选择 Calculate-Gaussian Calculation Setup 即可开始任务编写。Job Type 提供几何优化（opt）、频率计算（freq）和过渡态研究（IRC）等功能。在 Method 中选择理论方法，包括之前介绍的从头计算法、密度泛函理论等。在 Basis Set 中设置基组。Charge 代表体系的电荷数，Spin 代表自旋多重度。如果需要使用分层计算，则勾选右上角的 Multilayer ONIOM Model，对 High Layer 和 Low Layer 分别进行设置。如果需要进一步个性化定义计算参数，可以点击 edit 编辑 Word 格式的输入文件。

如果使用混合基组，则需通过自定义完成。对不同元素指定不同的全电子基组时，应选用 gen 基组（图 10-13A）。前两行表示对 C、H、O、P 等元素采用 "6-311g**"，第一行结束的 "0" 表示输入结束。使用 "****" 进行分割，完成对一组原子的基组指定。第二部分的 Br 使用另一个 "6-31g*" 基组进行计算，以 "****" 结束。"*" 等同于添加 Basis Set 中的极化函数 "d"；"**" 等同于添加极化函数 "d，p"。如需对同一元素的不同原子采用不同基组计算，可以将元素名称替换为原子的编号。

当需要对分子混用全电子和赝势基组时，应选用 genecp 基组（图 10-13B）。前两行表示对 C、H、O、P 采用全电子基组 "6-311g**"。第二部分表示对 Zr 原子的外层电子指定 LANL2DZ 基组，前两部分以 "****" 结束。第三部分对 Zr 原子的内层电子指定赝势。赝势基组的内层和外层部分间有一行空行，且定义结束没有 "****"。

在Solvation中可以选择溶剂的模拟方法，如积分方程极化连续介质模型IEFPCM（PCM using the integral equation formalism model），可以选择水、乙醇、丙酮等常用溶剂（量子化学分析流程见封底二维码）。

2. 构型优化

构型优化是Gaussian软件最常用的功能之一，通过计算不同构型之间的能量变化绘制势能面，寻找势能下降最快的方向，直至找到极小值的点。但Gaussian并没有真正计算出能量一阶导数为零的稳定点，而是把满足收敛标准的结构作为稳定结构。

```
C H O P    0
6-311g**
****
Br    0
6-31g*
****
A
```

```
C H O P    0
6-311g**
****
Zr    0
LANL2DZ
****
Zr    0
LANL2DZ
B
```

图10-13　混合基组设置
A. 全电子基组的混合基组；B. 全电子及赝势混合基组

优化过程中可能出现能量无法收敛的情况，右键Result—Optimization可以查看每步的能量，如图10-14所示，分析能量下降是否符合预期。无法收敛的主要原因和解决方法如下：①默认的优化次数不够，可尝试增大循环次数，关键词为opt=maxcycle=n；②尝试从能量最低的优化结构重新开始优化，关键词为opt=CalcFc，Geom=（Check，Step=n），从前期计算所得的".chk"文件中读取；③初猜力常数与实际不符，可通过".chk"文件读入力常数或优化中的每一步都计算力常数，即将Job Type界面的Calculate Force Constants更改为read或always。

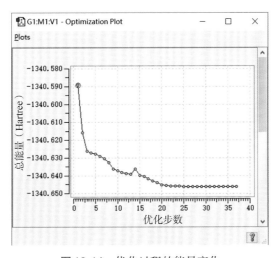

图10-14　优化过程的能量变化

（四）典型实例分析

以10-MDP构型优化与频率计算为例，介绍如何解读输出文件。

计算结束后输出结果文件，包括收敛成功与收敛失败。在输出文件的结尾处出现"Normal termination"代表收敛成功，并根据最优构型计算热力学数据。如果收敛失败则会在结尾处报错，"Error termination"中如出现1103则代表错误的模块是1103。

Gaussian的输出文件包括振动光谱、优化构型、热力学计算等。振动光谱的计算结果可以在Result—Vibrations中查看，包括模拟化合物动态的伸缩振动（图10-15）。

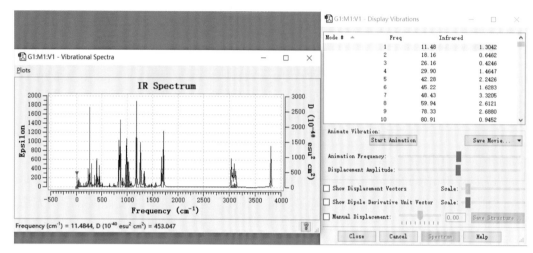

图10-15　振动光谱模拟

优化后的构型可以通过GaussView直观体现，或者查看输出文件中的空间坐标。在优化结束后的频率计算部分搜索"Orientation"可以查到优化后的分子坐标。热力学计算结果是在默认条件298.15K和1atm（1.013×10^5Pa）下的热力学数值，输出结果中"Sum of electronic and zero-point Energies"代表零点能（E_0），"Sum of electronic and thermal Energies"代表内能（E），"Sum of electronic and thermal Enthalpies"代表焓（H），而"Sum of electronic and thermal Free Energies"则代表吉布斯自由能（G），如图10-16A所示。10-MDP的零点能为–1340.256498，内能为–1340.230296，焓为–1340.229352，吉布斯自由能为–1340.318501。吉布斯自由能与化学平衡常数K的换算公式为$\ln(K) = -\Delta G/RT$，其中$R = 8.3147$J/（mol·K），为气体常数。T为热力学温度，默认为298.15K。1Hartree=2625.5kJ/mol。

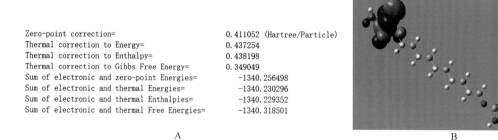

图10-16　其他输出结果

A.热力学结果；B.轨道分布

在热力学数据下方描述了电子能量，横坐标中的E（thermal）、CV和S分别代表了内能、热容和熵。纵坐标包括总能量、电子能、平动能、转动能和振动能等。搜索关键词

"mulliken atomic charges"可以查看分子中每个原子的电荷信息。

在输出的 ".chk"文件中选择Edit—Mos可以查看最高占据轨道（highest occupied molecular orbital，HOMO）和最低未占轨道（lowest unoccupied molecular orbital，LUMO），Visualize—Update可以绘制出HOMO和LUMO的轨道分布，如图10-16B。根据前线轨道理论可以确定反应的活性点，HOMO多的原子是亲核活性点，LUMO多的原子是亲电活性点。

（卢积岑　谢海峰）

第五节　分子动力学分析

一、概述

分子动力学模拟（MD）是在经典牛顿运动力学框架下，为系统设定初始值，计算模拟体系的热力学量和其他宏观性质，在原子级细节中于给定时间内跟踪分子体系运动变化。简单来说，分子动力学模拟的基础方程是牛顿方程：分子动力学模拟的N原子或分子被视为一个点质量，它们的组合计算了原子集合的运动，以及重要的微观和宏观变量，如运输系数、相图和结构或构造特性。由于实验通常无法清晰直观地体现发生在原子和分子水平的重要过程，将研究系统中原子的运动方程数值化，可展现研究系统的真实动力学，生动地提供不同原子的行为图像。且与实验相比，通过模拟更容易配置和控制实验发生的环境，如温度、压力和原子配置。目前其常用于描述蛋白质行为、药物–受体相互作用、分子的溶剂化、蛋白质或分子在各种条件下可能发生的构象变化及其他需要系统分析的事件的模式、强度和特性动态分子系统中的分子性质。

经典分子动力学模拟的开始只需要初始坐标、潜力和传播算法。初始坐标可以从实验结构或模型中获得。潜力来自力场及坐标。从概念上讲，力场就是物质能量表面的参数化。力场计算的参数可以从从头计算、半经验量子力学计算和实验如X射线和电子衍射、核磁共振或拉曼和神经元光谱分析中获得。由于采用许多不同的方法开发模型系统和参数化潜在能量表面，有许多不同的力场模型。目前最常见的是最新的CHARMM、AMBER和GROMACS力场。这些力场与特定建模套件相关联，用于模拟各种分子，通常在同一结构上用不同的力场进行模拟会产生一致的结果。因此，力场的选择通常是个人喜好和分子模拟套件选择的组合。最常用的四种模拟套件是CHARMM、AMBER、GROMAC和NAMD。这些套件具有共同的基本特征，但功能和基本理念各不相同。CHARMM是一个非常完整的建模程序，需要掌握一种相当复杂的脚本语言，但可以进行各种各样的模拟和执行最广泛的模拟分析。而NAMD在许多方面（如可用性）与CHARMM相反，它有一种更简单的脚本语言且功能相对精简，最有能力执行大型经典分子动力学模拟。GROMACS和AMBER在范围和复杂性方面更接近NAMD，不同的是GROMACS不使用脚本语言，并拥有大量外部工具进行轨迹分析。

分子动力学模拟前要确保合适的计算设备与所需的软件安装，选择合适的力场和溶剂模型，并获取所有的输入文件。

二、仪器设备

仪器设备：最低规格是四核机，如英特尔 i7，建议配备兼容的 CUDA-GPU 卡，且至少每核 1GB 内存和 100GB 磁盘空间。

操作系统：UNIX 或 Windows 系统。

三、实验条件

（1）分子动力学模拟软件：主要有 GROMACS、NAMD、CHARMM、AMBER、Discovery Studio 和 Autodock。

（2）准备和分析：大多数分子动力学模拟软件为模拟运行和分析提供程序。深入分析需要分子动力学模拟分析包。基本脚本（如 Bash）或编程技能（如 Python）也有助于处理文件和数据格式及处理后的数据分析。

（3）可视化软件：需要 VMD 或 Pymol 等可视化软件查看模拟坐标轨迹，并绘制分子动力学模拟图像。

（4）结构绘制软件：大分子蛋白的初始坐标通常从蛋白质数据库以 PDB 文件格式下载。应检查蛋白结构是否存在缺失或不完整、电子密度骨架、引入突变而结晶等问题。无法下载的蛋白质可以使用软件（如 Modeller 或 DeepView）构建。小分子结构可从 Zinc 等数据库中获得，数据库中缺少的小分子也可使用 Avogadro 或 Chemdraw 等软件生成。

四、参数设置

（1）力场文件列出参数值并指定它们对特定组合之间相互作用的分配。每个分子动力学模拟软件包都要求这些文件采用特定格式，并且通常为一个或多个常用力场提供这些文件。

（2）每个力场可能使用不同的术语，即使这些术语相同，参数值也不可在力场之间互换，因为它们使用不同的策略进行参数化。因此，必须使用相同或兼容的力场描述模拟中包含的所有分子。

（3）分子动力学模拟运行文件包含用于进行能量最小化或分子动力学模拟的设置（如算法选择）和相关参数值。每个分子动力学模拟包的文件格式是特定的。

（4）能量最小化的关键设置：①能量最小化方法的标准；②最小化步骤的大小和最大数量；③要写入文件的频率和属性。

（5）初始化和加热的关键设置：①分配初始速度的温度；②恒温器、温度和耦合参数的类型；③初始和最终温度和增加速度；④集成方法、时间步骤和步骤数；⑤使用约束、约束算法和相关参数；⑥明确计算非键结合的距离；⑦确定相互作用和相关参数的方法。

五、典型实例分析

以开源的Autodock软件中10-MDP与基质金属蛋白酶9（MMP-9）对接为例，介绍小分子与蛋白酶相互作用的建模过程。小分子配体10-MDP的结构从Zinc数据库下载。MMP-9从蛋白质数据库（PDB）中获取（分子动力学分析流程见封底二维码）。

首先在Pymol软件中打开受体MMP-9，在蛋白质序列中去除原始配体及水分子等结构（图10-17A），保存分子模型。在Autodock软件中File—Read Molecule，打开受体MMP-9，Edit—Hydrogens—Add为其进行加氢（图10-17B），Edit—Charges—Compute Gasteiger计算电荷，Edit—Atoms—Assign AD4 type将MMP-9设置为刚性结构。File—Save—Write PDBQT保存受体分子MMP-9为PDBQT格式。

Ligand—Imput—Open打开10-MDP分子，通过Ligand—Torsion Tree设置配体分子的可扭转键（图10-17C），Ligand—Output—Save as PDBQT保存10-MDP为PDBQT格式。

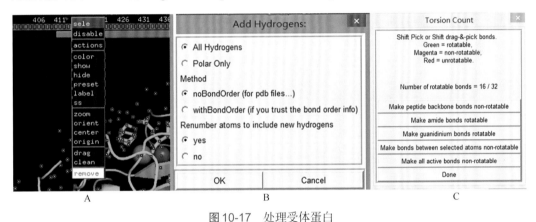

图10-17　处理受体蛋白

A. 在Pymol中修改并获取受体蛋白质；B. 加氢；C. 设置可扭转键

Grid—Macromolecule—Open打开PBDQT格式的受体分子MMP-9，Grid—Set Map Types—Open Ligand打开PDBQT格式的10-MDP，用Word打开MMP-9脚本文件，复制活性位点的X、Y、Z中心坐标后，在Grid—Grid Box中输入中心位点坐标X、Y、Z，设置网格盒范围，将受体分子限制在网格盒内（图10-18A），File—Close saving current保存网格盒设置。Grid—Output—Save GPF导出GPF文件。在目标文件夹中运行Autogrid（图10-18B），待程序运行完毕后，Docking—Macromolecule—Set Rigid Filename设置对接Docking程序的受体分子，Docking—Ligand—Choose选择10-MDP分子，设置配体参数（图10-18C），选择拉马克遗传算法（Lamarckian genetic algorithm），设置运行次数100次、初始种群150个，能量评估的最大数量为2.5×10^{6}，能量产生的最大数量为27 000（图10-19A），输出DPF文件。运行Autodock对接程序完毕后，在Analyze中可导出对接结果，查看结合能排序及氢键、范德瓦耳斯力等相互作用（图10-19B）。

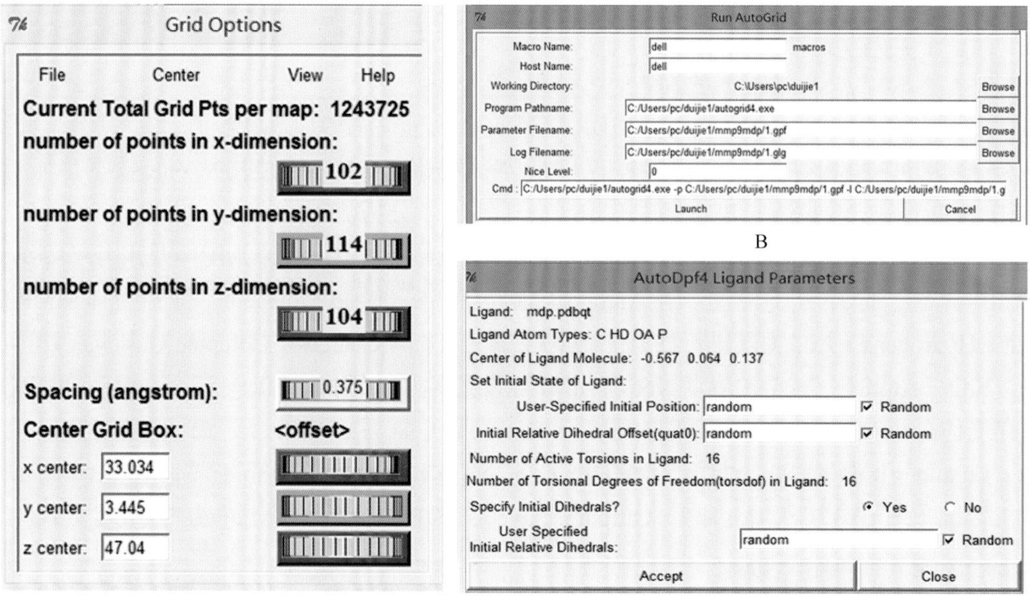

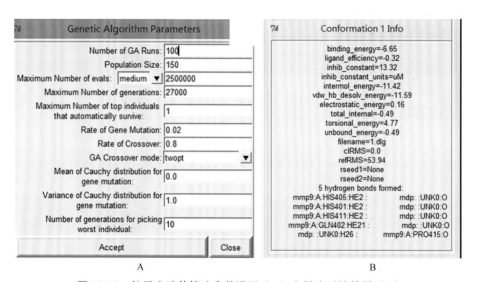

图10-18 设置活性中心及网格盒（A）、运行Autogrid（B）及设置配体参数（C）

图10-19 拉马克遗传算法参数设置（A）和导出对接结果（B）

（谢海峰 金 昕）

参 考 文 献

陈敏伯，2009.计算化学——从理论化学到分子模拟.北京：科学出版社.

陈念陔，高坡，乐征宇，2002.量子化学理论基础.哈尔滨：哈尔滨工业大学出版社.

林梦海，2005.量子化学简明教程.北京：化学工业出版社.

刘江燕，武书彬，2009.化学图文设计与分子模拟计算.广州：华南理工大学出版社.

刘振，刘军娜，赵爽，2017.化工模拟——从分子计算到过程仿真.北京：化学工业出版社.

卢枳岑, 陈莹, 谢海峰, 等, 2018. 磷酸酯单体PENTA与牙科氧化锆陶瓷结合的化学证据. 口腔医学, 38(3): 217-221.

卢枳岑, 谢海峰, 章非敏, 等, 2017. 磷酸酯类单体与氧化锆间化学反应模型的建立及作用机制. 华西口腔医学杂志, 35(2): 145-149.

徐光宪, 黎乐民, 王德民, 2008. 量子化学——基本原理和从头计算法(下册). 第2版. 北京: 科学出版社.

徐祖耀, 黄本立, 鄢国强, 2006. 中国材料工程大典. 第26卷: 材料表征与检测技术. 北京: 化学工业出版社.

Chen C, Niu LN, Xie H, et al, 2015. Bonding of universal adhesives to dentine—old wine in new bottles? J Dent, 43(5): 525-536.

Chen Y, Lu ZC, Qian MK, et al, 2017. Chemical affinity of 10-methacryloyloxydecyl dihydrogen phosphate to dental zirconia: effects of molecular structure and solvents. Dent Mater, 33(12): e415-e427.

Chen Y, Tay FR, Lu ZC, et al, 2016. Dipentaerythritol penta-acrylate phosphate—an alternative phosphate ester monomer for bonding of methacrylates to zirconia. Sci Rep, 6: 39542.

Chuang SF, Kang LL, Liu YC, et al, 2017. Effects of silane- and MDP-based primers application orders on zirconia-resin adhesion-a TOF-SIMS study. Dent Mater, 33(8): 923-933.

Collier T, Piggot TJ, Allison JR, 2020. Molecular dynamics simulation of proteins. Methods Mol Biol, 2073: 311-327.

Daood U, Tsoi JKH, Neelakantan P, et al, 2018. *In vitro* assessment of ribose modified two-step etch-and-rinse dentine adhesive. Dent Mater, 34(8): 1175-1187.

Dimitriadi M, Panagiotopoulou A, Pelecanou M, et al, 2018. Stability and reactivity of γ-MPTMS silane in some commercial primer and adhesive formulations. Dent Mater, 34(8): 1089-1101.

Dressano D, Salvador MV, Oliveira MT, et al, 2020. Chemistry of novel and contemporary resin-based dental adhesives. J Mech Behav Biomed Mater, 110: 103875.

Fan XH, Xu B, Xu Y, et al, 2013. Application of materials studio modeling in crystal structure. Adv Mater Res, 706-708(1): 7-10.

Han F, Dai SQ, Yang JX, et al, 2020. Glycerol phosphate dimethacrylate: an alternative functional phosphate ester monomer to 10-methacryloyloxydecyl dihydrogen phosphate for enamel bonding. ACS Omega, 5(38): 24826-24837.

Li JJ, Abramov YA, Doherty MF, 2017. New tricks of the trade for crystal structure refinement. ACS Cent Sci, 3(7): 726-733.

Lim KT, Patel DK, Dutta SD, et al, 2020. Human teeth-derived bioceramics for improved bone regeneration. Nanomaterials(Basel), 10(12): 2396.

Lima RBW, Barreto SC, Alfrisany NM, et al, 2019. Effect of silane and MDP-based primers on physico-chemical properties of zirconia and its bond strength to resin cement. Dent Mater, 35(11): 1557-1567.

Mahdhaoui K, Fournier B, Derbanne MA, 2017. Unbound monomers do diffuse through the dentin barrier. Dent Mater, 33(6): 743-751.

Meunier M, 2008. Guest editorial: materials studio. Molecular Simulation, 34(10-15): 887-888.

Oostenbrink C, Villa A, Mark AE, et al, 2004. A biomolecular force field based on the free enthalpy of hydration and solvation: the GROMOS force-field parameter sets 53A5 and 53A6. J Comput Chem, 25(13): 1656-1676.

Perilla JR, Goh BC, Cassidy CK, et al, 2015. Molecular dynamics simulations of large macromolecular complexes. Curr Opin Struct Biol, 31: 64-74.

Ponder JW, Case DA, 2003. Force fields for protein simulations. Adv Protein Chem, 66: 27-85.

Shen JD, Xie HF, Wang Q, et al, 2020. Evaluation of the interaction of chlorhexidine and MDP and its effects on the durability of dentin bonding. Dent Mater, 36 (12): 1624-1634.

Song LY, Ye Q, Ge XP, et al, 2019. New silyl-functionalized BisGMA provides autonomous strengthening without leaching for dental adhesives. Acta Biomater, 83: 130-139.

Tian F, Zhou L, Zhang Z, et al, 2016. Paucity of nanolayering in resin-dentin interfaces of MDP-based adhesives. J Dent Res, 95 (4): 380-387.

Tian FC, Wang XY, Huang Q, et al, 2016. Effect of nanolayering of calcium salts of phosphoric acid ester monomers on the durability of resin-dentin bonds. Acta Biomater, 38: 190-200.

Van Landuyt KL, Snauwaert J, De Munck J, et al, 2007. Systematic review of the chemical composition of contemporary dental adhesives. Biomaterials, 28 (26): 3757-3785.

Xie HF, Tay FR, Zhang FM, et al, 2015. Coupling of 10-methacryloyloxydecyldihydrogenphosphate to tetragonal zirconia: effect of pH reaction conditions on coordinate bonding. Dent Mater, 31 (10): e218-e225.

Yaguchi T, 2017. Layering mechanism of MDP-Ca salt produced in demineralization of enamel and dentin apatite. Dent Mater, 33 (1): 23-32.

Yang L, Chen BZ, Xie HF, et al, 2018. Durability of resin bonding to zirconia using products containing 10-methacryloyloxydecyl dihydrogen phosphate. J Adhes Dent, 20 (4): 279-287.

Yoshihara K, Nagaoka N, Yoshida Y, et al, 2019. Atomic level observation and structural analysis of phosphoric-acid ester interaction at dentin. Acta Biomater, 97: 544-556.

Zhang L, Wang WT, Wang CY, et al, 2019. Interaction of ACP and MDP and its effect on dentin bonding performance. J Mech Behav Biomed Mater, 91: 301-308.

Zhao Q, Han F, Yuan XJ, et al, 2021. Effects of solvents and pH values on the chemical affinity of 10-methacryloyloxydecyl dihydrogen phosphate toward hydroxyapatite. ACS Omega, 6 (29): 19183-19193.

后　记

　　本书的构思已经多年，而开始动笔是源于一个偶然冲动下的提议得到了众多编委的积极响应，这使我非常感动，也不得不把编写本书提上日程。我要特别感谢各位专家的指导和各位编委的辛勤付出与信任，编委们强烈的教书育人的使命感和对粘接科研的热衷是本书得以顺利完成的动力源泉。尽管编写的过程不是一帆风顺，从编制提纲到编写完成耗费近一年半的时间，编写中发现和遇到了各种各样未曾预料的问题并——解决，但相信都给编者们带来了不小的收获。同样也要感谢各位编委背后的科研团队成员，他们在资料收集、文字撰写和实验执行及结果验证中所做的大量工作，构筑了本书完成的坚实基础。

　　我自硕士研究生阶段开始接触牙科粘接领域研究的近20年中，目睹了很多本领域的学者转变了科研领域，感受到了"夹缝"中生存的科研人员的无奈，但更经历了牙科粘接领域的重大突破，感受到了这一领域的强大生命力。坚持、学科基石和不可替代正是牙科粘接领域的独特魅力。在此，我要感谢我的硕士研究生导师吴友农教授和博士研究生导师章非敏教授，他们使我有机会踏入这一具有独特魅力的研究领域并坚持下来。也要感谢我的博士后导师Franklin R. Tay教授，使我在奥古斯塔大学（原乔治亚摄政大学）乔治亚牙科学院牙科粘接和再矿化实验室访学期间有幸接触到牙科研究领域国际最前沿和顶端的学术研究，促使科研思维不断拓展和研究水平快速提高，更有幸进入一个热衷和致力于牙科粘接领域研究的群体，与很多志向相同的专家、学者共同奋战于研究前线。

　　需要提出的是，本书编写中尽管各位编者都尽其所能，力求展示最完美的版本给读者，然而科学是严谨的，也是发展的，在当前研究水平和编者学术可及的范围内，书中难免存在不足之处，希望读者予以批评指正，相信本书再版或类似书籍出版时一定能够陆续弥补不足，愈加完美。

在此，谨向广大正在从事或即将进入牙科粘接领域研究的学者、科研工作者和口腔医学生、研究生们推荐本书，希望本书能成为各位的良兵利器，不断推进牙科粘接领域研究的发展。衷心希望本书能作为一个引子，调动起牙科粘接领域的科研热情，也祝愿本书能一直延续传承，为发展壮大我国口腔医学事业做出贡献。

陈 晨

2022年6月